杨震相火气机学说研习实践录

临证经验集

杨震 著

王少波　郝建梅　任晓芳
凌嫚芝　史艳平　杨璞叶

整理

中国中医药出版社
·北 京·

**图书在版编目（CIP）数据**

杨震相火气机学说研习实践录．临证经验集 / 杨震著；王少波等
整理．—— 北京：中国中医药出版社，2019.8
ISBN 978-7-5132-5614-8

Ⅰ．①杨⋯　Ⅱ．①杨⋯　②王⋯　Ⅲ．①火（中医）—中医临床—
经验—中国—现代　Ⅳ．① R228

中国版本图书馆 CIP 数据核字（2019）第 122834 号

中国中医药出版社出版
北京经济技术开发区科创十三街 31 号院二区 8 号楼
邮政编码　100176
传真　010-64405750
保定市中画美凯印刷有限公司印刷
各地新华书店经销

开本 710×1000　1/16　印张 16　字数 225 千字
2019 年 8 月第 1 版　2019 年 8 月第 1 次印刷
书号　ISBN 978 - 7 - 5132 - 5614 - 8

定价　69.00 元
网址　www.cptcm.com

社 长 热 线　010-64405720
购 书 热 线　010-89535836
维 权 打 假　010-64405753

微信服务号　zgzyycbs
微商城网址　https://kdt.im/LIdUGr
官 方 微 博　http://e.weibo.com/cptcm
天猫旗舰店网址　https://zgzyycbs.tmall.com

如有印装质量问题请与本社出版部联系（010-64405510）

# 自 序

海纳百川，有容乃大，百脉一宗，流派纷呈。中医学这个伟大的宝库，在党的中医政策指引下得到飞速发展。

我自幼热爱中医，高中毕业后考取了西安市中医讲师团徒弟班，正式步入岐黄。先后拜师于陕西名医、丹溪学派传承人王新午及清代御医黄元御第五代传人麻瑞亭两位老先生，随师侍诊，耳提面授，颇得真传。

从医六十载，不敢懈怠，投身于岐黄医学和师傅学术的学习研究实践中。在两位师傅学术思想启迪下，逐渐悟出"相火气机学说"，并用于临床。在诸多疑难疾病，尤其是肝胆病方面的临床诊疗有些心得，提出"六型相火"及"治肝五论"，归纳"治肝十法"，自拟经验方40余首，形成了自己的学术思想和临床证治体系。在"相火气机学说"指导下，完成了省市级授奖科研成果7项，研制出三个国家准字号新药，对流行病的中医药防治，如病毒性肝炎、肠道传染病、出血热、传染性非典型肺炎、甲型流感等也取得了一些经验。

近 20 年来，国家对名老中医学术经验传承工作日益重视。强调名老中医丰富鲜活的学术思想及临床经验是中医药学术传承宝贵财富，是继承和创新发展的源泉。我从 1978 年起，历任西安市新城区中医院副院长、院长，新城区卫生局副局长，西安市中医医院院长，先后主办了 6 期中医学习班，共培养学生 300 多人。自1995 年带教西安市临床研究生起，到成为陕西省第二批及全国第三、四、五、六批老中医药专家学术继承工作指导老师为止，先后培养学术继承人及临床博、硕士研究生 14 人，博士后研究生 4 人。他们目前均已成为各自医院及科室骨干，为传承中医药文化和专业技术做出贡献。在长期的带教过程中，深深感悟到：不仅要传授临床经验、学术思想，培养学生中医临证思辨的方法与能力，更要注重医德素质的培养，启迪后学勤学笃行、德技双馨，成为创新发展中医药学的新生力量。

　　2011 年起承担陕西省及全国名老中医工作室建设项目——"杨震名老中医传承工作室"的建设，在各级领导的亲切关怀、支持下，研究生们将我的学术思想及经验进行了梳理、归纳、总结，包括我多年的治学心得、备课讲稿等，编撰成册。本着"师带徒倾囊相授不保守，徒承师青出于蓝胜于蓝"的传承信念，我毫无保留地传授自己的学术经验，留待后学者学习研究和创新提高。

　　丛书分为《学术求索集》《临证经验集》《医案医话集》《方药新知集》四部。其中《学术求索集》阐述了"相火气机学说"重要组成部分的理论认识及中医临床诊治和辨证方法的教学解析，介绍了自己辨治肝病的学术理论和经验；《临证经验集》着重介绍应用相火气机理论诊治肝病及儿科、皮肤科、外科等一些杂病的经验体会;《医案医话集》主要从临床病例中按系统整理经典医案,同时将心得体会及相关学术的论述整理为医话介绍;《方药新知集》是对自己临床常用的中药、经典方、经验方,从相火学说、气机理论等学术观点进行再分析、再认识。本丛书是我从医 60 年学习、研究、探讨、实践的总结,是多年教学讲稿的整理汇总,是应用"相火气机理论"指导临床实践的体会,是一套临床较实用,值得推荐给后学者探讨的中医药书籍。

由于自己一直在临床一线应诊,理论水平有限,故虽是我们竭力而为,难免有浮浅、疏漏、错误之处,希望各位同道批评指正,不吝赐教,以使在今后探讨中更趋完善。

本套丛书在整理过程中,工作室的传承弟子及多位研究生参与了相关篇章的整理、修订工作,在此表示衷心的感谢!对中国中医药出版社的大力支持,诚挚致谢!

西安市中医医院　八秩愚耋　杨震　谨记
2019 年 1 月 30 日

# 前 言

我早年蒙王新午、麻瑞亭两位老师开悟，对相火、气机有了初步认识，行医六十载，机缘巧合，主要从事肝病的医、教、研工作。20世纪七八十年代，肝炎肆虐，在长期的肝病诊治中，应用丹溪相火理论指导临床，把肝脏等部位所产生的局部内生火热按"病理性相火"这一理论去研究，提高了对病毒性肝炎病机的认识水平：提出"肝经血热"这一病理概念，把肝病的诊治从气分引入血分，提高了对肝病诊疗的认识。重视气机理论，认为气机失调是疾病发生的重要原因。通过疏肝调气的方法来治疗诸脏之病，使脏腑气机运动正常，脏腑之间相互协调，机体处于阴平阳秘的平衡状态。通过研习历代医家对肝的认识，厘清了"肝主疏泄"的渊源、意义，发现"肝主敷和"及"肝主腠理"理论，结合相火论及气机理论，从自身临床实践出发，总结出"治肝五论"；在治疗肝病具体方法上，本着执简驭繁的原则，将肝病的治疗大法归纳为"治肝十法"。

本书分为理论篇和临床篇，理论篇主要内容为崇尚相火学说、重视气机理论、提倡治肝五论、归纳治肝十法，临床篇是我近年来临证的一些经验、体会及相关疾病的诊治方案。为了使读者一目了然，文中病名采用西医病名。书中内容、观点多为个人从医 60 年的心得体会，难免有管窥、错误及偏颇之处，欢迎同道、师友提出宝贵意见。

杨　震

2019 年 1 月 30 日

# 目　录

**理论篇**                                                    **001**

一、崇尚相火学说                                                  003

　　（一）相火理论的渊源                                          003

　　（二）我的相火观                                              008

　　（三）相火理论在肝病的应用                                    014

二、重视气机理论                                                  021

　　（一）气机理论的渊源                                          021

　　（二）气机理论的内涵                                          023

　　（三）疏肝调气治疗气机病变                                    026

三、提倡治肝五论                                                  036

　　（一）肝主敷和论                                              037

　　（二）肝主疏泄论                                              042

　　（三）肝主膝理论                                              047

　　（四）肝主相火论                                              051

（五）肝主气机论 053

四、归纳治肝十法 057

（一）凉血解毒法 058

（二）芳香化浊法 058

（三）疏肝理气法 059

（四）疏肝健脾法 060

（五）疏肝利胆法 060

（六）柔肝养阴法 061

（七）和肝健补法 062

（八）清肝息风法 063

（九）活血化瘀法 064

（十）通络利水法 064

## 临床篇　　067

一、肝病临证经验 069

（一）病毒性肝炎 069

（二）脂肪肝 100

（三）慢性肝病肝纤维化 111

（四）自身免疫性肝病 120

（五）肝硬化 129

（六）肝癌 142

（七）常见肝病诊治方案 148

二、儿科疾病临证经验 178

（一）性早熟 178

（二）手足口病 182

（三）病毒性心肌炎 188

（四）小儿药物性肝损害 191

（五）儿童抽动症 195

（六）梦游症 199

（七）流行性感冒 202

三、皮肤科及外科疾病临证经验 205

（一）痤疮 205

（二）复发性口腔溃疡 209

（三）腹股沟斜疝 212

（四）急性坏死性淋巴结炎 215

（五）皮下脂肪瘤 219

（六）瑞尔黑变病 222

（七）霰粒肿并感染 227

四、杂病临证经验 230

（一）慢性疲劳综合征 230

（二）嗜睡症 235

（三）抑郁症 237

理 论 篇

# 一、崇尚相火学说

## （一）相火理论的渊源

"相火"最早见于《内经》,《素问·天元纪大论》中论述:"天以六为节,地以五为制……君火以明,相火以位,五六相合,而七百二十气为一纪。"这里所述指的是五运六气学说,太阳寒水、阳明燥金、少阳相火、太阴湿土、厥阴风木、少阴君火,被统称为六气,而相火属于其中。岐伯以五行五气皆以五为数,与三阴三阳不能相配,便将五行五气各自增加一火,使其与三阴三阳相合。这时君火与相火是用来描述气候特点和物候现象的。五运六气学说根据自然界中的实际,将阳光明媚、气候温和、万物生发的春分后到小满之间称为"君火当令",而将骄阳照耀,气候炎热、万物茂盛的小满至大暑称为"相火当令"。用"君火"表述火"明亮"的特征,而用"相火"表述"炎热"的特征,这样将一火分为二火。而"火"的确具备这样的属性,自然界中也存在"温暖"与"炎热"的两种气候。故用"君火""相火"描述暮春及盛夏两个阶段的气候特点及变化是有其依据和现实意义的。

自《内经》中提出"少阳相火"后,翻阅张仲景、王叔和、巢元方等的论著均未提及。至唐代王冰才见论及相火,其所论述也指五运六气。至宋代时期,相火理论有了进一步发展。宋代陈无择在《三因极一病证方论·君火论》中述:"五行各一,唯火有二者,乃君相之不同,相火则丽于五行,人之日用者是也。至于君火,乃二气之本源,万物之所资始……"陈氏发展了《内经》"君火以明,相火以位"的叙述,认为君火是抽象的,而相火是具体的。认为君火是阴阳二气之根本，造化万物之本源，而相火是日常生活中的可见之火。《三因极一病证方论·脏腑配天地论》云："足少阳胆居于寅，手少阳三焦居于申，寅申握生化之始终，故相火丽焉。"在此可以看出，陈氏对少阳相火的论述引申到了人体的三焦经及其胆经，使"相火"得到了具体的应用。此时对于"三焦相火""胆相火"的描述均是对"少阳相火"的引申和发展，使相火与人体有了联系。

在金元时期，相火学说有了飞跃性的发展。刘完素是中医学"火热理论"的创始人，他所论及相火，也是为其倡导的火热理论服务的。在《素问玄机原病式·热类》中，刘氏突破了《内经》里相火为运气学说的本意，把相火理论用于人体，提出"六气皆从火化"，并且阐述了相火的位置、运行的通道、相火的生理及如何在人体中运行。在《素问玄机原病式·火类》中曰："然右肾命门小心，为手厥阴胞络之脏，故与手少阳三焦合为表里……二经俱是相火，相行君命，故曰命门尔。"他指出相火寄于命门，是通过三焦之通道而作用于全身。在《素问病机气宜保命集·病机论》中说："故左肾属水，男子以藏精，女子以系胞；右肾属火，游行三焦，盛衰之道由于此。故七节之傍，中有小心，是言命门相火也。"明确提出了右肾命门相火学说，将命门学说与相火学说联系起来。

朱丹溪对于相火的论述可以说是集先贤的大成，深受理学思想的影响，其代表作为《格致余论》中的《相火论》一文，在总结先贤学术思想的基础上，独树一帜，对相火进行了深刻的剖析，从相火的性质、相火的部位、相火的作用，甚至相火的常与变等多个角度进行了详细的论述。在这里，相火学说更加细化，对临床的指导意义巨大，使后世医家对相火的理解产生了深远的影响。如丹溪在《格致余论·相火论》述："太极动而生阳，静而生阴……而生水、火、木、金、土……惟火有二：曰君火，人火也；曰相火，天火也……故凡动皆属火……因其动而可见，故谓之相……人有此生，亦恒于动。其所以恒于动，皆相火之为也。"他认为阴阳是动静变化的结果，这里充分体现了他的理学思想，并且认为火有君火、相火之分，君火为人火，相火为天火，无论其怎么分，其本质均属于火，其性质为内阴而外阳，"动"是火的本质属性。丹溪指出：在正常情况下，火是万物生化的原动力，是支持人体生命活动的重要物质，但是火有两重性，它可以支持人体的正常生理活动，也可以化作"元气之贼"而成为邪。"相火易起，五性厥阳之火相扇，则妄动矣。火起于妄，变化莫测，无时不有"，指出相火的常与变，有恒动和妄动之分。关于相火所在的位置，丹溪在《格致余论·阳有余阴不足论》中是这样描述的："主闭藏者，肾也；司疏泄者，肝也。二脏皆有相火。"《格致余论·相火论》曰："具于人者，寄于肝肾二部，肝属木而肾属水也。胆者，肝之腑；膀胱者，肾之腑；心胞络者，肾之配；三焦以焦言，而下焦司肝肾之分，皆阴而下者也。"这说明了丹溪在前人的基础上，对相火所寄部位进行了概括总结，认为上述的脏腑悉具相火，使相火学说趋于形成。

朱丹溪的相火论不仅从相火的性质、相火的位置去讨论的，而且还对相火的生理功能和病理状态进行了细致描述，他对相火的描述是从理学太极动静论入手的。在《格致余论·相火论》中说："人有此生，亦恒于动。其所以恒于动，皆相火之为也。"指出人体的生命活动皆有赖于相火之动，动而中节，才能发挥其生理作用。又曰："二者皆有相火，而其系上属于心。心，君火也，为物所感则易动，心动则相火亦动。"这里明确说明肝肾中有相火，相火的正常与否，也与心火相关，且述"彼五火之动皆中节，相火惟有裨补造化，以为生生不息之运用耳"，指出相火与五脏的功能活动有着紧密联系。相火动不中节则为妄动，这里多指的是色欲无度、情志过极等病因，他更着重于情志引发的相火妄动，认为七情六欲所伤常引起"脏腑之火"。《格致余论·房中补益论》曰："吉凶悔吝生乎动，故人之疾病亦生于动，其动之极也，病而死矣。"又云："相火易起……火起于妄……无时不有……阴虚则病，阴绝则死。"相火炽盛，损耗阴精，则有"阳常有余，阴常不足"的病理状态。这里主要是指阴虚火旺，是邪火，为"元气之贼"。从上面的论述中不难看出，他不只指出肝肾的阴虚火旺，更包括了五脏之火，前者为人欲之火，后者是天造之火。丹溪认为，相火妄动的主要原因是人的"欲望"，故要防止"贼火"的产生，就应该遵循他所倡导的"收心、正心、养心"。主张以理智克服欲念，使五志不妄动，通过使心平气静，才能防止贼火的产生。或者是通过药物治疗，其治疗阴虚火旺的方子有大补阴丸，重在补肝肾、滋阴降火；针对湿热相火的特点，创立了气、血、痰、郁为纲的辨证治疗原则。概而言之，补水泻火为朱氏相火学说的主导思想。由此我们不难发现，丹溪使相火学说得到了飞跃性的发展。

明清医家受朱丹溪的"相火"学说影响很大，但也有很多医家并不赞同其治疗多用苦寒之品，认为相火既有阴虚之火，又有阳虚之火，大量的知柏等苦寒之品会损伤真阳，故力纠滥用苦寒之偏悖，重视补养人体之阳气。同时，医家也从命门、肝肾来论述相火。

李时珍认为，命门与相火同为一物，命门为相火之主。《本草纲目·脏腑虚实标本用药式》曰："命门为相火之原……藏精生血……主三焦元气。"他认为命门藏人体精气，乃元气之源。命门元气由三焦发出，温养脏腑经脉，表现为相火的功能，故又说："三焦为相火之用，分布命门元气，主升降出入，游行天地之间。"指出人体精神、血脉、水液出入等都与命门相火相关。对于相火妄动的证治以相火盛衰为指征，他治疗相火时采用火强泻之，实为火旺济阴，分为甘寒与苦寒；火弱补之，给予温养或温热药物。可见，李时珍认为相火、命门实为一物，相火生于命门，通行于三焦，温养全身。其对相火的治疗分为火旺与火衰，这样的认识和治疗也对我的相火观产生了影响。

张介宾在《类经·运气类》中叙述"君火以明，相火以位"时曰："君者上也，相者下也……上者应离，阳在外也，故君火以明。下者应坎，阳在内也，故相火以位。""君火居上，为日之明，以昭天道，故于人也属心，而神明出焉。相火居下，为原泉之温，以生养万物，故于人也属肾，而元阳蓄焉。"指出以上下分君相，在人身则君火属心而主宰神明，相火属肾而主管全身之元阳。他还认为："君火以明，正此明也；相火以位，亦此位也……曰君曰相，无非阳气之所在耳。"这里的君火、相火均属于阳，为人身之阳气，阳气旺则生命旺盛，阳气衰败则生机败落，所以张介宾重视阳气，反对过用苦寒的药物。张介宾非常重视命门相火，其认为"命门居两肾之中，即人身之太极……而水火具焉……故为受生之初，为性命之本"。他认为相火内寄于命门，曰："然以予之见，则见君相之义，无脏不有，又何以辨之？盖总言大体，则相火当在命门，谓根荄在下，为枝叶之本也。"他论述了命门为相火发生的源头，认为相火的实质是人身之阳，相火的生发来源于命门之火，相火的生发也是由命门的输送来完成的。他在《景岳全书·传忠录·君火相火论》中说："盖君道惟神，其用在虚；相道惟力，其用在实……析言职守，则脏腑各有君相……而五脏各有位，则五脏亦各有相，相强则君强。"此观点说明张介宾认为相火不独在命门，各脏腑皆有君相，五脏各有君，亦各有相。这样的理解扩大了君火、相火的范围。此外，张介宾对朱丹溪论述的相火为"元气之贼"持有异议，他认为相火为人身之正气，情欲之动产生的邪火与相火并无瓜葛，不能相提并论，相火也没有贼火之称。

赵献可是明清时期对相火理论研究较为深入的医家。他在《医贯·水火论》中认为："心火者，有形之火也。相火者，无形之火也。无形之火，内燥热而津液枯。"指出心火和相火的不同特点以及相火可引起燥热而津液枯竭之证。"吾身自有上池真水，气也，无形者也。"指出相火与人体真阴真阳之间的关系。《医贯·滋阴降火论》曰："人之一身，阴常不足，阳常有余。况节欲者少，纵欲者多。精血既亏，相火必旺，火旺则阴愈消。"指出相火妄动引起阴液耗伤，治疗当"常补其阴，使阴与阳齐，则水能制火，而水升火降"。《医贯·相火龙雷论》述："火有人火，有相火。人火者，所谓燎原之火也。遇草而蒸，得木而燔，可以湿伏，可以水灭，可以直折。黄连之属，可以制之。相火者，龙火也，雷火也。"从他的论述中不难看出，他对相火的观点沿袭了丹溪的观点，论述了肝肾相火以及相火妄动。认为相火为龙、雷之火，指出了相火的治疗方法。

总之，有关相火的论述最早见于《内经》，后至唐代之前，诸多医家均未提及。唐代王冰对相火的论述也局限在五运六气方面。直至南宋的陈无择论及相火，并将相火应用到人体。到了金元时期，相火理论得到了丰富的发展，刘完素首先提出了相火命门学说，而朱丹溪则从理学的角度对相火进行了详细的论述，包括相火的性质、相火的位置、相火的生理功能和病理变化、相火的治疗等。李时珍认为命门为相火之主，对相火的治疗分为火旺和火衰两类。张介宾认为相火的起源是命门，认为各脏皆有相火，相火为人身之正气，情欲之动所产生的邪火与相火并无瓜葛，不能相提并论，相火也没有贼火之称。赵献可认同朱丹溪对于相火的观点及相火的病变。这些论述，均对我的相火学说理论产生了一定的影响，其中以朱丹溪相火学说影响最大。

## （二）我的相火观

在深入领会历代先贤对相火的观点和理论后，我认为朱丹溪的相火理论即他的"相火学说"和"内生火热理论"，与实际结合最为紧密。此外，张介宾所论及的"命门相火"理论及李时珍对相火的治疗方法等也对我产生了一定的影响。结合我多年的研习及临床，逐步形成了我个人的相火观。

### 1. 君火与相火的区别

《素问·天元纪大论》之"君火以明，相火以位"，用"君火"和"相火"代表暮春时节和盛夏时节两个阶段的气候和物候特点，这是对相火最早的描述。在《内经》中君火、相火均指外界火热，后世诸多医家逐步将相火理论延伸至人体脏腑中来。

朱丹溪认为君火与相火有很大的不同。他借用这两个名词来说明人体生理、病理情况下产生不同火热的概念，认为君火是人体的正常神明，相火为人体正常或反常的局部火热。后世张介宾在朱丹溪相火论基础上有所发挥，认为："君者上也，相者下也。阳在上者，即君火也。阳在下者，即相火也。上者应离，阳在外也，故君火以明。下者应坎，阳在内也，故相火以位。"

我认为"君火"的"君"指最高领导者，"火"是事物生长与变化的动力所在，故"君火"是指事物生长变化的最高领导者。以自然变化为例，因为有它，自然的生化运动才可进行。而相火则是在君火指挥下完成具体行为，促使自然界诸多生物成长变化或人体生长发育之火处于臣使地位。正如《景岳全书·传忠录·君火相火论》云："盖君道惟神，其用在虚；相道惟力，其用在实。"指出君火的作用为统领、主持，而对于机体发挥作用的则为相火。相火为生命之火，是真气、真元之气，是以先天精气为基础，赖后天精气为充养，能运行全身，带血中精华和水谷精微的阳气。相火在人体生长发育中起着重要作用，其生于人体命门，即所谓"生于虚无"，为有名而无形之气，在人的生理活动与病理变化之中，随时都有火的象征。概言之，相火源于命门，有名无形，不动不可见，动而可见。

### 2. 相火的部位

#### （1）人体各部

人体五脏六腑、四肢百骸，人体各部均存相火，正常时全身脏腑器官及周身皮毛均依赖相火得以温煦。相火能温煦人体的每一个部位，正如丹溪在《格致余论》所云："天非此火不能生物，人非此火不能有生。"只是相火不动不可见，在机体正常时看不见相火的外形。张介宾在《景岳全书·传忠录·君火相火论》述"而五脏各有位，则五脏亦各有相"，也同样表述各脏均有相火存在。

#### （2）肝肾二脏

虽言相火寄居人体各部，然而相火主要寄居在肝肾二脏。丹溪言："肝肾之阴，悉具相火，人而同乎天也。""具于人者，寄于肝肾二部"。丹溪明确指出，相火之活动与机能，在各脏腑均有具备，但却源于肝肾二脏。"见于天者，出于龙雷，则木之气；出于海，则水之气也……肝属木而肾属水也。胆者，肝之腑；膀胱者，肾之腑；心胞络者，肾之配；三焦以焦言，而下焦司肝肾之分，皆阴而下者也。"因此，我认为虽然相火温煦于全身，但以贮寄于下焦肝肾精血之中为著。肝肾二脏所藏人体精血最多，故而相火温煦作用最为明显。

### 3. 相火之常

相火是先天之火，在生理状态下的特点为"守位禀命"。我认为相火对于人体来讲，主要为温煦脏腑周身，其作用可分为以下几个方面：是人身的动气，能温百骸，养脏腑，充九窍，相火是恒动的；受心火支配；且与肝肾之阴密切相关。

（1）相火是人身的动力

相火是人体生生不息的机能活动，是人身的动气所在。在《素问·阴阳应象大论》中述："壮火之气衰，少火之气壮……壮火散气，少火生气。"此少火即为相火也，有温养生气之功能。丹溪在《格致余论》说："天非此火不能生物，人非此火不能有生。""相火惟有裨补造化，以为生生不息之运用耳。"认为相火为推动生命运动的原始动力。对于人体而言，所有脏腑的运动机能、气机的升降出入、气血津液的化生全都依靠相火的推动作用完成，一切生命活动的基础均是相火。《景岳全书·传忠录·君火相火论》述："故君火之变化于无穷，总赖此相火之栽根于有地。"说明相火也是君火的基础，人体生命之源。此外，朱丹溪认为"火内阴而外阳……故凡动皆属火"，将自然界一切的生命运动，都认为是相火作用的结果。总之，对于人体而言，相火为人体生命活动的动力，可以温百骸，养脏腑，充九窍，是支持人体生命活动的重要物质。同时，也是万物化生的原动力。人体的脏腑经络、津液气血等正常活动及生命繁衍，均体现了相火的重要作用。

（2）相火是恒动的

相火是恒动的，相火为人体先天之火，来源于人体精血之元阴元阳，以温煦脏腑，生命不止，相火不息。事物的存在无外乎动与静两面，而动是最基本的变化。无论自然界万物或人体生命维持，均以恒动为常态。人与自然是一个有机的整体，天人相互感应。相火动而守位，在自然界物种的生长化收藏等运动变化中，均是内在相火为主导力量。而人所拥有的生命活动，也是相火辅助君火完成人体内的气、血、津液、精的生成与转化，君火需要相火的支持。如丹溪云："天主生物，故恒于动；人有此生，亦恒于动。其所以恒于动，皆相火之为也。"只有相火恒动，人体才能达到阴平阳秘，气血旺盛，精神平和。相火为人体生命之火，生命不息，则相火不止。人之生命力，根源于相火运动，人体的生命过程便是相火燃烧的过程，如相火停止，则生命完结。

（3）与肝肾之阴密切相关

相火为先天之火，即是丹溪所论述的龙雷之火。在机体正常情况下，相火寄居于肝肾，安居在人体下焦，就像龙潜于海底，雷之伏于云下，温煦滋养脏腑、气血而不见其形。丹溪在《格致余论·相火论》中述："故雷非伏，龙非蛰，海非附于地，则不能鸣，不能飞，不能波也。鸣也，飞也，波也，动而为火者也。肝肾之阴，悉具相火，人而同乎天也。"相火源于人体之元阴元阳，相火的恒动，相火的温煦作用，是以肝肾之阴血为其必需的物质基础，并且还有赖于肝肾精血之涵养。只有肝肾的精血充足，相火才能恒动而温煦肢体，生命活动也才能正常。若肝肾之阴不足，相火则为无根之火，如油尽而火即灭，生命就会终结停止。如丹溪所云："阴虚则病，阴绝则死。"所以，肝肾之阴对相火有着重要作用，相火能量也取决于人体肝肾之真阴多少。

（4）受心火支配，乃心火的物质基础

"君火以明，相火以位"，相火须在君火的主持下才能正常发挥生理功能。《格致余论·阳有余阴不足论》曰："二脏皆有相火，而其系上属于心。"相火的运动作用是受到心火所支配的。在精神活动中，二者也相互影响，相火每因心为外物所感而动，而相火是五脏及情志活动的动力之源。相火活动的关键在于它"动"得是否正常。若心火安宁则相火"动而中节"。"心，君火也，为物所感则易动，心动则相火亦动"，若心火妄动则可引起相火妄动。正如朱丹溪曰："心动则相火亦动，动则精自走，相火翕然而起，虽不交会，亦暗流而疏泄矣。"相火与君火是相互依存、相互协调的关系，而君火处于主导地位，为人体生命活动的主宰。相火虽处从属之位，但职司全身之机能活动，为君火功能作用的根基所在，乃心火的物质基础。如张介宾所云："故君火之变化于无穷，总赖此相火之栽根于有地。"

（5）与各脏功能活动有关

相火之动的常与否，与各个脏腑功能活动均有密切关系。丹溪指出，"五火"之动皆中节，"动皆中节"指动而有节律、有节拍，受到节制和控制，这是相火正常的重要保证。认为相火活动是否正常，与五脏的活动功能密切相关。"彼五火之动皆中节，相火惟有裨补造化，以为生生不息之运用耳"，说明相火功能正常，温煦有度，保持人体正常温度，则五脏功能和谐顺畅，气血通达，阴阳平衡，阴平阳秘。

### 4. 相火之变

（1）引起异常相火的原因

内伤七情：现代社会发展较快，人们压力较大，常被精神紧张、抑郁等不良情绪困扰。五志、七情过极，均可引起相火妄动。所谓"五志过极皆可化火"。同样，火多起于妄念。如人为物欲所感，阴阳喜怒，均可引起相火妄动。丹溪认为，"凡气有余便是火"，七情六欲之变，时常引起"脏腑之火"，即反常相火。正如丹溪述"大怒则火起于肝，醉饱则火起于胃，房劳则火起于肾，悲哀动中则火起于肺。心谓君主，自焚则死矣"。

感受毒邪：同样，如机体感受邪毒，温毒、疫疠、药毒、温病伏邪等，加之正气虚弱，不能驱邪外出，蛰伏体内，尤其肝肾二脏，日久也可引起相火妄动而产生局部内生火热。

饮食劳倦：不当饮食，或平日嗜酒，或嗜食辛辣、膏粱厚味，导致脾虚生湿，郁久化热，也可引起湿热相火。

综上所述，外感温热邪毒、内伤七情、不当饮食，或为药毒所伤等均可扰动相火，使得相火妄动。

（2）相火妄动则为内生火热

相火有其名而无其形，不动时不可见，动则可见，如相火妄动则可出现内生火热之邪。机体在正常情况下不能看见相火外形，而在异常时，则可见到相火变化之特征。相火有正常的相火（即相火之常），有异常的相火（即相火之变）。正如"风、寒、暑、湿、燥、火"一样，正常时为六气，异常时为六淫之邪气。相火活动失常，必然导致机体发生病变。丹溪认为，七情六欲常引起"脏腑之火"，即所谓"五性厥阳之火"。相火在位则益于人体，若离位则有害于人体，所谓"五脏皆有火，五志激之，火随而起"，相火妄动可引起局部内生火热。

（3）相火之害乃耗伤阴津

相火在位则有益，离位则有害。《格致余论·相火论》曰："相火易起，五性厥阳之火相扇，则妄动矣。"由于相火寄于肝肾，妄动后对肝肾之阴可直接损伤。"盖表其暴悍酷烈，有甚于君火者也。"同时，他认为《素问》病机十九条中有关火证五条，也皆为脏腑的相火病变。提出"诸火病，自内作"的观点。诸脏均藏相火，相火妄动可致阴精耗伤，必然会呈现"阳常有余，阴常不足"的失衡状态。五志化火，或感受邪毒，或不当饮食，均可引动相火妄动，从而耗伤真阴，即为"壮火食气"。正如丹溪在《格致余论·阳有余阴不足论》中述："心动则相火亦动，动则精自走。"相火妄动之时，"变化莫测，无时不有"，以致"煎熬真阴，阴虚则病，阴绝则死"，可见其变化多端，危害较大。相火妄动则耗伤津液，阴津不足可致阴虚内热之证出现，出现阴虚阳亢的病理变化，而"阳亢"为少火转变为壮火引起。此壮火非生理性之火，而是脏腑功能的病理性亢进。

（4）日久可致相火虚衰

相火主要寄于肝肾二脏，以温养脏腑周身。当疾病日久或年老体虚可致阴津被耗，阴虚则阳病。阴阳互根互用，不可缺失，若反常相火不断发生进展，可致阴阳消长失去平衡，日久则导致阴损及阳，成为阴阳两虚或阳虚为主之相火虚衰之证。在临床中多见于肝肾二脏的阴阳虚损。

总之，对于相火的理解和认识根于古代医家对相火的研究，其中丹溪对我影响最大。在此基础上，我对于相火理论进行了拓展，相火是中医对人体生命能量的高度概括称谓，它是指人体生命的原动力，也可称之为人的"生命之火"。相火在临床应用时应分为生理性相火和病理性相火两种。其生理性相火《内经》称之为"少火",为相火之"常",是人体生命的原动力;相火之"变"为病理性的相火,《内经》称之为"壮火",是导致人体病变的原因,古人对其有不同称呼,如阴火、邪火、天火、人火、龙火、雷火、贼火等。我认为称其为"炎火"更合适,而相火学说就是研究人体组织、功能、生命物质、生命现象及能量运动的生命科学。

## (三)相火理论在肝病的应用

在对相火学说多年的学习研究,深入领悟相火学说之要旨之后,我认为应用反常相火来解释所有疾病未必完全适合,但用来阐释肝脏疾病却十分恰当。肝内寄相火,体阴而用阳,主疏泄、喜条达而恶抑郁。无论内伤七情,感受温毒、药毒等皆可引起局部内生火热,把肝病所产生的局部内生火热按病理相火这一理论去研究,提高了肝病的论治水平,同时也进一步丰富、完善了相火学说。

### 1. 反常相火的分类

朱丹溪将反常相火分为湿热相火和阴虚相火两型。我在此基础上,根据异常相火发病的不同阶段,将肝病的病理性相火分为六种,即郁热相火、血热相火、瘀热相火、湿热相火、阴虚相火、相火虚衰来进行论治。将异常相火产生的异常病理变化,根据其从气分郁热到血分郁热,进一步发展到湿热、瘀热,直至阴虚、虚损,提出了一系列异常相火的病理机制。分述如下:

(1)郁热相火

其病机特点为肝气郁结,肝脾失调。其病因多由情志不遂,肝气郁滞,郁而化热,也称为"肝经郁热"。肝经郁热指肝气郁结,日久化热的相关证候。症见头痛,胁肋胀痛,失眠,烦躁易怒,口苦口干,舌红苔黄,脉弦数等。其病理基础为"气火内郁",以"内郁"为主要矛盾,并有火郁迫阴之征兆。《医醇賸义·郁火》中"所欲不遂,郁极火生,心烦意乱,身热而躁"即为郁热相火的确切描述。

（2）血热相火

如郁热相火未能适当治疗或病情继续发展，则出现血热相火之证。肝为藏血之脏，如感受药毒、温毒之邪直接入血，毒邪蛰伏于肝，郁而化热，也可导致血热相火，而血热相火的病变基础是"肝经血热"。病机特点为肝郁化热，或毒邪伤肝，热伤肝血。

关于"肝经血热"这一病机，是由我首次提出，丰富了肝病的辨治理论。查阅《中医大辞典》中有关于肝经的病机，有肝经郁热、肝经实火、肝经咳嗽、肝经湿热的解释，其症状分别为肝经之证合并郁结化热、肝经之证合并实热证、肝经之证合并肺金咳嗽与肝经之证合并湿热证。由此判断，当出现肝经之证合并血热之证时，便为肝经血热证。对于本证，我是从临床实践出发，通过多年的观察发现，肝病患者患者在早期病机为肝气郁结，但随着病情发展，气郁与伏邪相搏结而形成"血分伏邪"，血分之邪郁久化热则出现肝经血热之证。症见胁下疼痛不适，烦躁郁怒，舌质红，或边尖较红，舌上有小红点，苔薄白，脉弦稍数。其中舌边尖红，舌上有小红点，脉稍数为血热表现。根据肝体阴而用阳，肝主藏血，进而提出肝经血热这一病机。

这一病机为肝病辨治的中转环节，从而出现病机从气至血的质变。肝郁证的全过程，其始在气，继则及血。其病机为血分伏邪日久，郁而化热。在临床辨证时，除肝经常见胁痛、烦躁等症状外，具备"舌质红，边尖明显，舌上有小红点，脉弦数"等证候时，便可辨为肝经血热之证，即血热相火。正如仲景云："但见一证便是，不必悉具。"

（3）湿热相火

肝郁乘脾，脾失运化，则肝郁夹湿，郁久而化热，遂成为湿热相火之证。或本有肝郁，嗜食肥甘或大量饮酒，导致肝郁夹湿，久而化热；或孕母素有湿热，传至腹中胎儿，也可导致湿热相火发生。病机特点肝郁乘脾，湿滞化热。费伯雄在《医醇賸义·湿火》曰："重阴生阳，积湿化热，湿火相乘，渴饮舌白。"在此论述湿火病机与湿热相火极为相似。临床多见除肝经症状之外，还有舌质红、苔白厚腻或黄厚腻、脉弦数或濡数为本型的辨证要点。

（4）瘀热相火

本型的病因为郁热相火或血热相火进一步发展，气滞血瘀，瘀血阻络，郁久化热，伤及肝阴，形成瘀热相火之证。《灵枢·五邪》言："邪在肝，则两胁中痛……恶血在内。"《金匮钩玄·胁痛》曰："死血……桃仁、红花、川芎。"均指出了胁痛为内有瘀血之病机。本病的辨证要点为瘀血与伤阴之象共存，临床可见胁下痞块、口干、大便秘结、舌质紫暗或瘀斑、质干而少津、舌下脉络迂曲、脉细涩或弦涩为主，甚或出现身黄、目黄之象。

（5）阴虚相火

肝为藏血之脏，体阴而用阳。如肝郁日久化火，必然伤及肝阴，出现阴虚相火之证。肝火伤阴，既可自伤肝阴，也可伤及他脏之阴津。如《素问·阴阳应象大论》所说："壮火食气……壮火散气。"由此可以看出，壮火可损伤人体正气，不仅耗气，更为主要的是可伤及阴液，逐渐伤及元气、精血，导致"阳盛则阴病"，成为气阴两虚病理状况。病机特点郁火伤阴，肝失所养。如丹溪云："相火易起……变化莫测……煎熬真阴，阴虚则病，阴绝则死。"可见相火妄动是引起阴虚的主要原因。肝肾二脏寄居相火，从病变发展过程看，尤以自伤肝阴，中伤脾阴，下伤肾阴为多见。

（6）相火虚衰

年老体衰或异常相火日久，耗伤真阴，久而阴病及阳，而成阴阳两虚而以阳虚为著的相火虚衰之证。相火寄居全身而以肝肾二脏为著，故而相火虚衰以肝肾阳气虚衰为其病机特点。肝内寄相火，寓一阳生化之气，寄居肾中真阳。《素问·方盛衰论》曰："肝气虚则梦见菌香生草，得其时则梦伏树下不敢起。"《灵枢·天年》述："五十岁，肝气始衰，肝叶始薄，胆汁始减，目始不明。"可见，在当时医家们已经认识到了肝气虚、肝阳虚的不同病理变化。在《蒲辅周医疗经验集》中云："五脏皆有阳虚、阴虚之别……肝阳虚，则筋无力，恶风，善惊惕，囊冷，阴湿，饥不欲食。"肝气虚与肝阳虚证均为肝脏疏泄不及的病理表现。两者并无绝对界限，但有轻重之分。阳虚为气虚之甚，气虚为阳虚之渐。且肝肾同源，肝阳虚可及肾阳虚，临床可见肝肾阳虚之证。

### 2. 反常相火的治法

丹溪在治疗反常相火时，创立大补阴丸来治疗阴虚相火。在《丹溪心法·火》中述："轻者可降，重者则从其性而升之。"并提出火证三大治法：实火可泻，虚火可补，火郁当发。根据这些理论，同时依据李时珍治疗相火时将其分为火旺与火衰，火衰者补阳，火旺则济阴之治则；结合相火的不同阶段、部位和病机，采取不同的治疗方法，力求"使之以平"，从而让人体恢复健康平衡的生理状态。

#### （1）郁热发之

采用"郁热发之"的方法治疗郁热相火。此证为异常相火的最早阶段，其病在气分，以肝气郁结，肝火内炽，易于伤阴为主要病机。在治疗本证时，依据《内经》"木郁达之，火郁发之"的理论，综合疏、平、抑、调、柔各法，选用辛、酸、甘、苦、咸之类药味，以疏理、条达、柔和、平抑等多种治法。运用疏肝、养肝、清肝的方法，使气火不致向伤阴方面转化。常用合欢皮、佛手、香橼以疏肝解郁；茜草、大青叶、郁金以凉血解毒，清泻肝火；麦冬、天冬、白芍以养阴凉血养肝体，滋肝阴，同时防止郁火伤阴。

#### （2）血热清之

血热相火之病机为肝经血热，我采用血热清之之法，以清芳透邪之品治疗血热相火。叶天士在《温热论》中云："入血就恐耗血动血，直须凉血散血。"指出温病后期热入营血，热邪充盛，伤阴动血之证治。本证为热入肝经血分，热邪充盛，同样也易伤阴动血。故治疗也可采用温病热入营分之治法，以清热凉血解毒为主。治疗时不用苦寒香燥之剂，遵从《王旭高临证医案》所述"将军之性，非可直制，惟咸苦甘凉，佐微酸微辛……以柔济刚"的原则，以甘寒清解之品凉解血分邪热，配以辛苦微寒清热散血之品，并用清芳之品以透邪外出，取"入营犹可透热转气"之意。临证常采用茜草凉血清解热毒，紫草凉血解毒透邪，败酱草清热透邪解毒，佛手疏肝行气散郁热。伴有烦躁失眠者，加疏肝解郁药，如玫瑰花、合欢花、代代花等，既可疏肝解郁，还无温燥劫阴之弊。

（3）湿热化之

湿热相火病机为肝郁脾虚夹湿热，湿热相合，缠绵难愈，治疗起来非常困难。薛生白在《湿热论》中系统地论述了湿热病症证，认为"湿热两分，其病轻而缓；湿热两合，其病重而速"，指出湿热病的致病特点。湿热之证，热易清而湿难怯。湿乃氤氲之邪，热为亢盛之气，湿热相合，其势缠绵，成为大多慢性疾病难以治愈的原因，故湿热相火也是其中最为难治的病机之一。在湿热相火的治疗中仿温病中湿热证的治疗，以芳香化湿之剂，使湿热化之。湿热之邪，治法当以苦寒立法，所谓苦能燥湿、寒能清热，但单用苦寒之药有凉遏之弊。且湿为阴邪，其性黏腻，非辛温、苦温无以泻其盛。湿热之为病，当以湿为主，而热次之，在治疗时采用以大量辛温、苦温燥湿药佐少量苦寒清热药以清热化湿。辛温、苦温药，其性辛可散湿、温可化湿，使热邪无所附，苦能清热，便可化缠绵之湿，清亢盛之热，从而达到化湿清热之效。既利湿而不伤阴，且清热而不助湿之法，用以芳香化浊、辛开苦降。在临证中常用辛温、苦温之香薷、藿香、佩兰、青皮，配以苦寒之茵陈、板蓝根、郁金，还可加用荷叶、砂仁以增强化湿和中之效。湿热相火为湿热入于血分，还佐加活血化瘀之红花等以活血通经。若出现湿热相火熏蒸肝胆，引起胆汁外溢，可加茵陈、金钱草、鸡内金，或加用茵陈蒿汤以清热利湿退黄。

（4）滋阴润之

在治疗阴虚相火之时，采用滋阴润燥之法。润，为滋、养之意。肝内寄相火，五志过极，伏邪蛰伏，均可引起相火妄动，耗伤阴津，导致阴虚阳亢之虚火亢盛之证。对于阴虚火旺证以滋养阴液为主，取滋阴而火自降之意。阴虚相火以肝肾二脏最为多见。肝肾二脏位于下焦，阴虚相火多为相火妄动伤及阴津，阴液亏虚引起真阴大伤。我根据吴鞠通之"治下焦如权"的理论，对于肝肾阴虚，应用重镇味厚、咸寒甘寒之品以滋养肝肾之阴，滋阴防脱。阴虚之证，当用厚味之品以补其不足。在《灵枢·邪气脏腑病形》中曰："阴阳形气俱不足……而调以甘药也。"《素问·阴阳应象大论》言"精不足者，补之以味"，这些均指出应用厚味补其不足。在阴虚相火伤及肝阴之时，常用生地黄、白芍、阿胶、火麻仁、麦冬、炙甘草等滋阴养肝。药味以甘、酸为主，以脾为后天之本，甘能入脾补土，使后天之本得以滋养，气血生化之源不绝。还可酸甘化阴，滋阴养血。在肝肾阴虚之时，常可引起阴虚风动之证。吴鞠通在《温病条辨·下焦篇》中述："下焦温病，热深厥甚，脉细促……三甲复脉汤主之。"本证原指温病后期，伤及阴液，虚风内动。而在本证之阴虚相火中，相火妄动，灼伤真阴，也可出现肝肾阴虚，水不涵木，虚风内动。二者病机极为相似，故也采用同样的治疗方法。采用吴鞠通之"三甲复脉汤"滋阴退热、养阴润燥，以咸寒之鳖甲、龟甲、牡蛎等重镇厚味之品以填补肝肾亏损之真阴。

（5）瘀热凉散之

瘀热相火为湿热相火或血热相火进一步发展，引起瘀血阻络，热瘀互结，化热伤阴之证。在此采用瘀热凉散的治疗方法，所谓凉，即指凉血；散，指散瘀。此证为瘀血热毒与伤阴同时存在，故当以清热化瘀养阴为主。然所谓瘀为热之甚，热为瘀之渐，此血分瘀热多从血热而来，故凉血便可化瘀，还可杜绝再生瘀热。故而治疗以凉血解毒，养阴散瘀为法。在临证中常用茜草、紫草、板蓝根、败酱草等以凉血化瘀解毒，用枸杞、生地黄、桑椹、麦冬、天冬、沙参、白芍等养肝体以滋阴化瘀。滋阴也可化瘀，在阴虚津亏之时，血液流动不畅，同样出现血瘀之证。此时予以滋阴，犹若河中之石，水冲即走也，同样也可起到化瘀之效。瘀血阻络，可用桃仁、大黄化瘀散瘀解毒，活血润肠；有胁下癥块，阴虚明显时，则加用龟甲、鳖甲软坚散结养阴；鸡内金消积化滞。若为瘀热发黄之证，则在化瘀同时加茵陈、金钱草、郁金、白茅根等以凉血利胆退黄。

（6）虚则补之

在治疗相火虚衰之时，采用虚则补之的原则治疗。在《素问·阴阳应象大论》："形不足者，温之以气。"肝肾二脏内寄相火，故而相火虚衰也以肝肾最为常见。治疗时，当以补肝温肾为主。

在肝气虚时，补肝益气为主。对于"补肝"理论，《金匮钩玄》认为"肝止是有余"的理论。而随着脏腑辨证理论的发展以及临床观察，确实存在肝虚证，诸多医家根据"乙癸同源"的理论，主张通过补肾以补肝。至叶天士明确提出滋养肝阴的治法，然而对于补肝气之法尚少见应用。在肝气虚治疗时，可从健脾益气入手，采用黄芪、当归益气养血；陈皮、茯苓健运脾胃；同时应用白芍、阿胶等养肝体，升麻、柴胡升发肝气。诸药合用，共行补肝气、养肝体、助肝用之功。肝肾阳虚时，以温生肝肾阳气为主，可用仙茅、仙灵脾、石楠叶、巴戟天等以温肾补肝；黄柏、知母滋肾阴，当归养肝血，还可加入桂枝、附子以增强温阳之功。

通过对古代先贤关于相火理论的学习，结合我多年的临床研究，加之不断的领悟和思索，根据相火的特点及所致疾病的发展过程，我将相火学说应用于肝病的辨治中，将病理性相火分为郁热相火、血热相火、湿热相火、瘀热相火、阴虚相火、相火虚衰六类证候进行论治，这是我的一个新认识。在经过多年实践后，我也逐步将相火学说进行肝病以外疾病证治的有益探索，将其应用于心肌病、抑郁症、嗜睡症、痤疮、口疮、消渴病甚至癌症等疾病的证治。此外，还将相火学说用于儿科疾病的证治，如应用阴虚相火理论辨证儿童性早熟、采用血热相火理论辨证病毒性心肌炎、药物性肝损害等，也取得满意疗效。这些理论和实践经验为其他医家研究相火学说提供了一些临床实践的借鉴。

# 二、重视气机理论

## （一）气机理论的渊源

气机理论源于《内经》提出的升降出入学说。其要点有三：一是指自然界。《内经》认为天地之间的五运六气、阴阳相对、上下相召、升降相因、期而环会、寒暑交替等相互运动，促成了万物的生长。如《素问·五运行大论》曰："夫候之所始，道之所生，不可不通也。帝曰：善。《论》言天地者，万物之上下；左右者，阴阳之道路。"《素问·六微旨大论》曰："升已而降，降者谓天；降已而升，升者谓地。天气下降，气流于地；地气上升，气腾于天。故高下相召，升降相因，而变作矣……出入废则神机化灭，升降息则气立孤危。故非出入，则无以生长壮老已；非升降，则无以生长化收藏。是以升降出入，无器不有。故器者生化之宇，器散则分之，生化息矣。"二是指所有物体。如《素问·六微旨大论》曰："是以升降出入，无器不有……故无不出入，无不升降。"三是指人体内。在生理上是清阳升发，浊阴降泄，阴阳相交，升降有序为生理之机。如《素问·阴阳应象大论》曰："天地者，万物之上下也；阴阳者，血气之男女也；左右者，阴阳之道路也；水火者，阴阳之征兆也；阴阳者，万物之能始也。故曰：阴在内，阳之守也；阳在外，阴之使也。"这说明：在人体内的生理上是清阳升发，浊阴降泄，阴阳相交，升降有序为生理之机。而在病理上是阴阳升降反作，清浊相干，导致各种疾病。正如《素问·四气调神大论》云："故阴阳四时者，万物之终始也，死生之本也，逆之则灾害生，从之则苛疾不起，是谓得道。"

从《内经》以后，《伤寒论》《神农本草经》等没有发现"气机"这个术语。以后的两晋、南北朝、隋唐、五代等时期，对"气机"的研究也很少见到。

宋代最早见到"气机"的是《圣济总录·卷四·治法·导引》云"一气盈虚，与时消息。万物壮老，由气盛衰……盖斡旋气机，周流营卫……升降无碍……身体轻强。"宋代正是"气一元论"发展的鼎盛时期，《圣济总录》在导引中把气机理论引入了中医学，进一步发扬了《内经》气机升降出入学说。

宋以后金、元、明时代对"气机"研究也不多，可能是《圣济总录》在靖康之变中被金人掳掠至北地，使此书未能很快流行之故。但丹溪独具慧眼，他在《局方发挥》中指出："夫周流于人之一身以为生者气也。阳往则阴来，阴往则阳来，一升一降，无有穷已。"他还强调："上升之气，自肝而出，中夹相火。"

清代、民国时期"气机"学说盛行，此期很多学者推崇气机升降出入理论。清代大医黄元御就非常提倡气机理论，其在全部医著之中，诸凡生理、病理、药理、处方、遣药之意旨，无不以气化为本。如他在《四圣心源·天人解》中曰"阴阳未判，一气混茫。气含阴阳，则有清浊，清则浮升，浊则沉降，自然之性也。"他对中气的生理病理认识精彻，他说："清浊之间，是谓中气。中气者，阴阳升降之枢轴，所谓土也。枢轴运动，清气左旋，升而化火；浊气右转，降而化水……水、火、金、木，是名四象。四象即阴阳之升降，阴阳即中气之浮沉。"黄氏此论，源于《内经》之义而发挥，至为精湛。华岫云、顾松园、周学海都对气机学说有深入研究，认为升降出入为病机之紧要、要领，是百病的纲领。周学海明确提出："升降出入者，天地之体用，万物之橐籥，百病之纲领，生死之枢机也。"叶天士、王孟英等在病案中记叙了"气机流行不通""气机窒塞"等术语。至此，"气机理论"逐渐为中医所关注，并渐从临床需要而发展为病理研究。

总之，"气机理论"始于《内经》，气机术语初见于宋代，流行于清代和民国时期。

## （二）气机理论的内涵

### 1. 气机运动的形式：升降出入

五脏及各组织在人体上下各有部位，位有高下，气有盈虚；高则下降，下则上升；盈则溢出，虚则纳入，因体内有高下盈虚的阴阳对立，就必然会产生气的升降出入运动。故《素问·六微旨大论》曰："是以升降出入，无器不有。故器者生化之宇，器散则分之，生化息矣。故无不出入，无不升降。"其中升，指气行的方向是向上；降，指气行的方向是向下。出，指气行的方向由内而外；入，指气行的方向是由外而内。

升降出入是维持生命活动的基本规律，如呼吸运动、水谷运化、津液代谢、气血运行等，无不赖气的升降出入运动得以实现。由于升降出入存在于一切生命过程的始终，所以《素问·六微旨大论》曰："死生之机，升降而已。"这是对生命规律，即气机运动规律的高度概括。

### 2. 气机运动的道路：左升右降

由于气机的升降出入运动，只能通过脏腑经络的生理活动才能具体地体现出来，所以脏腑气机升降的规律，就是观察气机运动道路的重要指征。总体来说，五脏贮藏精气，宜升；六腑传导化物，宜降。心肺在上宜降，肝肾在下宜升，脾居中而连通上下为升降的枢纽。

关于左右，古人对此的认识，首先是通过《素问·五运行大论》所曰："左右者，阴阳之道路。"认识到自然界的气机升降规律。真正把气机运动全面和人联系起来的应为黄元御，他在《四圣心源·卷一·天人解》中曰："阴阳未判，一气混茫。气含阴阳，则有清浊，清则浮升，浊则沉降，自然之性也……人与天地相参也。阴阳肇基，爰有祖气……祖气之内，含抱阴阳，阴阳之间，是谓中气。中者，土也。土分戊己，中气左旋，则为己土；中气右转，则为戊土。戊土为胃，己土为脾。己土上行，阴升而化阳，阳升于左，则为肝，升于上，则为心；戊土下行，阳降而化阴，阴降于右，则为肺，降于下，则为肾。肝属木而心属火，肺属金而肾属水。是人之五行也。"

以上说明：左升应为清阳之气，当从人体气机运行通道的左侧升；右降应为浊阴之气，当从人体气机通道的右侧降。出入应为实则当出，虚则当入，即：气实则浊出，气虚则清入。从病类上看，外感病多因出入受阻；内伤病多因升降失常。由于气的升降出入运动之间互为因果，故《读医随笔》之气血精神论曰："无升降则无以为出入，无出入则无以为升降，升降出入，互为其枢者也。"在病情进展中，升降出入也可相互影响。

由于"气机"的"气"实际包含了真气、元气、宗气、营气、卫气等，自然也就包括了脏腑之气，气血津液精神之精气，以及经络腧腧之气等，所以气机运行的道路当有血脉网络、三焦网络、经脉网络、玄府网络、精髓网络等共同构成气机运行的通道。在此通道上，气机运动的形式是左升右降、实出虚入。

### 3. 气机运动的意义

（1）气机运动的自然属性是万物生化的根本

气机的升降出入运动是人和自然界的共同生化规律。万物的化生都是在阴阳之气不断升降相召、相互交感变化中实现的。所以《素问·阴阳应象大论》曰："故清阳为天，浊阴为地。地气上为云，天气下为雨。"《素问·天元纪大论》曰："故在天为气，在地成形，形气相感而化生万物矣。"

（2）气机的运动形式也是万物变化的共同形式

气机运动形式就是气的运动规律，即升、降、出、入四个字。而这四个字是人和自然界共同的变化和发展的推动力，故《素问·六微旨大论》曰："气之升降，天地之更用也……天气下降，气流于地；地气上升，气腾于天。故高下相召，升降相因，而变作矣。"人体正是由于气的升降出入的相互协调，不断运动，促进了阴平阳秘，生命活动才得以正常进行。所以《素问·六微旨大论》曰："故非出入，则无以生长壮老已；非升降，则无以生长化收藏。"

（3）气机运动与阴阳平衡的关系

气以升降出入为运动形式，反映了自然界和人的机体内阴阳消长、互根互用、动态平衡的运行规律。"清阳为天，浊阴为地"，指出了阴阳二气由于清浊性质不同，从而产生了升和降不同的运动形式，形成了天与地。故石寿棠《医原》说："若是阴阳互根，本是一气，特因升降而为二耳！""天地之道，阴阳而已矣。阴阳之理，升降而已矣。"阴阳二气的升降出入，也是人体生命活动的重要形式，《素问·阴阳应象大论》曰："故清阳出上窍，浊阴出下窍；清阳发腠理，浊阴走五脏；清阳实四肢，浊阴归六腑。"《内经》以阴阳升降之理，揭示了人体饮食水液的摄取、消化、吸收、输布与排泄的生理过程，成为人体维持正常生命活动的生理基础。

（4）气机运动与五行生克的关系

气的升降出入也反映了机体脏腑间的五行生克制化的运行规律，脏腑间通过生理功能的生克制化，保证了机体系统的平衡规律。清代名医何梦瑶《医碥》曰："五脏生克，须实从气机病情讲明，若徒作五行套语，茫然不知的，实多致错误。"我的导师麻瑞亭经常告诉我们，临证一定要明白，肝气升而肺气降，心火下蛰于肾，肾水上奉于心，脾主升清，胃主降浊，心肾为升降之根，肝肺为出入之本，脾胃居中州，斡旋气机，交通水火，为升降出入之枢。

脏腑间通过气的升降出入运动，实现了五行的生克制化联系。何梦瑶《医碥·气论》曰："藏属肾，泄属肝，（升则泄矣），此肝肾之分也。肝主升，肺主降，此肺肝之分也。心主动（志一则动气也），肾主静，此心肾之分也。而静藏不致于枯寂，动泄不致于耗散，升而不致于浮越，降而不致于沉陷，则属之脾，中和之德之所主也。"指出了五脏之气通过升降出入运动达到生克制化，共同维持机体正常的生命运动。

以上两条说明，气之升降出入运动与阴阳动态平衡及五行生克制化的内在一致性，成为应用气机理论探讨人体生理病理的指导理论。

（5）气机运行的物质内容：气血津液精髓

气包括真气、元气、宗气、营气、卫气。

气血津液精髓是人体生命活动的物质基础，其中气为无形物质，而血津液精髓均为有形物质。气与血津液精髓的相互化生与转化，体现了在生命活动中，形化为气，气化为形，形气相互转化的气化过程。其中气为血帅，血为气母；精血同源，津血同源；精化为髓，髓亦能生精；精津液均可化而为血，而血中又蕴含精津液与髓。

## （三）疏肝调气治疗气机病变

气机运动升降失常、出入失序则会出现一系列病理变化，如气滞、气逆、气闭、气郁、气虚、气脱等。

临证时可从疏肝调气来治疗气机异常引起的脏腑疾病。所谓疏，即疏通、疏畅、疏调。肝气不畅时，疏肝行气谓之疏；肝火旺盛时，清肝降火谓之疏；肝气不足时，补肝益气谓之疏。凡不足及有余均可应用疏肝调气之法，疏肝调气也是肝病及杂病治疗中极为重要的学术理念和治疗疾病手段之一。在突出肝主疏泄，调畅气机的同时，可将脏腑辨证、气血津液辨证融入疏肝调气之中。通过疏肝调气的方法来治疗诸脏之病，使脏腑气机运动正常，脏腑之间相互协调，机体处于阴平阳秘的平衡状态。

### 1. 气机失调是疾病发生的根本原因

气机为气的升降出入运动，气机运动贵冲和，升降出入有序，运行不息，周流全身而百病不生。如气机运动失常（气机失调），引起郁滞内生或气机逆乱，进而影响津、液、精、血的生化输布，从而引起湿阻、水停、痰凝、血瘀、血虚、出血等，形成各种疑难杂症。正如《丹溪心法·六郁》："气血冲和，万病不生，一有怫郁，诸病生焉。故人身诸病，多生于郁。"可见，气机失调是疾病发生的根本原因。目前社会变化迅速，竞争激烈，容易导致七情失常，进而导致气机失调，百病由生。《素问·举痛论》："余知百病生于气也。怒则气上，喜则气缓，悲则气消，恐则气下，寒则气收，炅则气泄，惊则气乱，劳则气耗，思则气结。"景岳释云："气之在人，和则为正气，不和则为邪气，凡表里虚实，逆顺缓急，无不因气而至，故百病皆生于气。"即对七情与气机的变化做出了生动的描述。周学海《读医随笔·升降出入论》指出："升降出入者，天地之体用，万物之橐籥，百病之纲领，生死之枢机也……则内伤之病，多病于升降……外感之病，多病于出入，以出入主外也……升降之病极，则亦累及出入矣；出入之病极，则亦累及升降矣。"可见，气机运动在人体生理中发挥着重要的作用，而气机失调也是人体疾病的关键所在，故而调畅气机在中医调治中尤为重要。

### 2. 肝失疏泄可致诸脏之疾

"肝性好动而易犯及他脏。"李冠仙在其《知医必辨》中说："其他脏有病，不过自病，亦或延及别脏……惟肝一病，即延及他脏。"指出了肝的特性为可致他脏为病，肝气不调可致多脏发生病理变化。叶天士《临证指南医案》亦云："盖肝者，将军之官，善于他藏者也。"沈金鳌在《杂病源流犀烛》曰"肝和则生气……若衰与亢，则能为诸脏之残贼。"唐容川《血证论》云："木之性主于疏泄……全赖肝木之气以疏泄之，而水谷乃化。"即所谓"土得木而达"。如果肝胆的疏泄失职，致使脾胃的运化发生障碍，即为"木不疏土"。在《读医随笔·平肝者舒肝也非伐肝也》云："凡病之气结、血凝、痰饮……皆肝气之不能舒畅所致也。或肝虚而力不能舒，或肝郁而力不得舒，日久遂气停血滞，水邪泛滥。"以上这些陈述均指出肝失疏泄条达可致诸脏之疾，故黄元御曰："风木者，五脏之贼，百病之长。凡病之起，无不因于木气之郁。"。

### 3. 肝气不足可致肝虚之证

肝主疏泄，可以舒畅气机，调畅运化。如肝气不足，则可出现肝虚之证。肝为刚脏，寄相火，应风木，故凡言其证多谓实证与热证。论治之时，也多以清肝泻肝为主，很少有人谈及温补肝气肝阳。钱仲阳曾云："肝有相火，有泻无补。"而刘完素云："凡病肝木风疾者，以热为本，以风为标。"也指出肝病以热为主，治疗当以清泻为主。明清之后，温病学说盛行，医家更以火热立论。肝病之治，也以攻伐、苦寒为主，成为清肝泻肝之时弊，而肝虚之证罕见论及。其实肝虚之证早在《内经》已有论述。在《素问·脏气法时论》云："肝病者……虚则目疏疏无所见，耳无所闻，善恐如人将捕之。"《灵枢·天年》曰：

"五十岁，肝气始衰，肝叶始薄，胆汁始减，目始不明。"这些均表明，肝气不足导致的肝虚之证确有发生，且在临床中并不少见。

### 4. 诸病之治皆以疏肝为要

肝主疏泄，调畅气机，气行流畅则诸病皆除。调畅气机，关键在于疏肝。疏，意为通、疏导、开通之义。清·黄元御《四圣心源》曰："木以发达为性……风动而生疏泄……凡病之起，无不因于木气之郁。以肝木主生，而人之生气不足者，十常八九，木气抑郁而不生，是以病也。"周学海《读医随笔》："凡脏腑十二经之气化，皆必藉肝胆之气化以鼓舞之，始能调畅而不病。"其意则本《内经》"凡十一脏取决于胆"之论。木不升发，则心血不生，脾不能为胃行其津液，胆不能化相火，胃不能下降而收纳，肾无以藏精。若肝胆生气失布，枢机不利，人体升降出入之机阻滞，气血无以化生，五脏六腑则难以受气，则生机难以维持。故肝胆调和，气机生化有序，则五脏安和，故而疏通肝气在治疗之中尤为重要。肝气实则清，郁则宣，虚则补。张山雷在《脏腑药式补正》说："肝气乃病理之一大门，善调其肝，以治百病，胥有事半功倍之效。"指出疏肝调气为治肝及气机异常致病的重要法门。正如周学海所言："医者善于调肝，乃善治百病……又曰：疏其气而使之调。"

### 5. 疏肝调气之法

疏肝调气乃治疗气机失调诸病之法，临证之疏有多种方法，虚者补之为疏，实者泻之为疏，瘀者活之为疏，痰者化之为疏。分别采用疏肝行气解郁、疏肝行气化瘀、疏肝行气化湿、疏肝行气健脾、疏肝行气利胆，以及补肝气、益肝血等治法。

（1）疏肝行气解郁

人体的精神情志活动与肝有着密切的关系。肝的疏泄功能正常，可使气的运行通而不滞，散而不郁。气机通畅，气血调和，则表现出心情舒畅、精神愉悦。若肝疏泄失常，气机不能条达舒畅，形成肝气郁结。或精神受到刺激也可导致情绪抑郁，出现悲思忧虑、患得患失、胁肋胀痛、易太息，还可出现气滞之胸胁疼痛、周身疼痛或关节痛、嗳酸、腹胀等气机郁滞之象。《丹溪心法·六郁》:"郁者,结聚而不得发越也。当升者不得升,当降者不得将,当变化者不得变化也。此为传化失常,六郁之病见矣。"情志分属五脏,但与肝的疏泄有关。巢元方《诸病源候论》云:"肝脏病者,愁忧不乐……头旋眼痛,呵气出而愈。"意指肝病能使气机郁滞,气出则气机畅达而愈。治疗以疏肝行气解郁为主,临证多用醋柴胡、郁金、陈皮、合欢皮、佛手、木香、玫瑰花、香附、荔枝核等药。可应用四逆散疏肝健脾,或越鞠丸疏肝行气、解郁散结,或柴胡疏肝散等行气疏肝解郁。我对此证自拟疏肝理气汤:柴胡 10g,白芍 10g,枳实 10g,甘草 6g,青皮 10g,郁金 10g,丹参 10g,香橼 10g,川芎 10g,苍术 10g,栀子 10g,神曲 10g。此方为四逆散加青金丹香散、越鞠汤化裁而成,重在疏肝理气,解郁散结。若郁久而化热者,予自拟解郁汤:合欢皮 15g,夜交藤 15g,郁金 10g,茜草 15g,佛手 10g,白芍 10g,麦冬 10g,甘松 10g,大枣 10g 以疏肝解郁,养阴凉血。

(2)疏肝行气化瘀

血为气母,气为血帅,气行则血行,如《血证论·阴阳水火气血论》"而况运血者即是气",气滞则血瘀。如肝疏泄正常,则血液运行顺畅而无瘀滞。王冰注《素问·五脏生成》时指出:"气行乃血流。"若肝气条达,气机调畅,则血行不息。如疏泄失调,气机紊乱,或气滞不畅,则血瘀不行。指出肝气郁结是血瘀的重要原因。临证以局部刺疼为主,如针扎状,且疼有定处,痛在深处,按之更甚,夜晚或安静时疼痛较剧,面部多晦暗,可有红血痣,唇舌可见暗红色瘀点。以舌质淡,舌体两边有紫色瘀点或舌下脉络迂曲增多、黑、紫,舌苔薄白,脉弦细涩为特点。女性还可见痛经、经血中夹血块、月经不调。治疗以疏肝行气化瘀为主,多用醋柴胡、枳壳、白芍、青皮、香橼、香附等以疏肝行气,应用丹参、桃仁、泽兰、蒲黄、红花、生山楂、三七、大黄等以活血化瘀。还可用木香、片姜黄、川芎、郁金等活血行气。对此证自拟了疏肝化瘀汤:醋柴胡 10g,枳实 10g,白芍 10g,炙甘草 6g,丹参 15g,香橼 15g,青皮 10g,郁金

10g，醋鳖甲 15g$^{（先煎）}$，鸡内金 10g，青黛 1g，白矾 1g。此方气血同治，由四逆散合傅青主喜用青皮、郁金、丹参、香橼等药及《伤寒直格》之碧玉散加减化裁。该方以活血化瘀而不伤正、疏肝理气而不耗气为特点。

（3）疏肝行气止痛

肝主疏泄，肝气郁结可致气滞而不通，气滞不通则可引起痛证。肝主疏泄，为气机运行之枢机。肝失疏泄则气机郁滞，可以出现各脏腑气机不畅、郁滞之证。临证可见：胁肋胀痛，或痛无定处，时痛时止，与情绪活动有关；胃痛伴气逆，胸闷，食少，纳呆、恶心，厌食，便秘等气机不畅之症。治疗本病多以疏肝行气止痛为主。临证除用疏肝行气止痛之延胡索、青皮、郁金等药之外，还常应用《医学心悟》之推气散（枳实、郁金、桂心、炙甘草、桔梗、陈皮、生姜、大枣）。方中枳实能疏肝气，桔梗能调肺气，陈皮可醒胃气，桂枝善调心气，郁金可调胆气，实可谓调理脏腑气机之大全。凡中焦肝胆脾胃之气滞诸症，均有行气止痛消胀功效，可使各脏之气条达，故能用于治疗脏腑气机不畅诸痛。

（4）疏肝行气化痰

肝气易郁，气郁而痰生，痰气互结。痰性黏滞，易阻于身体各处，引起气血津液运行失调。结于咽喉，则为梅核气；阻于脑络，可见癫狂；阻于肺络，为肺气郁闭，可见胸闷咯痰；阻于胸中可见胸阳不振，胸胁胀痛等证候。化痰必须疏肝行气，气行则痰自消。在治疗时，采用疏肝行气化痰之法。临证常用郁金、瓜蒌、木香、桔梗、旋覆花、枳壳、佛手花、玫瑰花、薤白等疏肝行气，使气行痰消。还常应用白术、浙贝母、牛蒡子、鲜竹沥、香附等以健脾行气，化痰燥湿，使脾运痰消。顽痰难消之时，可加用海浮石、海蛤粉、胆南星、天竺黄等以涤痰开结。

（5）疏肝行气化湿

肝主疏泄，气行则津行，若肝失疏泄，则津液代谢障碍，气滞湿阻，生成痰饮、水停等。若气机升降失常，湿与热结，可出现中焦湿热壅滞，肝胃不和，胆胃上逆，肺胃不降等病证。临证可见：头面满闷不适，口唇红肿胀痛，眼睑红肿胀痛，双眼视物不清，耳鸣，胸胁痛胀，胃脘痞满，不思饮食，口苦，舌质红，苔薄黄，脉濡等症状。除常用疏肝行气之四逆散合用砂仁、厚朴、白豆蔻、木香等化湿行气之品外，我常喜用吴鞠通所创三香汤（瓜蒌皮、桔梗、山栀、枳壳、郁金、香豉、降香末）以疏肝行气，芳香化湿。本证发病原因多为其人素有肝郁，且喜膏粱厚味或辛辣，加之感受外湿之邪，内外相合为病，病机为肝郁夹湿热。本证情势尚浅，病位在上焦及中焦气分，故可使邪从上焦而走。采用枳壳疏肝行气，郁金、栀子疏肝行气清热，桔梗开宣气郁，瓜蒌皮涤痰泄浊，香豉、降香芳香化热，宣散郁热。诸药合用，旨在使湿热之邪从上焦宣散而解。用此方化裁治疗多例眼睑红肿、口唇肿胀、耳部红肿等证属湿热在上焦者，均取得较好疗效。

（6）疏肝理气健脾

肝气易郁，肝失条达而横乘脾土，则脾运失健，肝郁脾虚在肝病患者之病机中最为常见。《血证论·脏腑病机论》云："木之性主于疏泄，食气入胃，全赖肝木之气以疏泄之，而水谷乃化，设肝之清阳不升，则不能疏泄水谷，渗泻中满之证在所难免。"指出肝郁脾虚之症状。李冠仙在《知医必辨·论肝气》中对肝气乘脾做了较为详细的论述。曰："肝气一动，即乘脾土，作痛作胀，甚则作泻。又或上犯胃土，气逆作呕，两胁痛胀。"临证可见：胸胁胀痛，精神抑郁，脘腹胀满，嗳气吞酸，食少纳差，四肢倦怠，便溏，舌淡边有齿痕，苔薄白，脉弦等。本证病机为肝郁脾虚，治疗当以疏肝理气健脾为主。治疗此证时，常应用四逆散以疏肝调气，仲景此方疏肝理气解郁，调和气机不畅，可恢复人体气机正常的升降出入。人体气机运动为升降出入，而四逆散之四味药物便具备一升一降、一出一入之效，故为调理人体阴经枢机名方，用于治疗肝胆病引起的气机郁滞诸疾，确为良方。然脾虚为甚，仅四逆散难达预效。仲景于《金匮要略》之开篇提出："见肝之病，知肝传脾，当先实脾。"说明肝脾关系最为密切。指出既病防变，当先实脾，在治疗中应先安未受邪之地。而实脾如何"实"？脾胃乃后天之本，气血生化之源，脾虚湿盛是脾病最为重要病机。且脾贵在运，肝病易于乘脾而脾失健运，故而应该注意脾的运化功能。临证时可用枳壳、佛手、山药、白扁豆、炒苡仁、神曲、麦芽、莲子肉等以健运脾胃。仲景曾言治肝虚之证"补用酸，助用焦苦""益用甘味之药调之"。指甘能益脾，调和中气，使脾胃俱旺，使脾防肝侮，且化源得充，肝虚得养。在此理论指导下，以"甘能益脾"之原则，自拟金砂散：鸡内金15g，砂仁8g$^{(后下)}$，茯苓15g，炒薏苡仁15g，白豆蔻15g$^{(后下)}$健脾化湿以实脾。但凡肝病具有脾虚之象，纳食不佳，大便溏薄，舌边齿痕明显者，均可加用。在肝郁脾虚证治中，以四逆散合用金砂散以疏肝行气，健脾化湿。若脾虚湿盛著者，还可加用健脾醒脾之药，如白术、山药、荷叶、厚朴等，使"四季脾旺不受邪"。此正如周慎斋云："万物从土而生，亦从土而归，补肾不若补脾，此之谓也。治病不愈，寻到脾胃而愈者甚多。"

（7）疏肝理气和胃

胃居中焦，主受纳，消化水谷，赖肝之疏泄才得以正常运化。胃主降，以通为补，以下行为顺。如肝失疏泄，肝气犯胃，则见胃失和降之证。临证可见：胃胀、胃痛、纳谷不香、呃逆、恶心呕吐、泛酸、口臭等症。在治疗之时，采用疏肝理气和胃之法。临证多用枳实、陈皮、厚朴、木香、香附、乌药、桔梗、砂仁、莱菔子、旋覆花以疏肝行气，和胃降逆，止痛。常用自拟之和胃汤：枳实10g，佛手10g，香橼15g，香附10g，木蝴蝶10g，连翘15g以疏肝和胃止痛。也可应用四逆散合用半夏泻心汤、二陈汤等。若兼饮食停滞，则可加入莱菔子、陈皮、神曲以行气和胃；山楂行气和胃，还有散瘀之效。

（8）疏肝理气清胆

胆与肝互为表里之脏腑，胆赖肝之余气滋养。若肝气郁滞，日久郁而化热，肝失疏泄，胆汁排泄不利，胆汁壅阻，蕴而为肝胆湿热之证。临床可见：右胁剧疼，呈阵发性，饮食不节时疼更显著；伴烦躁易怒，口苦多梦，溺赤便秘，舌质红，苔黄厚，脉弦数。治疗以疏肝理气、清胆利湿为法。方选《通俗伤寒论》之蒿芩清胆汤加减（青蒿、黄芩、陈皮、半夏、茯苓、甘草、枳实、竹茹、青黛、滑石、郁金、鸡内金、金钱草）。

（9）疏肝行气利胆

若肝疏泄正常，则胆汁正常分泌排泄。若肝失疏泄，则胆汁不循常道，溢于肌肤，发为黄疸。或结为胆石，阻塞胆道。同样，若湿热阻于肝胆，或瘀热之邪阻于肝胆，也可导致肝失疏泄，胆液外溢。临床可见：右胁疼痛，呈阵发性，饮食不节则疼痛更显著，或皮肤黄染、眼黄、小便黄，舌质淡，苔薄白，脉弦。病机为肝胆疏泄失司，治以疏肝行气利胆。常用自拟疏肝利胆汤：醋柴胡 10g，香橼 10g，白芍 10g，炙甘草 6g，青蒿 20g，郁金 10g，青皮 10g，元胡 10g，黄芩 10g，金钱草 15g，丹参 10g，枳实 10g，滑石 10g，大枣 18g 以疏肝利胆。此方乃用四逆散加青皮、郁金、丹参、香橼等疏肝理气，并加青蒿、黄芩、金钱草等利胆利湿之品。

（10）清肝调气泻火

肝为刚脏，肝火易动，肝火多旺。"肝气实则怒"，可见肝气升发太过，肝阳上亢，肝经实火之证。在《素问·脏气法时论》中记载："肝病者，两胁下痛引少腹，令人善怒。"指出肝实证的症状。临证可见：头痛头晕，烦躁善怒，亢奋激动，失眠，小便黄，大便秘结，舌红苔黄燥等症。治疗当以清肝调气泻火为主。临证可用柴胡、黄芩、川楝子、丹皮、黛蛤散、降香等清肝调气泻火之品，菊花、刺蒺藜、桑叶、决明子等疏肝清热。此外，还可应用《景岳全书》之化肝煎（青皮、陈皮、丹皮、栀子、浙贝母、白芍、泽泻、甘草）以清肝泻火。若肝火过旺，出现木旺侮金，出现肝火犯肺，肺失清肃的症状：干咳，胸胁疼痛，心烦易怒，口苦，目赤，甚或咯血。在临证时多使用泻青丸（龙胆草、大黄、栀子、川芎、防风、羌活、当归、青黛）合泻白散（桑白皮、地骨皮、粳米、甘草）以清肝泻肺。

（11）疏肝解郁安魂

《素问·六节藏象论》说："肝者，罢极之本，魂之居也。"《灵枢·本神》："肝藏血，血舍魂，肝气虚则恐，实则怒。"在肝气郁结，肝失疏泄之时，可导致魂魄不安，而出现惊恐、心悸，甚则梦游等精神异常之症，多采用疏肝解郁、安魂定魄之法。常选龙骨、牡蛎、炒枣仁、远志等安神镇惊之品，或采用柴胡加龙骨牡蛎汤（柴胡、龙骨、牡蛎、黄芩、生姜、人参、桂枝、茯苓、半夏、大黄、大枣）以疏肝清热，镇惊安神。

（12）补肝气，益肝血

年老体虚或肝病日久，便可出现肝气、肝阳虚之证，给予补肝气、益肝血治疗。关于肝气虚之证早在《素问·上古天真论》提到："丈夫……七八，肝气衰，筋不能动。八八，天癸竭，精少。"而金元时期医家多重视肝实，以肝气肝火论治为多。到张介宾、缪希雍等医家才开始重视肝亦有虚证。在王旭高的治肝四种补法及张介宾均提到补肝气和补肝阳之说。蒲辅周认为："肝阳虚则筋无力，恶风，善惊惕，囊冷，阴湿，饥不欲食。"提出肝气虚、肝阳虚的存在，但具体证治方药却罕见。纵观历代医家对肝虚论治较少，仅有的补肝之说也多在于肝血虚与肝阴虚，而对肝气虚和肝阳虚则论述较少。

五脏各有其气血阴阳，脏腑也都有虚实寒热之证。肝气虚久，势必造成肝阳之亏虚。肝虚证表现为肝的活动功能下降，疏泄无权，肝用难展，失其条达作用，即失其"用"。肝气虚，疏泄不及，木不疏土，脾运不健，气之升降枢机不灵，阻塞不通。症见胁肋满闷，上逆嗳气，四肢乏力，善太息，腹胀，不思食，食则胀甚，四肢厥冷，形体消瘦，舌质或胖或瘦，舌苔黄燥或黄腻，脉沉细而虚数等为主要表现。肝气虚在临床并不少见，采用补肝气、益肝血的方法治疗肝气虚证。益肝气时，常用黄芪、党参、当归、白芍、茯苓等益气补肝；肝阳不足可用温养肝阳之法，常用杜仲、仙茅、仙灵脾、石楠叶、巴戟天、狗脊等温润之品温补肝肾之阳，虚则补其母，补肾阳以助肝的生升之力。经过长期临床实践，以补肝气、益肝血为法，自拟补肝颐气汤：生黄芪15g，当归12g，陈皮15g，柴胡10g，升麻10g，白芍10g，茯苓15g，山萸肉15g，远志10g，合欢皮15g，首乌藤15g，大枣18g治疗肝气虚证，疗效显著。本方重在补土培木。其中柴胡、升麻为君，二者同用以升举阳气，疏肝解郁；黄芪、当归、白芍、山萸肉、郁金为臣，黄芪补气升阳，辅助升、柴升阳举陷，张锡纯曾指出："肝属木而应春令，其气温而性喜条达，黄芪之性温而上升，以之补肝原，有同气相求之妙用。"方中黄芪对肝气弱而不升者最为适宜。补肝气同时健脾益气，助后天健运，补土以培木。气弱血必不足，故辅以归、芍等来养肝之体，以助肝用，且有阴生阳长之义；当归补血活血；山萸肉、白芍养血敛阴，柔肝止痛；郁金活血止痛，行气解郁，共助君药柔肝之体，养肝之用。陈皮、茯苓、远志、首乌藤为佐；远志、首乌藤养心安神；茯苓健脾安神；陈皮理气调中，燥湿化痰以防木不疏土、脾胃壅滞；使药合欢皮既安神解郁，又作为引经药。诸药合用，共奏养肝气、颐肝血之功。

# 三、提倡治肝五论

我从医已六十载，临床专业是肝病。西医以解剖学说为主要内容来认识肝病，形成了"肝脏疾病"的认识论；而中医以藏象学说为主要内容认识肝病，形成了"肝系疾病"的认识论，它与肝的生理特点紧密相关。肝的生理功能主要表现在：喜条达、主谋虑、藏血、舍魂、生筋，在窍为目，在声为呼，与胆相表里，并通过经络与脾、肺、心、肾、四肢等相关联。当其发生病理变化时，在临床上就会出现种种病症，如气郁、胁痛、积聚、黄疸、鼓胀、血证、不寐、震颤、抽动症等。这些病症涉及西医学的消化、血液、内分泌、神经系统等，包涵了各种类型的病毒性肝炎、药物性肝损伤、脂肪肝、肝硬化、肝癌、肝昏迷、各种黄疸等疾病。由于理论认识不同，使中、西医在肝病的诊断和治疗上具有各自的特点。

中医教学和临床中对肝的功能多注重肝主疏泄、主藏血，理论上不够充实。我从研究"肝主疏泄"入手，以《内经》、张仲景、金元四大家等历代医家对肝的认识开始学习研究，厘清了"肝主疏泄"的渊源、意义，还阐释了"肝主敷和"以及"肝主腠理"理论，结合相火论及气机理论，提出了"肝主相火论"及"肝主气机论"。有鉴于此，从自身临床实践出发，提出"治肝五论"：即肝主敷和论、肝主疏泄论、肝主腠理论、肝主相火论、肝主气机论。在此五论指导下，遣药组方，化裁出补肝颐气汤、疏肝化瘀汤、乌紫解毒汤、白茜汤、桃红化浊汤、解郁合欢汤……等临床有效的治肝新方剂。具体内容择要如下：

## （一）肝主敷和论

"敷"意为布置、铺开、宣、布施,《尚书·禹贡》谓生长之意;"和"意为协调、均衡、和解、温和、祥和。

所谓"敷和",即布散、协和之意。

"敷和"原意是对五行之一的"木"在正常情况下的基本性质和功能的概括。《素问·五常政大论》"愿闻平气何如而名……木曰敷和,火曰升明,土曰备化,金曰审平,水曰静顺。""敷和之纪,木德周行,阳舒阴布,五化宣平……"王冰注曰:"敷和,敷布和气,物以生荣。"《素问·气交变大论》曰:"东方生风,风生木,其德敷和,其化生荣,其政舒启,其令风,其变振发,其灾散落。""木曰敷和"即指敷布某种物质,使其不协调状态趋于和谐。张志聪解释为"敷布阳和之气以生万物"。《素问·运气七篇讲解》释义为"木曰敷和,意为在春天里,东风劲吹,风给大地带来了温暖,自然界万物开始萌芽生长。"《素问·五运行大论》曰:"在气为柔,在脏在肝。其性为暄,其德为和,其用为动。"均阐明了风木属性,温和柔软,舒发宣展,对自然界事物具有启陈致新,促进生化的作用。万物生化之所以繁茂,与木德敷和以令五化宣平的调节有重要关系。

肝胆属木,皆属少阳生发之气,肝胆之气敷布于脏腑机体,诸脏因此升降出入,生化不息,故《素问病机气宜保命集》将肝胆生理病机概括为"故此脏气平则敷和,太过则发生,不及则委和"。由此可证,所谓"木曰敷和"就人体脏腑而论,即为肝胆敷和。周学海《读医随笔》:"凡脏腑十二经之气化,皆必藉肝胆之气化以鼓舞之,始能调畅而不病。"其意则本《内经》"凡十一脏取决于胆"之论。木不升发,则心血不生,脾不能为胃行其津液,胆不能化相火,胃不能下降而收纳,肾无以藏精。若肝胆生气失布,枢机不利,人体升降出入之机阻滞,气血无以化生,五脏六腑则难以受气,则生机难以维持,故肝胆调和,气机生化有序,则五脏安和。

肝主敷和的表现：

## 1.肝胆敷和则心气中节

明·薛己在《明医杂著》中注曰："凡心脏得病，必先调其肝肾二脏，肾者心之鬼，肝气通则心气和，肝气滞则心气乏。此心病先求于肝，清其源也。"《四圣心源·精神化生》曰："肝血温升，升而不已，温化为热，则生心火。"说明肝气通，则心气和，肝气失和则心气失助而虚乏，故治心病必先畅其肝、疏其络、清其源。《四圣心源·营气运行》曰："气之慓悍者，行于脉外，命之曰卫；血之精专者，行于脉中，命之曰营。营卫运行，一日一夜周身五十度。人一呼，脉再动，一吸。脉再动，呼吸定息，脉五动，闰以太息，脉六动。一息六动，人之常也。一动脉行一寸，六动脉行六寸。"同时还指出：营卫气之运行均在早上平旦寅时起，营从手太阴之寸口始，一日百刻，周身五十，次日寅时，又会于寸口；卫气也于平旦寅时起，从足太阳之睛明起，昼行阳经二十五周，夜行阴经二十五周，而复合于目。而且，卫气出于阳则寤，入于阴则寐。为什么心动如此中节呢？陈士铎指出："肝属木，包络属火，肝木生心火。"黄元御曰："血统于肝，凡脏腑经络之血，皆肝血之所流注也，其在脏府则曰血，而在经络则为营。营卫者，经络之气血也……乙木上行，而生君火；甲木下行，而化相火。升则为君而降则为相，虽异体而殊名，实一本而同原也。"以上说明心主一身之血脉，然其血之化生，气之运畅，节律之周规，均有赖于肝胆之敷和以斡旋于其间，才能保证心气正常、运血中节。

## 2.肝胆敷和则谋断适宜

《灵枢·本神》曰："肝藏血，血舍魂。"《素问·灵兰秘典论》曰："肝者，将军之官，谋虑出焉。胆者，中正之官，决断出焉。"《素问·六节藏象论》曰："心者，生之本，神之处也……肝者，罢极之本，魂之居也……以生血气……此为阳中之少阳，通于春气……凡十一脏取决于胆也。"《四圣心源·精神化生》曰："神发于心，方其在肝，神未旺也，而已现其阳魂……盖阳气方升，未能化神，先化其魂，阳气全升，则魂变而为神。魂者，神之初气，故随神而往来。"

唐容川《血证论》指出："肝之清阳，即魂气也。"《说文》释魂为阳气。所谓"肝藏魂"，就是指肝脏内寓少阳之气。它不但敷布于周身而无所不至，运行不息以保证人体各脏腑的运动和变化，同时还要参与精神意识活动的谋虑和决断。"随神往来者谓之魂"是指肝中藏的阳气，在心神的主宰下，能够根据人的生命活动需要，应神而动，随神以变，通过肝胆的敷和气血，燮理阴阳的调节作用，提供生命能量，保证人的组织功能和精神状态都处于良好运行之中。这样，肝胆敷和，肝气充盛和调，谋虑决断适宜，人体内生理和心理功能协调，就能更好地适应外界自然的变化。

### 3. 肝胆敷和则肺气宣达

《四圣心源·气血原本》曰："肝藏血，肺藏气……午半阴生，阴生则降，三阴右降，则为肺金，肺金即心火之清降者也，故肺气清凉而性收敛。子半阳生，阳生则生，三阳左升，则为肝木。肝木即肾水之温升者也，故肝血温暖而性生发……气统于肺，凡脏府经络之气，皆肺气之所宣布也，其在脏府则曰气，而在经络则为卫。血统于肝，凡脏府经络之血，皆肝血之所流注也，其在脏府则曰血，而在经络则为营。营卫者，经络之气血也。"《灵枢·经脉》曰："肝足厥阴之脉……其支者，复从肝别贯膈，上注肺。"故肝能夹生发之气循经而上至肺，助肺之宣降而行治节之权。然肺为娇脏而主皮毛，其所以不被邪气戕害而自立者，实乃营卫之气温行其间，肝藏之血贯注于肺，为之护卫而御外。肝主藏血，内寓少阳生气。卫气亦由精血所生、阳气所化而出。沈金鳌《杂病源流犀烛》曰："夫少阳起于夜半之子，为肾之天根，其气上升，以应肺之治节。为肾天根则通乎下，应肺治节则通乎上。其所以能通乎上下者，以其为中和之极也。惟通乎上下，故得游行三焦。且即三焦之所治……是以肝之为用，能起九地而升地德，亦能出三阳而布天德，皆少阳之妙运也。"唐容川《血证论》亦认为："则少阳之气，内行三焦，外行腠理，为荣卫之枢机。"他还指出："一阳生于水中，而为生气之根。气既生，则随太阳经脉布护于外，是为卫气。"以上黄、沈、唐三氏均认为少阳之气即是卫气，其由少阴、厥阴真精所化，赖肝宣发敷布，游行于三焦，出入于阴阳，以温煦、捍卫机体，发挥着"肝为将军之官"的作用。

### 4.肝胆敷和则脾土如枢

《素问·宝命全形论》曰："土得木而达。"说明脾土得木气才能通达。《四圣心源·厥阴风木》曰："冬水闭藏，一得春风鼓动，阳从地起，生意乃萌。然土气不升，固赖木气以升之，而木气不达，实赖土气以达焉……木为水火之中气，病则土木郁迫，水火不交，外燥而内湿，下寒而上热。"《四圣心源·阴阳变化》曰："阴阳未判，一气混茫。气含阴阳，则有清浊，清则浮升，浊则沉降，自然之性也。升则为阳，降则为阴，阴阳异位，两仪分焉。清浊之间，是谓中气。中气者，阴阳升降之枢轴，所谓土也。"说明肝胆敷和则土得木而能达，则木对土有生克制化之功。木能"生"土是指肝胆敷和对脾胃有促进其纳谷消化之功（即木能疏土），若脾胃运化太过，则肝胆对脾胃又有调节其过亢的作用（木能克土）。《读医随笔》还强调："肝者，贯阴阳，统血气，居贞元之间，握升降之枢者也。世谓脾为升降之本，非也。脾者，升降所由之径；肝者，升降发始之根也。"所以，肝胆敷和，升降出入，生克制化都很适宜，脾胃纳谷运化之功能既不匮乏，亦不亢奋，水谷精微因此得以化生。

### 5.肝胆敷和则肾水温化精血

肝肾两脏同居下焦，精血同源，互为归化。关于两脏的关系，陈潮祖《中医治法与方剂》指出："肝肾两脏有如下关系：①乙癸同源：肝为藏血之脏，肾脏藏精主髓。肝脏所藏之血实由肾系精髓化生。②水能涵木：肝主筋膜，肾主水液。肝系筋膜有赖肾水濡润，才能活动自如。此种关系谓之水能涵木。③同司相火：肝为阴中阳脏，中寄胆火，职司疏泄；肾脏藏精主水，内舍真阳，宜于潜藏。两脏同司相火而相火宜潜。此火能够潜藏，端赖肾阴以为约制，才能控制肝的疏泄，以免相火妄动。④肝肾虚寒或水液失调引起两脏同病亦复不少……阳虚失温，筋脉受寒收引，则呈挛急而痛；水湿阻滞，筋脉受湿而弛，则呈痿酸。《四圣心源·腰痛根原》曰："腰痛者，水寒而木郁也。木生于水，水暖木荣，生发而不郁塞，所以不痛……木者，水中之生意，水泉温暖，生意升腾，发于东方，是以木气根荄下萌，正须温养，忽而水结冰澌，根本失荣，生气抑遏，则病腰痛。"周慎斋《医家秘奥》曰："木者，火之母也。木浮则火在上而肾水寒，木沉则火在下而肾水温。"以上说明人体在生理状态下，肾藏之精由肝藏之血所化生，以供机体各脏腑生长发育之需要；生殖之精虽蛰藏于肾，亦由肝胆谋虑决断，以供男女生殖之用。故朱丹溪《格致余论·相火论》曰："肝肾之阴，悉具相火。""天非此火不能生物，人非此火不能有生。"强调人之所以富有生命力，无不因于肝肾内寄相火一气之运动。因此，在精血归化水液代谢及生长繁育诸方面两脏相互为用，相得益彰。由于在肝肾"乙癸同源"中，"木者，水中之生意"，肝胆敷和则"木沉则火在下而肾水温"，有助于肾水温化精血。

### 6. 肝胆失和则肝木自病亦凌侮他脏

肝胆失和导致本经自病，且可凌侮他脏。《四圣心源·厥阴风木》曰："盖厥阴肝木，生于肾水而长于脾土。水土温和，则肝木发荣，木静而风恬；水寒土湿，不能生长木气，则木郁而风生……故风木者，五脏之贼，百病之长。凡病之起，无不因于木气之郁。以肝木主生，而人之生气不足者，十常八九，木气抑郁而不生，是以病也。"故周学海《读医随笔》强调："医者善于调肝，乃善治百病。"在临床中所见：肝肾同病而用滋水涵木，温补肝肾；肝肺同病而用清金制木；心肝同病而用调肝宁心或治心宁肝，肝脾同病而用调和肝脾、调和肝胃等法，都是从肝论治其他脏腑病的重要治法。《杂病源流犀烛》曰："故一阳发生之气，起于厥阴，而一身上下，其气无所不乘。肝和则生气，发育万物，为诸脏之生化，若衰与亢，则能为诸脏之残贼。"

总之，肝主敷和是指肝能敷布少阳生发之气，燮理气血，促进生化，调整气机运行和新陈代谢，同时还能随神往来，主持或参与协调人体诸脏器功能活动。根据《内经》的理论从肝胆调治多种疾病，既拓展了思路，又提高了疗效。

## （二）肝主疏泄论

疏，《说文》释为"通"，即疏导、开通之义；泄，有发泄、发散之义。

疏泄一词最早来源于《内经》，《素问·五常政大论》曰："发生之纪，是谓启陈，土疏泄，苍气达，阳和布化，阴气乃随，生气淳化，万物以荣。"王冰注曰："物乘木气，以发生而启陈，其容质也……生气上发，故土体疏泄。木之专政，故苍气上达。达，通也，出也，行也。"

肝主疏泄是指肝具有疏通、调畅全身气机，使之通而不滞、散而不郁的作用。《素问·宝命全形论》曰："木得金而伐……土得木而达……"其意义应是土得木的疏泄作用后，才能具有通达的功能。

肝主疏泄，首见于元代朱丹溪的《格致余论·阳有余阴不足论》："主闭藏者，肾也；司疏泄者，肝也。二脏皆有相火，而其系上属于心……相火翕然而起，虽不交会，亦暗流而疏泄矣。"这里主要指男子的排精作用。其弟子戴思恭推敲老师之意，在《推求师意·遗精》中将它改为"肝为阳，主疏泄"，拓展和肯定了肝主疏泄的功能。明代薛立斋又在《内科摘要·卷下》中将其表述为"肝主疏泄"，更进一步肯定了肝主疏泄这一功能。及至清代，医家采用肝主疏泄越来越多，肝主疏泄的理论又有新的发展。清代张志聪认为，肝主疏泄水液，当厥阴之气逆或不化时，可使小便不利。他在《黄帝内经素问集注》中曰："肝主疏泄水液，如癃非癃，而小便频数不利者，厥阴之气不化也。"晚清时，唐容川对肝主疏泄与血液的生成及运行的关系进行阐述，使肝主疏泄的理论更趋完善。《血证论·脏腑病机论》曰："木之性主于疏泄，食气入胃，全赖肝木之气以疏泄之，而水谷乃化。设肝之清阳不升，则不能疏泄水谷，渗泻中满之证在所难免。"至今，肝主疏泄为大部分医家所认可，为肝的主要功能，其正常与否可影响到五脏六腑的机能、情志的调畅、生殖的发生、水液的输布等。肝主疏泄功能主要表现在调畅气机、调节情志、促进脾胃功能、促进血液运行和水液输布、调节生殖功能等五个方面，并写入全国统编的中医高校教材《中医基础理论》中。若肝疏泄异常，则气机不畅，气血失和，经络阻滞，脏腑机能失调，病由之生。肝失疏泄，不仅会影响肝的藏血、藏魂等功能，而且会累及全身各脏腑经络，导致气机紊乱，百病丛生。正如《类证治裁》所说的"肝木性升散，不受遏郁，郁则经气逆，为嗳，为胀，为呕吐，为暴怒胁痛，为胸满不食，为飧泄，为疝，皆肝气横决也。"又如周学海的《读医随笔·平肝者舒肝也非伐肝也》曰："凡病之气结、血凝、痰饮、胕肿、鼓胀、痉厥、癫狂、积聚、痞满、眩晕、呕吐、哕呃、咳嗽、哮喘、血痹、虚损，皆肝气之不能舒畅所致也。或肝虚而力不能舒，或肝郁而力不得舒，日久遂气停血滞。"

肝主疏泄主要是调畅气机，即对全身各脏腑组织的气机升降出入间的平衡协调，起着重要的调节作用。

肝主疏泄功能主要表现在：

### 1. 疏理情志

肝的疏泄功能正常时，肝气升发、精神愉快、气和志达、血气平和、思维灵敏。若肝失疏泄，则易于引起情志活动异常；疏泄不及，多见抑郁多虑；疏泄太过，多见烦躁易怒、头痛面红等。

### 2. 疏理脾胃

肝通过协调脾胃的气机升降和分泌、排泄胆汁，而实现对脾胃消化吸收功能的促进作用。肝的疏泄功能正常，脾土得肝木之疏泄而通达，脾中清阳升发，水谷精微上归于肺；胃之浊阴下降，食糜精专下达于小肠。若肝失疏泄，乘脾克胃，必然导致脾胃的升降失常而见肝脾失调和肝脾不和的临床症状。由于脾为阴中之至阴，非阴中之阳不升；土有敦厚之性，非曲直之木不达。只有肝气升发，疏达中土，才能助脾之升清运化和胃之受纳腐熟。

### 3. 疏泄胆汁

胆附着于肝，胆汁为肝之余气。若肝失疏泄，则可影响胆汁的分泌和排泄，导致脾胃功能障碍而致病。胆汁降则肺胃均降，能保证水谷的运化吸收。肝的疏泄功能正常，则胆汁排泄通畅；若肝失疏泄，则胆汁的生成和排泄异常而致多种消化系统疾病。

### 4. 疏通血脉

气为血之帅，血为气之母，气行则血行，气滞则血凝。若气机逆乱，可导致血液不行常道，即《格致余论·经水或紫或黑论》中所指出的："血为气之配，气热则热，气寒则寒，气升则升，气降则降，气凝则凝，气滞则滞，气清则清，气浊则浊。"肝主疏泄还包括疏调人体血量，所谓"人动则血运于诸经，人静则血归于肝藏"，是指肝有储藏血液和调节血量的作用，故肝亦称为"血海"。若疏泄太过或肝气不足，收摄无力亦可造成出血，如《丹溪心法·头眩》曰："吐衄漏崩，肝家不能收摄荣气，使诸血失道妄行，此血虚眩晕也。"

### 5. 疏通水液

肝能调畅三焦的气机，促进上、中、下三焦及肺、脾、肾三脏调节水液代谢的功能，即通过促进脾的运化水湿、肺的布散水津、肾的蒸化水液，以调节全身水液代谢。《类经·藏象类》曰："上焦不治则水泛高原，中焦不治则水留中脘，下焦不治则水乱二便。三焦气治，则脉络通而水道利。"三焦的决渎功能，就是肺、脾、肾三脏在肝的疏泄功能调节下共同完成了水液的代谢功能。所以，当肝的疏泄正常时，气机调畅，三焦气治，水道通利，一身之津液流畅。若肝失疏泄，三焦气机阻滞，气滞则水停，从而导致痰、饮、水肿或鼓胀等。

### 6. 疏调生殖

（1）疏理冲任

妇女经、带、胎、产关系到多个脏腑，但均与肝的关系密切，古有"女子以肝为先天""女子有余于气而不足于血"之说。冲为血海，任主胞胎。肝为血海，冲任二脉均与足厥阴肝经相通，而隶属于肝，肝主疏泄，可调节冲任二脉的生理活动。肝的疏泄功能正常，足厥阴经之气调畅，冲任二脉得其流畅，则任脉通利，太冲脉盛，经带胎产均顺利。若肝失疏泄，则冲任失调，气血不和，形成多种女科疾病。

（2）疏调精室

男子精室的开合、精液的藏泄，与肝肾的功能有关。《格致余论·阳有余阴不足论》曰："主闭藏者，肾也；司疏泄者，肝也。"肝之疏泄与肾之闭藏相互协调，疏泄功能正常则精室开阖适度，精液排泄有节，使男子的性与生殖功能正常。若肝之疏泄失常，既可导致性功能不及，也可导致性功能太过，正如《类经·藏象类》曰："肝为阴中之阳，其脉绕阴器，强则好色，虚则妒阴，时憎女子。"

### 7. 疏达腠理

腠理泛指皮肤、肌肉、脏腑的纹理以及皮肤、肌肉交接处的组织间空隙。《素问·阴阳应象大论》曰："清阳发腠理。"《金匮要略·脏腑经络先后病脉证》曰："腠者，是三焦通会元真之处，为血气所注；理者，是皮肤脏腑之纹理也。"腠理是渗泄体液，流通气血的门户，有抗御外邪内侵的功能。腠理与三焦相通，三焦通行的元气和津液，外流入于腠理，以濡养肌肤，并保持人体内外气液的不断交流。清·高士宗在《医学真传》言："皮毛而外，肺气主之；皮毛之内，肝血主之。""人身通体皮毛，太阳之气所主也。皮毛之内，肌腠之间，则有热肉充肤之血，厥阴之气所主也。"明确指出腠理由肝所主，疏泄正常则腠理疏达。

### 8. 疏导相火

相火是人体生生不息的机能活动，是人体生命活动的物质基础，"天非此火不能生物，人非此火不能有生……肝肾之阴，悉具相火，人而同乎天也。"由于相火以肝肾精血为其物质基础，而能温百骸、养脏腑、充九窍，所以后世也有人把相火称为元阴、元阳。相火运动也和自然界所有生物运动一样是升降出入。《素问·六微旨大论》曰："是以升降出入，无器不有。故器者生化之宇，器散则分之，生化息矣……死生之机，升降而已。"这是对生命规律即相火运动规律的高度概括。由于肝能疏畅气机，疏通血脉，疏导胆汁，疏导卫气，在脏腑组织中具有生升之气，肝所藏的精血和营卫之气均是相火的物质基础，所以说肝能疏导相火。

### 9. 疏导卫气

卫气的生成是水谷的精微物质与下焦肝肾中所寄的相火，在肝的升发作用气化下，最终形成了卫气。卫气是以水谷精微和五脏六腑的精气为其物质基础，其运行的规律是行于脉外。《素问·痹论》曰："卫者，水谷之悍气也，其气慓疾滑利，不能入于脉也，故循皮肤之中，分肉之间，熏于肓膜，散于胸腹。"《灵枢·本脏》曰："卫气者，所以温分肉，充皮肤，肥腠理，司开阖者也……卫气和则分肉解利，皮肤调柔，腠理致密矣。"卫气的功能是：护卫肌表以防御外邪入侵；调节腠理的开合，调制汗液的排泄，维持正常的体温；肝为将军之官，主要负责抵御外邪，护卫机体，肝的功能正常，则气机调畅、营卫和调、卫气的慓悍滑利之性才能正常地发挥出来。将帅兵以卫外，兵拥将以协力，将兵协调，共奏"卫外而为固也"。由于卫气的生成、性质、功能和运行都与肝有密切关系，所以说肝主卫气的疏导。

### 10. 舒调睡眠

人的睡眠和肝与卫气都有很大关系。《内经》认为，卫气白天行于阳经则清醒，夜晚行于阴经则睡眠，如《灵枢·大惑论》曰："夫卫气者，昼日常行于阳，夜行于阴，故阳气尽则卧，阴气尽则寤。"《灵枢·卫气行》曰："是故平旦阴尽，阳气出于目，目张则气上行于头……阳尽于阴，阴受气矣。其始入于阴，常从足少阴注于肾，肾注于心，心注于肺，肺注于肝，肝注于脾，脾复注于肾，为一周。"说明卫气在肝的升发舒调下，白天从目出，行手足三阳经；晚上则因卫气行于阳完毕，便入阴分，而五脏则开始接受卫气，其顺序为：肾—心—肺—肝—脾—肾，此顺序为五脏相克排列，复注于肾为循行一周。其中心主血，心藏神；肝藏血，血舍魂。而人的睡眠与心、肝两脏关系最大。在病理上，神不守舍和魂不归肝均能导致失眠。由于夜晚睡眠时胆、肝二经在午夜 11～3 点"主时"，而这时正是熟睡的好时间，所以肝与睡眠的关系更为密切，临床上各种原因导致的肝经郁热，肝阳上亢，肝血受损，不能涵养卫气，卫气动荡，肝魂不能归肝而浮动于外，则睡眠不宁；或因肝郁气滞，使"营卫之行，失其常道"而失眠；或工作烦劳，使阳气亢奋，"阳气者，烦劳则张"，肝阳亢奋，卫气不能循常道转入营阴，亦成失眠；临床上因肝功能失常影响卫气运行所致的失眠，往往伴有"惊""狂言"等情志改变的症状。

总之，肝主疏泄学说经过历代医家不断补充完善后，是临床医家重要的指导理论，时刻提醒医家要认识到气机调畅是人体脏腑功能活动的基本形式，肝的疏泄失常是导致气机升降出入紊乱而致病的重要原因。正如《四圣心源·六气解·厥阴风木》曰："木以发达为性……风动而生疏泄……及其传化乘除，千变不穷。故风木者，五脏之贼，百病之长。凡病之起，无不因于木气之郁。以肝木主生，而人之生气不足者，十常八九，木气抑郁而不生，是以病也。"

## （三）肝主腠理理论

### 1. 腠理的概念

腠理，即皮肤和肌肉的纹理。其最早见于《内经》，《素问·阴阳应象大论》曰："清阳发腠理。"《素问·疟论》曰："卫气一日一夜大会于风府……每至于风府则腠理开，腠理开则邪气入，邪气入则病作……故风无常府，卫气之所发，必开其腠理，邪气之所合，则其府也。"腠，又称肌腠，肌肉的纹理，或肌肉纤维间的空隙；理，皮肤上的缝隙。唐代王冰注："腠，为津液渗泄之所；理，谓文理逢会之中。""腠理，皆皮空及纹理也。"因此，肌肉和皮肤的间隙相互沟通，共称为腠理。

腠理，《内经》有肤（皮）腠、肌腠、粗理、细理、小理、䐃理等名称，如《素问·六元正纪大论》曰："寒来不杀，温病乃起，其病气怫于上，血溢目赤，咳逆头痛，血崩胁满，肤腠中疮……温病乃作，身热头痛呕吐，肌腠疮疡。"《灵枢·卫气失常》："脂者其肉坚，细理者热，粗理者寒。"《灵枢·本脏》曰："赤色小理者，心小。"《灵枢集注》："理者，肌肉之纹理，乃三焦通会之处，故曰䐃理。"《素问·长刺节论》曰："病风……先刺诸分理络脉。"《灵枢·五变》

曰："肤粗而皮不致者，腠理疏。"

《内经》中与腠理同义的词，尚有"玄府""汗空""气门""鬼门""膜"等。

《素问·水热穴论》曰："所谓玄府者，汗空也。"《灵枢·小针解》："玄府者，汗孔也。"张景岳《类经》注释："汗属水，水色玄，汗之所居，故曰玄府。从孔而出，故曰汗空。然汗由气化，出乎玄微，是亦玄府之义。"在古汉语里"空"和"孔"通用，故"汗空"系指汗孔而言。可见，"玄府"本指汗孔而言。

《素问·生气通天论》："故阳气者，一日而主外，平旦人气生，日中而阳气隆，日西而阳气已虚，气门乃闭。"此处气门就是指汗孔。

鬼门即汗孔，又名玄府、气门。《素问·汤液醪醴论》曰："开鬼门，洁净府。"王冰注："开鬼门，是启玄府，遣气也；洁净腑，谓泻膀胱，水去也。"吴昆《素问吴注》："腠理谓之鬼门，膀胱谓之净府。开鬼门，发汗也。洁净府，渗利小便也。"张介宾《类经·论治类》："鬼门，汗空也，肺主皮毛，其藏魄，阴之属也，故曰鬼门。净府，膀胱也，上无入孔而下有出窍，滓秽所不能入，故曰净府。"

刘完素《素问玄机原病式》谓："然皮肤之汗孔者，谓泄气液之孔窍也；一名气门，谓气之门也；一名腠理者，谓气液出行之腠道纹理也；一名鬼门者，谓幽冥之门也；一名玄府者，谓玄微府也。"直把"气门""腠理""鬼神门""玄府"四者并名于汗孔之中，说明四者可分不可离，名异而实同，大同而小异。

"膜"是人体有形有质的实体。《内经》中曾多次提到"膜""筋膜""膜原""肓膜"等概念，如《素问·太阴阳明论》曰："脾与胃以膜相连耳。"《素问·疟论》曰："其间日发者，由邪气内薄于五脏，横连募原也。其道远，其气深，不能与卫气俱行，不得皆出，故间日乃作也。"《黄帝内经太素·卷第二十五》曰："膜者，人之皮下肉上膜，肉之筋也。"张景岳《类经》曰："凡肉理脏腑之间，其成片联络薄筋，皆谓之膜，所以屏障血气者也。"《血证论·脏腑病机论》曰："为包裹周身之白膜，皆是三焦所司。白膜为腠理，三焦气行腠理，故有寒热之证。"唐宗海认为，膜即为腠理。由于膜为筋之余气，是人体各种组织器官的分隔，所以其在体内形成的空腔，可以形成"三焦"；其在体内和肢体形成的筋膜，可以形成"经筋"。三焦是人体能量通行通道，也是废物排泄通道；而十二经筋则有联络骨骼，固护体表，抵御外邪等作用。膜在人体内广泛分布于各个脏腑组织及器官中，既不在表，也不在里，而是居于半表半里，是联系机体表里、脏腑气血的重要纽带。既不在表，也不在里而介入二者之间，故其位应属少阳。黄元御《四圣心源·杂病解》曰："厥阴风木与少阳相火，相为表里……手少阳三焦以相火主令，足少阳胆从相火化气。"加之膜为筋之余气，而肝主筋，所以腠理自然也包括腠理中的"膜"。

腠理狭义者，即《内经》所言"汗孔""玄府""气门""鬼门"也；广义腠理者，指皮肤和肌肉的纹理，包括"汗孔""玄府""气门""鬼门"及"膜"等，是气血、津液、荣卫、精神出入流行之道路门户，如张仲景《金匮要略·脏腑经络先后病脉证》曰："腠者，是三焦通会元真之处，为血气所注；理者，是皮肤脏腑之纹理也。"腠理与三焦相通，三焦通行的元气和血、津液外流入腠理，以濡养肌肤，并保持人体内外气液的不断交流。刘完素《素问玄机原病式》谓："玄府者，谓玄微府也。然玄府者，无物不有，人之脏腑、皮毛、肌肉、筋膜、骨髓、爪牙，至于世之万物，尽皆有之，乃气出入升降之道路门户也……人之眼耳鼻舌身意神识能为用者，皆由升降出入之通利也。有所闭塞者，不能为用也。"可见，腠理指广泛分布于人体组织器官中的超微结构或网络通道。

### 2. 腠理的生理功能

腠理是气血、津液、荣卫、精神出入流行之道路门户，气血津液等基本物质在体内的输布及神机的运行均有赖于腠理畅通。只有腠理有开有合、开合有度，才能保证气血、津液、荣卫、精神出入流行正常。因此，腠理为气血、津液、荣卫、精神之道路门户，为枢，贵开合有度、贵调畅，忌郁闭。

### 3. 腠理的生理特性

腠理体阴用阳，皮腠、肌腠均需元气、津液、血等濡之，只有卫气卫护、开合有度，才能调畅。正如《灵枢·本脏》所说："卫气者，所以温分肉，充皮肤，肥腠理，司开阖者也。"

"肝主腠理"的理论是清代医学家高士宗在《医学真传》中提出的。他在其著作中多处阐述了腠理由肝所主的观点。如："皮毛而外，肺气主之；皮毛之内，肝血主之。""人身通体皮毛之气，太阳之气所主也。皮毛之内，肌腠之间，则有热肉充肤之血，厥阴之气所主也。"高氏认为：腠理是络脉所网络之处，络脉有孙络、横络之分，其血来源于胞中血海，血海又为冲任脉所主，冲任脉之血又为肝所主，其血有热肉充肤，淡渗皮毛之功，故云："盖人身通体毫毛之气，肺所主也；毫毛之内，腠理之外，则秉胞中之血，热肉充肤，淡渗皮毛，肝所主也。"

肝为枢，主疏泄、主气机的运行，疏导卫气，卫气卫护腠理、调节腠理开合；肝藏血，肝血热肉充肤，淡渗皮毛，营养腠理。腠理为气血、津液、荣卫、精神出入流行之道路门户，为枢，贵开合有度，贵调畅。因此，肝主腠理濡养、开合，只有腠理濡养充沛、开合有度，才能调畅，也才能保证气血、津液、荣卫、精神正常的升降出入运行。

### 4.腠理疾病的病因病机

外感六淫、内伤七情、饮食劳倦、痰饮瘀血等因素，均可引起腠理的濡养、开合失常。

腠理是外邪入侵人体的门户。在正常情况下，卫气充盈于腠理之中，控制和调节腠理之开合。正如《灵枢·本脏》所说："卫气者，所以温分肉，充皮肤，肥腠理，司开阖者也。"腠理致密可提高人体抗病能力，防止外邪入侵。《素问·调经论》曰："上焦不通利，则皮肤致密，腠理闭塞，玄府不通，卫气不得泄越，故外热。"若腠理疏松或腠理不固，则风寒外邪易于侵袭人体，发作感冒等病证；腠理闭郁，则毛窍闭塞，肺气不宣，卫气不得外达，在表的风寒之邪难出，可引发恶寒发热、无汗等症。所以，腠理的疏密直接影响到汗液的多少，调节人体的津液代谢和体温的高低。在病理情况下，若腠理开，则令汗出，可致伤津脱液。如《灵枢·决气》说："津脱者，腠理开，汗大泄。"《素问·举痛论》也说："寒则腠理闭……炅则腠理开，荣卫通，汗大泄，故气泄。"《素问玄机原病式》谓："有所闭塞者，不能为用也。"腠理闭郁是具有普遍意义的病机概念，若外感六淫、内伤七情、饮食劳倦、痰饮瘀血等原因，使腠理失却营养，无以正常开合，腠理不通，气血津液阻滞，势必影响精神、荣卫、血气、津液正常运行，形成气滞、血瘀、湿阻、痰凝、郁火、气血亏虚等不同的病理变化，但其共同的病理基础为腠理开合失常、失却条达。腠理开合失常是多种疾病的基础和中介环节，也是腠理病变的实质和根源。

### 5.腠理疾病治疗大法

开合有度，贵条达，以平为期。

### 6.肝主腠理的临床意义

腠理疾病疏肝达郁、从肝论治。

## （四）肝主相火论

"相火"二字，最早源于《内经》："君火以明，相火以位。""君火"是事物和自然界生长变化的主持者和推动力。"相火"是在君火统帅下，具体完成生物变化或成长之火，有了它，君火的作用才能具体落实。"明"是神明，指君火的正常表现。"位"是位置，指相火应在本位上充分发挥本职功能。"君火以明，相火以位"是指在君火的统帅作用正常时，相火在本位的作用才能正常发挥。

"相火"就人体而言产生和贮藏于肝肾二部，相火的作用是人身的"动气"，是人体生生不息的机能活动，是人体生命活动的物质基础，"天非此火不能生物，人非此火不能有生……肝肾之阴，悉具相火，人而同乎天也。"由于相火以肝肾精血为其物质基础，而能温百骸、养脏腑、充九窍，所以后世也有人把相火称为元阴、元阳。

正常相火是五脏功能活动的推动力和物质基础；在君火统帅下的相火与五脏功能活动，正常的应是"中节"。丹溪曰："彼五火之动皆中节，相火惟有裨补造化，以为生生不息之运用耳。"故凡人体脏腑、经络、玄府、肌腠、气血等正常的功能活动及生命延续，无不体现了相火的重要作用。即：君火为心主之，相火发于命门，贮于肝肾，畅行三焦，内寄肝胆、心包、脾胃、经脉脏腑之间，是人身的"动气"，是生命活动的物质基础。所谓"动气"是指在人的生命活动中，阴阳之气相互作用变化的气化过程，是生命活动的推动力，是相火运动的具体体现，故名"动气"。

相火运动也和自然界所有生物运动一样是升降出入。《素问·六微旨大论》曰："是以升降出入，无器不有。故器者生化之宇，器散则分之，生化息矣……死生之机，升降而已。"这是对生命规律即相火运动规律的高度概括。黄元御《四圣心源》曰："阴阳未判，一气混茫。气含阴阳，则有清浊，清则浮升，浊则沉降……升则为阳，降则为阴。"说明人体阴阳变化的基本形式是升降运动。由于"相火之下，水气承之……君火之下，阴精承之。"所以相火以水津为养，君火以营血为养，二者均为相火运动的物质基础。而君火相火所形成的"动气"也是以升降出入为其运动形式。

肝能调畅气血的通道，血的源头在气，气行则血行，而血中营阴又是相火的物质基础。肝还能调节人体血量，"人动则血运于诸经，人静则血归于肝藏"是指肝有储藏血液和调节血量的作用，故肝亦称为"血海"。肝能疏导胆汁，相火寄于肝胆，胆附着于肝，胆汁为肝之余气，胆汁的分泌依赖相火的蒸腾和肝的疏泄，肝主疏泄可以直接影响胆汁的分泌与排泄。胆汁降则肺胃之气降；甲木（胆气）升则肝脾之气升。肝能疏导卫气，卫气的功能是"卫外而为固也"，而护卫肌表以防御外邪入侵；"卫气者，司开合也"，即调节腠理的开合，调节汗液的排泄以维持正常体温；"卫气者，温分肉，肥腠理"，即可以温养脏腑、肌肉、皮毛、玄府等。肝为将军之官，主要负责抵御外邪，护卫机体。肝的功能正常，则气机调畅，营卫和调，卫气的剽悍滑利之性，才能正常发挥出来。卫气的生成是水谷精微与下焦肝肾中所寄之相火，在肝的升发作用气化下形成的，正如《灵枢·营卫生会》曰："卫出于上焦……营卫者精气也。"由于卫气的生成、性质、功能和运行都与肝有密切关系，所以肝主卫气的疏导。肝具有生升之气，相火是生命之火，而五行中只有木才有生命。《四圣心源·六气解·厥阴风木》曰："手厥阴心主以相火而化气于风木……然土气不升，固赖木气以升之，而木气不达，实赖土气以达焉……木以发达为性……风动而生疏泄……以肝木主生，而人之生气不足者，十常八九，木气抑郁而不生，是以病也。"周学海《读医随笔》曰："肝为将军之官，而胆附之，凡十一脏取决于胆也。东垣曰：胆木春升，余气从之，故凡脏腑十二经之气化，皆必借肝胆之气化以鼓舞之，始能调畅而不病。"

由于肝能疏畅气机，疏通血脉，疏导胆汁，疏导卫气，在脏腑组织中具有生升之气，肝所藏的精血和营卫之气均是相火的物质基础，所以说肝能疏导相火，肝主相火运行的枢机，肝主相火。

## （五）肝主气机论

气的运动，称作"气机"。人体之气是不断运动着的活力很强的极细微物质，它流行全身，内至五脏六腑，外达筋骨皮毛，推动和激发人体的各种生理活动。

气机的运动形式虽然多种多样，但对人体脏腑功能活动的基本形式可以概括为升、降、出、入四个字。

气机的升降出入运动，是人体生命活动的根本保证。如先天之气、水谷之气和吸入的清气，都必须经过升降出入才能布散全身，发挥其生理功能。而精、血、津液也必须通过气的运动才能在体内不断地运行流动，以濡养全身。人体脏腑、经络、形体、官窍的生理活动必须依靠气的运动得以完成，脏腑、经络、形体、官窍之间的相互联系和协调也必须通过气的运动得以实现。也就是说，人体整个生命活动都离不开气的升降出入运动。同时，人与自然环境之间的联系和适应，也离不开气的升降出入运动，例如人之吸入清气、呼出浊气；摄入食物和水液，排出粪便及尿液、汗液等都是气运动的体现。气的升降出入运动是人体生命活动的根本，气的升降出入运动一旦停息，也就意味着生命活动的终止。故《素问·六微旨大论》曰："气之升降，天地之更用也……故高下相召，升降相因，而变作矣……出入废则神机化灭，升降息则气立孤危。故非出入，则无以生长壮老已；非升降，则无以生长化收藏。"

人体气机运动的升与降、出与入是对立统一的矛盾运动，广泛存在于机体内部。气机的升降出入运动不仅推动和激发了人体的各种生理功能，而且只有在脏腑、经络、组织器官的生理活动中才能得到真正的体现。虽然从某个脏腑的局部生理特点来看，有所侧重，如肝、脾主升，肺、胃主降等，但从整个机体的生理活动来看，升与降、出与入之间必须协调平衡。只有这样，才有人体之气的正常运动，各脏腑才能发挥正常生理功能。因此，气机升降出入的协调平衡是保证生命活动正常进行的一个重要环节。一方面，气必须有通畅无阻的运动；另一方面，气的升降出入运动之间必须平衡协调。具备这两点，气的运动才是正常的，这种正常状态称之为"气机调畅"。

人体的脏腑、经络、形体、官窍，都是气升降出入的场所。气的升降出入运动，也只有在脏腑、经络、形体、官窍的生理活动中，才能得到具体体现。

脏腑之气的运动规律，有其独特之处，体现了脏腑生理活动的特性，也表现了脏腑之气运动的不同趋势。以五脏分述之：心肺位置在上，在上者宜降；肝肾位置在下，在下者宜升；脾胃位置居中，通连上下，为升降转输的枢纽。以六腑而总论之：六腑传化物而不藏，以通为用，以降为顺。其在饮食水谷的消化吸收过程中，也有着吸取水谷精微和津液参与全身代谢的作用，总体是降，降中寓升。以脏腑之间关系而言，如肺主出气、肾主纳气、肝主升发、肺主肃降、脾主升清、胃主降浊以及心肾相交等，都说明了脏与脏、脏与腑之间处于升降的统一体中。而以某一脏腑而言，其本身也是升与降的统一体，如肺之宣发肃降、小肠的分清别浊等。总之，脏腑的气机升降运动，在生理状态下，体现了升已而降、降已而升、升中有降、降中有升的特点和对立统一协调平衡的规律。由于人体各脏腑之气的运动调畅，各脏腑之间的气机升降出入处于一个协调的对立统一体中，从而保证了机体不断从自然界中摄取人体生命活动所需物质，并通过气化作用，升清降浊，摄取精微，排泄废物，维持物质代谢和能量转换的动态平衡，共同完成整个机体的新陈代谢，促进了生命活动的正常进行。

首先，肝为人体最大最重要的脏器，为魂之处，血之藏，筋之宗。肝在五行属木，主动、主升，与胆、筋、爪、目等构成肝系统。肝位于腹部，横膈之下，右胁下而偏左。肝的生理功能主要有：①肝主疏泄，在人体生理活动中的主要作用是疏理情志、疏调脾胃、泌排胆汁、疏畅气血、疏调水液、调节生殖等方面。②肝主藏血：肝有储藏血液和调节血量的功能，还有生血的功能。

肝为风木之脏，其性善升，喜条达，为刚脏，肝体阴而用阳，肝气与春气相通应。胆为中清之腑，内寄相火，最宜通降。肝胆表里结合，升降相宜，对全身气机升降起着主导作用，故《素问·宝命全形论》云："土得木而达。"《素问·六节藏象论》曰："凡十一脏取决于胆也。"

其次，从肝的生理特点看。

在阴阳方面：足厥阴肝经的阴气最少，厥阴经位于阴阳交界处，居晦望朔，处雾露、盼生气。《素问·阴阳类论》曰；"一阴至绝作朔晦。"一阴指的就是厥阴，说明足厥阴肝脉与气血阴阳交替循环关系密切。加之肝本身体阴用阳，内寓水火，可调达全身气机，调节气血周流，以维持阴阳平衡。这说明肝经是阴尽阳生的阴阳之枢。

在脏腑方面：肝为将军之官，多用阳事而善疏通、发泄，可条达全身气机，调节全身气血周流，维持人体阴阳平衡。肝在体为阴，性柔润而宜肝木，既可疏泄生发，又可制约升发太过。《温病条辨·卷六》曰："肝主血，肝以血为自养，血足则柔，血虚则强。"肝体阴而用阳，内寓水火，是肝为阴阳之枢的内在依据，故厥阴肝经为阴阳之枢。胆系于肝，为出入之枢，少阳亦称一阳，为阳气初生。张景岳言："少阳为枢，谓阳气在表里之间，可出可入，如枢机也。"少阳介于表里之间，能枢转阳气的出入。少阳又分属胆和三焦，胆内寄相火，主少阳春升之气，而三焦主决渎，统率全身阳气之气化。胆主枢之启动运转，肝以疏通三焦之路径畅达，肝又源源不断地把所寄相火激发为阳气，推动三焦气化。这样胆为气枢，三焦为气水的共同通道，肝提供相火不断熏蒸，使各脏腑在阳气推动下，水津四布，五津并行，使阳气和相火出入自如，发挥正常的温养全身的作用。胆又附于肝，故全身的气化运动，必依赖肝胆之气推动、鼓舞，方能调畅不衰。

从肝本身的功能方面看：肝主升发，"升发"是指肝的气机运动方向，是向人体的上方和外方运动的，是肝气通过向上向外的方向，参与人体的气机活动。肝气凭借"主升"的运动方式，达到疏通宣泄以调节一身气机活动，说明肝气主升发是"肝疏泄气机功能的实质机理"（张登本《黄帝内经二十论》）。

肝主疏泄，既能升清，又能降浊。肝为枢机，可出可入，可升可降。肝推动阴阳升降出入，气血流通，保持阴阳平衡。肝主持了气机的调畅，故云肝主气机（枢机）。

当气的运动出现异常变化，升降出入之间失去协调平衡时，概称为"气机失调"。由于气的运动形式是多种多样的，所以气机失调也有多种表现。例如：气的运行受阻而不畅通时，称作"气机不畅"；受阻较甚，局部阻滞不通时，称作"气滞"；气的上升太过或下降不及时，称作"气逆"；气的上升不及或下降太过时，称作"气陷"；气的外出太过而不能内守时，称作"气脱"；气不能外达而郁结闭塞于内时，称作"气闭"。由于肝主气机，故对于"气机失调"病变的治疗可从肝论治，即疏肝调气。

# 四、归纳治肝十法

　　关于肝病的治法，前人进行了不少的探讨，如《内经》指出了甘缓、辛散、酸泻等治肝方法；张仲景提出乌梅丸、当归四逆汤、吴茱萸汤等治肝方剂；叶天士在《临证指南医案》中，对肝风、肝火、眩晕、郁证和木乘土等病证的治疗均有比较独到的见解；王旭高在《西溪书屋夜话录》中，将肝病分为肝气、肝风、肝火三类病证，所论别具匠心。

　　我从事肝病诊治六十载，积累了不少临床经验，形成了自己的学术思想、理法方药、中医辨治方案，在临床上取得了较好的疗效。现代肝病在中医学里名称不一，大多属于胁痛、黄疸、积聚、鼓胀等病范畴。我认为在肝病的临床辨证方面，当"谨守病机，各司其属"。治疗原则应注意四点：一是疏通气血，调达为要；二是体用结合，补泻适宜；三是明辨标本，缓急有度；四是整体治疗，兼顾七情。

　　在治疗肝病具体方法上，清代王旭高著《西溪书屋夜话录》，集各家治病之大成，按肝气、肝火、肝风三大类提出了治肝二十三法，颇受后世推崇。但其分类较繁，本着执简驭繁的原则，现将肝病的治疗大法归纳为"治肝十法"，即：凉血解毒法、芳香化浊法、疏肝理气法、疏肝健脾法、疏肝利胆法、柔肝养阴法、和肝健补法、清肝息风法、活血化瘀法、通络利水法。在此十法的指导下，我组方40余首，自拟经验方20余首，根据患者不同情况，分别施用于肝病临床的不同证型。

　　"治肝十法"及其代表治方归纳如下：

## （一）凉血解毒法

凉血解毒法多用于血热妄行，毒邪炽盛疾病，为温病卫气营血辨证中温热病邪深入营血，迫血妄行之治疗法则。此法应用于肝病之"肝经血热证"。

症见：胁下疼痛不适，咽干，尿黄，便秘，情绪不安，舌质淡，边尖较红，舌上有小红点，苔薄白，脉弦数。其中舌质淡，边尖红，舌上有小红点为主要的辨证要点。治以清肝凉血解毒。方药：自拟茜兰汤。

茜草 15g　　　　紫草 15g　　　　板蓝根 15g　　　佛手 10g

白芍 10g　　　　败酱草 10g　　　大枣 18g

若为病毒性肝炎的早期，多用白苓茜兰汤治疗，即茜兰汤加重楼、虎杖、土茯苓、白花蛇舌草。

## （二）芳香化浊法

### 1.湿热蕴于上、中焦，气机升降失常

症见：头面满闷不适，口唇、眼睑红肿胀痛，双目视物不清，耳鸣，胃脘痞满，口苦，舌质红，苔薄黄，脉濡。治以宣肺化湿，芳香泄热。方药：三香汤。

瓜蒌皮 15g　　　桔梗 10g　　　　山栀 6g　　　　枳壳 10g

郁金 10g　　　　淡豆豉 6g　　　　降香末 6g

三香汤即为吴鞠通宣肺化湿法的代表方剂之一，是为"湿热受自口鼻，由募原直走中道，不饥不食，机窍不灵"而治。其病机为湿热客于募原，气机被阻。募原系指联络内脏与躯体的脂膜，应为半表半里。其治疗应舒畅气机，芳香逐秽。此证由上焦而来，其机尚浅，故用桔梗、枳壳微苦微辛开宣气郁，瓜蒌皮涤痰泄浊，山栀轻浮微苦清热，香豉宣泄郁热，郁金通降气机，降香化中上之秽浊而开郁。治疗上、中焦湿热壅滞、肝胃不和、胆胃上逆、肺胃不降等病证，常可获得奇效。三香汤旨在从上焦逐邪，此邪气从上焦而来，自当从上

焦而去。诸药合用，旨在使湿热之邪从上焦宣散而解。

## 2. 肝郁夹湿热

症见：胁肋胀闷，纳差，腹胀，口中黏腻，四肢无力，情绪烦躁，目赤或溲黄，舌质红，舌苔厚、黄白相间，脉弦数。此时病机为肝郁乘脾，湿滞化热。治以疏肝健脾，清热利湿。方药：自拟桃红化浊汤。

| | | | |
|---|---|---|---|
| 桃仁 10g | 红花 6g | 香薷 10g | 佩兰 15g |
| 藿香 10g | 茵陈 15g | 茯苓 15g | 炒薏苡仁 10g |
| 青皮 10g | 郁金 10g | 白茅根 15g | 板蓝根 15g |

方中用藿香、佩兰叶芳香化浊以醒脾困；茵陈、白茅根、板蓝根清热利湿；炒薏苡仁、茯苓、香薷健脾化湿以健脾运；青皮、郁金疏理气机，以解肝郁；桃仁、红花疏通肝络以防瘀结，兼做引经以清血分湿热。

## （三）疏肝理气法

肝主疏泄，为气机之枢纽。《内经》云："百病生于气也。"故肝气郁结为肝病最为常见之病机。隋代巢元方《诸病源候论》云："肝脏病者，愁忧不乐，悲思嗔怒，头旋眼痛，呵气出而愈。"意指肝病能使气机郁滞，气出可使气机畅达而愈。

症见：胁肋疼痛，或疼痛无定，时痛时止，与情绪活动有关；伴气逆、胸闷、食少、恶心、失眠等，舌苔薄白，脉弦。治以疏肝解郁。方药：自拟疏肝理气汤。

| | | | |
|---|---|---|---|
| 柴胡 10g | 白芍 15g | 枳实 10g | 炙甘草 6g |
| 青皮 10g | 郁金 10g | 丹参 15g | 香橼 15g |
| 川芎 10g | 苍术 10g | 栀子 12g | 神曲 10g |

此方乃四逆散加青金丹香饮加越鞠汤而成，重在疏肝理脾、行气解郁。

## （四）疏肝健脾法

《金匮要略》首篇："见肝之病，知肝传脾，当先实脾。"说明肝郁乘脾，木克土较为常见。《血证论·脏腑病机论》云："木之性主于疏泄，食气入胃，全赖肝木之气以疏泄之，而水谷乃化。设肝之清阳不升，则不能疏泄水谷，渗泄中满之证在所不免。"清代李冠仙在《知医必辨·论肝气》中对肝气乘脾（胃）的病机做了较为详细的论述，曰："肝气一动，即乘脾土，作痛作胀，甚则作泻。又或上犯胃土，气逆作呕，两胁痛胀。"近代名医董建华曾言："健脾不疏肝，其功不过半。"可见肝病实脾与脾病从肝治均为临床常用治疗方法。

症见：胃脘胀满不适，胁肋疼痛，舌质淡、边有齿痕，苔薄白，脉弦。治以疏肝健脾。方药：自拟疏肝健脾汤。

| | | | |
|---|---|---|---|
| 醋柴胡 10g | 枳实 10g | 白芍 10g | 炙甘草 6g |
| 鸡内金 15g | 茯苓 15g | 砂仁 8g(后下) | 炒苡仁 15g |
| 白豆蔻 15g(后下) | | | |

此方乃四逆散合金砂散组成。此方用四逆散调和肝脾，金砂散健脾化湿。

## （五）疏肝利胆法

### 1. 肝胆郁热

症见：右胁剧痛，呈阵发性，饮食不节则疼痛更显著；伴烦躁易怒，口苦多梦，溺赤便秘，舌质红，苔黄厚，脉弦数。病机为邪热偏盛，郁滞少阳，湿热痰浊中阻，肝胆郁热。治以疏肝利胆清热。方药：选用《重订通俗伤寒论》之蒿芩清胆汤加减。

| | | | |
|---|---|---|---|
| 青蒿 15g | 黄芩 10g | 陈皮 10g | 半夏 10g |
| 茯苓 10g | 甘草 6g | 枳实 10g | 竹茹 10g |
| 青黛 1g(包煎) | 滑石 12g(包煎) | | |

## 2. 肝胆疏泄不利，胆石内阻而热象不著者

症见：右胁疼痛，呈阵发性，饮食不节则疼痛更著，二便正常，舌质淡，苔薄白，脉弦。病机为肝气郁结，肝胆疏泄失司。治以疏肝利胆。方药：自拟疏肝利胆汤。

| | | | |
|---|---|---|---|
| 醋柴胡 10g | 枳实 10g | 白芍 10g | 炙甘草 6g |
| 青皮 10g | 郁金 12g | 丹参 10g | 香橼 10g |
| 青蒿 15g | 黄芩 10g | 滑石 10g<sup>(包煎)</sup> | 青黛 1g<sup>(包煎)</sup> |
| 元胡 10g | 鸡内金 15g | 金钱草 15g | |

此方用四逆散调气疏肝，青金丹香饮理气活血，配以碧玉散清解肝胆郁热，并加青蒿、黄芩、金钱草等加强清利肝胆湿热之效。

# （六）柔肝养阴法

### 1. 肝阴不足，肝失所养

症见：胁痛隐隐，头晕目弦，烦躁易怒，手足心热或午后低热，舌质红，苔少，脉弦细。治以柔肝养阴。方药：选用《柳州医话》之一贯煎加减。病位在肝，阴虚肝郁是其病机。

| | | | |
|---|---|---|---|
| 北沙参 15g | 麦冬 15g | 当归 10g | 生地黄 15g |
| 枸杞子 15g | 川楝子 6g | | |

### 2. 肝郁肾虚，血不养肝

症状：右胁以隐痛为主，休息时减轻，且喜用手按压，劳累或精神疲惫时痛增；伴头晕，目眩，手足心热，体倦乏力，舌边尖红，脉细弱稍弦。治法：滋阴养血，清热疏肝。方药：选用高鼓峰的滋水清肝饮治疗。既有肝郁，又有肝肾阴虚是其特征。

| | | | |
|---|---|---|---|
| 熟地黄 15g | 山药 10g | 山萸肉 12g | 丹皮 10g |
| 茯苓 10g | 泽泻 10g | 柴胡 10g | 栀子 10g |
| 当归 10g | 白芍 10g | 酸枣仁 10g | |

### 3. 肝气阴两虚

症见：除肝经常见阴虚症状外，多见舌质红、体瘦、舌边尖红、苔少、脉细数。治法：益气养阴。方药：自拟柔肝补肾汤。

| | | | |
|---|---|---|---|
| 北沙参 12g | 枸杞子 15g | 麦冬 12g | 当归 15g |
| 阿胶 10g (烊化) | 黄精 15g | 醋鳖甲 15g (先煎) | 生龟甲 15g (先煎) |
| 炒白芍 15g | 鸡内金 15g | 生地黄 15g | 制首乌 10g |

## （七）和肝健补法

肝病乘脾，或木不疏土，多见脾虚之证；肝肾同源，日久则肾气虚衰，水不涵木，故而和肝健补法在肝病治疗中较为常见。若肝气自虚，导致脾肾两虚者，更需敷和肝气以健脾补肾。

### 1. 脾气虚兼肾阳虚

症见：食少肌瘦，腰膝酸软，目眩耳鸣，冷痹骨痛，四肢不温，遗精盗汗，尿频遗尿，带下清冷，大便溏薄，舌质淡、边有齿痕，苔薄白，脉虚软。治以温阳益精，补肾固摄，健脾补肾。方药：自拟加味无比薯蓣丸，即自拟金砂散合《备急千金要方》无比薯蓣丸。

| | | | |
|---|---|---|---|
| 茯苓 15g | 鸡内金 15g | 炒苡仁 15g | 砂仁 8g (后下) |
| 白豆蔻 15g (后下) | 山药 15g | 肉苁蓉 15g | 五味子 15g |
| 菟丝子 15g | 杜仲 15g | 牛膝 15g | 泽泻 10g |
| 熟地黄 15g | 山茱萸 12g | 茯神 15g | 巴戟天 10g |
| 赤石脂 10g | | | |

### 2. 脾气虚兼肾气虚

症见：纳少神疲，腰膝酸软，目眩耳鸣，遗精盗汗，尿频遗尿，大便溏薄，舌质淡、边有齿痕，苔薄白，脉虚软。治以健运脾土，补肝益肾。方药：加味补肝益肾汤，即自拟金砂散合补肝益肾汤。

| | | | |
|---|---|---|---|
| 鸡内金 15g | 茯苓 15g | 炒苡仁 15g | 砂仁 8g (后下) |

| | | | |
|---|---|---|---|
| 白豆蔻 15g<sup>(后下)</sup> | 生黄芪 15g | 酒黄精 15g | 熟地黄 10g |
| 女贞子 15g | 菟丝子 15g | 枸杞子 15g | |

### 3. 肝气虚导致脾肾气虚

症见：疲乏无力，胁下不适或隐痛，情绪抑郁，寐差易惊，纳差，大便不畅，腰痛，畏寒肢冷，女子月经不调，或男子性功能减退，舌淡苔薄白，脉沉细。治以和肝健脾补肾。方药：自拟补肝颐气汤以补肝气，益肝血，健脾益肾。

| | | | |
|---|---|---|---|
| 柴胡 10g | 当归 12g | 白芍 15g | 升麻 15g |
| 生黄芪 15g | 合欢皮 15g | 远志 15g | 茯苓 15g |
| 陈皮 12g | 酒萸肉 10g | 大枣 3 枚 | |

## （八）清肝息风法

### 1. 肝肾阴虚，肝阳上亢

症见：头晕耳鸣，目胀眩晕，心中烦热，脑部热痛，面色如发红，肢体活动不利，口角歪斜；甚则眩晕跌仆，昏不知人，移时始醒；或醒后不能复原，脉弦长有力者。治以镇肝息风，滋阴潜阳。方药：选用《医学衷中参西录》之镇肝息风汤。

| | | | |
|---|---|---|---|
| 怀牛膝 30g | 生赭石 30g<sup>(先煎)</sup> | 川楝子 6g | 生龙骨 15g<sup>(先煎)</sup> |
| 生牡蛎 15g<sup>(先煎)</sup> | 生龟板 15g<sup>(先煎)</sup> | 生杭芍 15g | 玄参 15g |
| 天冬 15g | 生麦芽 6g | 茵陈 10g | 炙甘草 5g |

### 2. 真阴大亏，虚风内动

肝病迁延日久，邪热灼伤真阴，阴虚则水不涵木，以致虚风内动，神疲倦怠，手足瘛疭，时有欲脱之象，舌绛苔少，脉虚弱。治以滋阴养液，柔肝息风。方药：选用《温病条辨》的大定风珠。

| | | | |
|---|---|---|---|
| 白芍 15g | 生地黄 15g | 麦冬 10g | 生龟板 15g<sup>(先煎)</sup> |
| 生牡蛎 15g<sup>(先煎)</sup> | 鳖甲 15g<sup>(先煎)</sup> | 阿胶 10g<sup>(烊化)</sup> | 炙甘草 6g |
| 五味子 15g | 火麻仁 10g | 鸡子黄 1 枚 | |

### 3. 温病后期

温病后期，温邪深入下焦，热邪烁伤肝肾之阴，热深厥甚。

症见：手足蠕动或瘛疭，心中憺憺大动，甚则时时欲脱，形消神倦，齿黑唇裂，舌干绛或光绛无苔，脉虚。采用育阴潜阳法，治以益气补血、滋阴复脉，使阴液补充，脉复于常。方药：选用《温病条辨》的三甲复脉汤。

| 生地黄 18g | 炒白芍 15g | 麦冬 15g | 炙甘草 10g |
| 阿胶 10g <sup>(烊化)</sup> | 火麻仁 15g | 生牡蛎 15g <sup>(先煎)</sup> | 鳖甲 15g <sup>(先煎)</sup> |
| 生龟板 15g <sup>(先煎)</sup> | | | |

## （九）活血化瘀法

肝气郁结，气滞血瘀。症状特点以刺痛为主，且痛有定处，痛在深处，按之更甚，夜晚或安静时疼痛较剧；面部晦暗，有红血痣，唇舌可见暗红色紫点，舌质淡，舌体两边有紫色瘀点，舌苔薄白，脉弦细涩。治以疏肝理气，活血化瘀。方药：自拟疏肝化瘀汤。

| 醋柴胡 10g | 枳实 10g | 炒白芍 10g | 炙甘草 6g |
| 丹参 15g | 香橼 15g | 青皮 10g | 郁金 10g |
| 鸡内金 15g | 醋鳖甲 15g <sup>(先煎)</sup> | 大枣 18g | |

## （十）通络利水法

### 1. 瘀阻脉络，水瘀互结，瘀血重而水不著

症见：腹大坚满，按之不陷而硬，青筋怒张，胁腹刺痛拒按，面色晦暗，头颈胸臂等处可见红点赤缕，唇色紫褐，大便色黑，肌肤甲错，口干饮水不欲下咽，舌质紫暗或边有瘀斑，脉细涩。治以化瘀通络，行气利水。方药：自拟四苓化纤汤，即自拟疏络化纤汤合四苓汤。

| 桃仁 10g | 茜草 15g | 海螵蛸 15g | 地龙 10g |
| 鸡内金 15g | 醋鳖甲 12g <sup>(先煎)</sup> | 生黄芪 15g | 桑椹 10g |

炒白术 15g          猪苓 15g          茯苓 15g          泽泻 15g

### 2. 瘀阻脉络，水瘀互结，水著而瘀血轻

症见：腹胀如鼓，单腹胀大，四肢反瘦或双足、胫前肿胀，胁下痞块，舌质暗或有瘀斑，舌下脉络增粗，苔白，脉细涩。治以益气养阴，软坚利水。方药：自拟甲苓饮（即三甲复脉汤合猪苓汤）。

醋鳖甲 12g<sup>（先煎）</sup>  生龟甲 15g<sup>（先煎）</sup>  生牡蛎 15g<sup>（先煎）</sup>  麦冬 15g

生地黄 15g          炒白芍 15g          阿胶 10g<sup>（烊化）</sup>  炙甘草 6g

猪苓 15g           茯苓 15g           泽泻 15g          火麻仁 10g

临床篇

# 一、肝病临证经验

## （一）病毒性肝炎

### 1. 急性病毒性肝炎

病毒性肝炎是由多种肝炎病毒引起的以肝脏病变为主的一种传染病。临床上以食欲减退、恶心、上腹部不适、肝区痛、乏力为主要表现。部分患者可有黄疸、发热、肝大伴有肝功能损害。病原学分型目前已被公认的有甲、乙、丙、丁、戊等肝炎病毒。急性病毒性肝炎可分为急性黄疸型肝炎和急性无黄疸型肝炎，潜伏期为 15 ～ 45 天，平均 25 天，总病程 2 ～ 4 个月。

急性病毒性肝炎按其疾病发生、发展规律，可归属于中医学"胁痛""黄疸""积聚"等范畴。胁痛一证，最早见于《内经》。《素问·脏气法时论》说："肝病者，两胁下痛引少腹，令人善怒。"《灵枢·五邪》说："邪在肝，则两胁中痛。"《灵枢·胀论》曰："胆胀者，胁下痛胀，口中苦，善太息。"说明了胁痛与肝胆的关系。《景岳全书·胁痛》中指出"胁痛之病，本属肝胆二经，以二经之脉皆循胁肋故也"，还应辨别胁痛证的在气在血。黄疸之名，首见于《素问·平人气象论》："溺黄赤安卧者，黄疸……目黄者曰黄疸。"历代医家对黄疸分类既详且细：《金匮要略》有五疸之辨；孙思邈《千金翼方·黄疸》中指出本病具有传染性，"凡遇时行热病，多必内瘀著黄"。《景岳全书·黄疸》中指出："黄之大要有四：曰阳黄，曰阴黄，曰表邪发黄，曰胆黄也。"同时认为："胆伤则胆气败而胆液泄，故为此证。"第一次指出黄疸和胆液外泄的关系。《金匮要略·黄疸病脉证并治》指出："黄疸之病，当以十八日为期，治之十日以上瘥，反剧为难治。"若久病不愈，气血瘀滞，伤及肝脾，则有酿成癥积、鼓胀之可能。积聚之名首先见于《灵枢·五变》："邪气留止，积聚乃作。"《素问·至真要大论》中提出"坚者削之""结者散之""留者攻之"等治疗原则。在病因病机上，历代医家均认为：情志抑郁，饮食损伤，感受邪毒（湿热或寒湿）是引起积聚的主要原因，而正气虚亏则是积聚发病的内在因素。

病毒性肝炎临床主症，早期表现为气分证，后期表现为血分证。外因湿热毒邪侵入人体，潜伏血分而形成"血分伏邪"；内因多为情志不遂所致的"肝气郁结"，内外相合，导致"肝经血热"，此乃病毒性肝炎的主要发病病机；气郁日久，阻滞脉络则致肝络瘀滞；邪留日久，耗气伤阴，乃致肝脏虚损，常常累及脾肾。总之，病变基础是"肝郁"，主要病因为湿、热、毒、瘀、虚，而中转环节为"肝经血热"。鉴于以上认识，我们特制订出急性病毒性肝炎中医诊疗方案如下：

**【疾病诊断】**

（1）中医诊断标准

参照中华中医药学会肝胆病分会修订的《病毒性肝炎中医辨证标准》（见《临床肝胆病杂志》2017年10期），中华人民共和国国家标准《中医临床诊疗术语·证候部分》,《中医内科学》（田德禄、蔡淦主编，上海科学技术出版社，2006年）。

本病是由于感受湿热毒邪，蕴结中焦，脾胃运化失常，湿热熏蒸肝胆，不能泄越，以致肝失疏泄，胆汁外溢；或湿阻中焦，脾失健运，胃失和降。

主要症状：纳呆腹胀，身目发黄，小便黄赤，倦怠乏力。

次要症状：口干，口苦，恶心，厌油，呕吐，头身困重，脘腹痞满，胁肋疼痛。

急性起病，发病前可有诱因，如不洁饮食、劳累、饮酒等。

具备2个以上主症，或1个主症、2个次症，并结合起病、诱因、肝功能检查等可确诊。

（2）西医诊断标准

参照《病毒性肝炎防治方案》（中华医学会肝病学分会传染病与寄生虫病学分会，2000年修订）。

病史：既往无肝炎病史，急性起病。近期有与确诊的病毒性肝炎患者（特别是急性期）密切接触史或不洁饮食史，或经常接触肝炎病毒污染物（血液、粪便等），或半年内有输注血制品史或消毒不严格的注射、手术史。

主要症状：病初可有发热，随即出现乏力、纳差、恶心、厌油腻、尿黄等症状，注意有无牙龈出血、鼻衄、皮肤瘀斑等出血倾向，有无精神改变、头晕、意识障碍等肝性脑病症状。

主要体征：全身皮肤及巩膜黄染，肝脏肿大并有压痛、肝区叩击痛阳性。

辅助检查：血清谷丙转氨酶及总胆红素升高；病毒学检测：甲、乙、丙、丁、戊型肝炎病毒学指标阳性。

【证候诊断】

（1）肝胆湿热证：口干，口苦，恶心，纳呆，脘腹痞满，乏力，或身目俱黄，色泽鲜明，大便干，小便黄赤，苔黄腻，脉弦滑数。

（2）湿阻脾胃证：恶心厌油，呕吐不止，纳呆腹满，头身困重，倦怠乏力，或身目发黄，大便溏薄，舌质淡红，苔腻微黄，脉濡。

（3）肝郁气滞证：胁肋胀满或者胀痛，偏于右胁，胸部满闷，精神抑郁，时时太息，或烦躁易怒，恶心纳呆，厌食油腻，咽中如有物梗阻，经行乳房胀痛，或者月经不调，舌苔薄白，脉弦。

（4）肝郁脾虚证：胁肋隐痛，乏力，纳差，脘腹胀满，少气懒言，面色萎黄，大便溏泻，舌质淡，体胖，边有齿痕，苔薄白，脉沉弦。

【辨证思路】

本病病因多为湿热毒邪，加之正气虚衰不足以抗御病邪而发病。病机为湿热毒邪壅滞体内，使肝疏泄失调，气机郁结；留阻于脾则脾失健运，内生湿热，壅阻于中焦脾胃，邪毒滞留，胆汁排泄失常发为黄疸。其病变的特点，可概括为毒侵、正虚、气郁、血阻四个方面。这四者相互联系，相互影响，共同决定本病的发生、发展和转归。正气不扶则难胜毒邪，毒邪不去则气机郁结，气郁不解则血脉难通，血行不畅则加重气滞，形成恶性循环，最终导致肝脏的严重损害。主要的病变脏腑是脾胃肝胆。主要病理变化是湿热、寒湿、疫毒导致脾胃肝胆的功能失调或亏虚及其产生的气滞、血瘀、胆郁及胆溢。病变常由气及血，由实转虚，多由脾胃累及肝胆。治疗以清热解毒、疏肝理气、健脾化湿、行气活血、清热利湿、利胆退黄等法遣方用药。

【辨证选择口服中药汤剂】

（1）肝胆湿热证

治法：清热利湿。

方药：桃红化浊汤加减。

桃仁 10g　　　红花 6g　　　香薷 10g　　　佩兰 15g

藿香 10g　　　茵陈 15g　　　茯苓 15g　　　炒苡仁 15g

青皮 10g　　　郁金 10g　　　白茅根 15g　　　板蓝根 15g

金钱草 30g

（2）湿阻脾胃证

治法：醒脾除湿。

方药：茵陈四苓散加减。

茵陈 15g　　　白术 15g　　　茯苓 15g　　　猪苓 15g

泽泻 15g　　　生苡仁 15g　　　白蔻仁 15g<sup>（后下）</sup>　砂仁 8g<sup>（后下）</sup>

鸡内金 15g

（3）肝郁气滞证

治法：疏肝理气。

方药：疏肝理气汤加减。

柴胡 10g　　　炒白芍 15g　　　枳实 10g　　　炙甘草 6g

丹参 15g　　　香橼 15g　　　青皮 10g　　　郁金 12g

| 川芎 10g | 苍术 10g | 栀子 10g | 神曲 10g |

（4）肝郁脾虚证

治法：疏肝健脾。

方药：四逆散合六君子汤加减。

| 柴胡 10g | 枳实 10g | 白芍 10g | 陈皮 10g |
| 法夏 10g | 党参 15g | 炒白术 15g | 茯苓 15g |
| 炙甘草 6g | 木香 10g | 砂仁 8g<sup>（后下）</sup> | |

【辨证选择院内中药制剂或中成药】

（1）清热解毒利湿类：复方抗病毒颗粒、清开灵制剂、茵栀黄制剂、苦黄注射液等。

（2）疏肝解郁健脾类：和肝理脾丸等。

（3）补益气血肝肾类：肝毒清浓缩丸、健肝口服液、黄芪当归口服液、黄芪制剂、生脉制剂等。

（4）活血化瘀化痰类：大黄䗪虫丸、复方丹参制剂、血府逐瘀口服液、消石片等。

【其他疗法】

根据病情选择应用中药穴位注射，中频脉冲电治疗，中药穴位贴敷治疗，特色中药制剂直肠滴入治疗等。同时应针对病原学进行抗病毒治疗。

【护理调摄】

（1）心理护理：加强宣教，保持乐观心态，减少焦虑及情绪波动。嘱家属关心患者，提供安静舒适的生活环境。

（2）饮食护理：避免暴饮暴食，忌生冷、油腻、辛辣，禁酒，少食人工合成和含防腐剂的食物。

（3）起居护理：保障睡眠，注意保暖，适度活动。避免剧烈体育运动及重体力劳动。重症患者应卧床休息。

（4）用药：告诫患者不随意服药，以免服药不当而加重肝脏负担和肝功能损害。

【疗效评价】

（1）评价标准

①中医证候疗效

显效：中医临床症状、体征明显改善，证候积分减少≥70%。

有效：中医临床症状、体征均有好转，证候积分减少≥30%。

无效：中医临床症状、体征无明显改善，甚或加重，证候积分减少＜30%。

②肝功能：通过谷丙转氨酶和总胆红素的变化评价肝功能的改善情况。

治愈：肝功能正常。

显效：谷丙转氨酶<80 IU/L，总胆红素较基线下降70%或总胆红素＜51.3μmol/L。

有效：谷丙转氨酶和总胆红素有所下降。

无效：谷丙转氨酶和总胆红素无变化。

（2）评价方法

①对主要症状进行动态观察，记录主要症状改善和消失的情况。

②每周复查肝功能，评价肝功能改善情况。

## 2. 慢性乙型病毒性肝炎

慢性乙型病毒性肝炎（简称"乙肝"）是一种严重危害人类健康的疾病。目前全世界约有3.5亿乙肝携带者，而我国约有1.2亿HBsAg阳性者，乙肝病毒持续感染会导致肝硬化和原发性肝细胞肝癌等肝脏疾病，已成为世界第九大死因。随着乙肝疫苗的广泛接种，本病的发病率有所降低，但现有的患者和病毒携带者的治疗仍是需要关注的问题。乙肝病程长，症情迁延难愈，容易反复，西医抗病毒治疗存在病情反复、耐药、无法抑制肝纤维化等许多难以解决的问题。根据本病特点，当属于中医"肝痹""胁痛""积聚"等范畴。

（1）乙肝致病类似温病伏邪

"冬伤于寒，春必病温。"伏邪在"伏"的状态之时很难察觉，在潜伏过程中不能自动清除，对人体的影响逐渐增大，直至出现由量变到质变而引起发病。乙肝病毒为湿热毒邪，邪入人体则如油裹面，缠绵不解，可长期潜于肝体。其侵袭肝脏，具有潜伏性、反复发作、迁延不愈的特点。乙肝病毒传染性强，传播途径复杂，流行面广，发病率高。而疫气或温毒引起的伏邪温病同样具有这样的特点，二者的致病特点极为相似，故在临床实践中可将乙肝的治疗按照中医温病伏邪进行辨治。

（2）正气不足是发病重要因素

伏邪致病多为病邪郁积日久，其势力聚积到一定程度而暴发，或因外邪引动内伏之邪而发病。无论何种发病，正气不足皆是其必要条件，所谓"正气存内，邪不可干；邪之所凑，其气必虚"。虽然致病中起先决条件的是伏邪潜藏，但若正气充足，则可驱邪外出。正所谓《素问·金匮真言论》说："夫精者，身之本也。故藏于精者，春不病温。"乙肝之所以反复发作，缠绵难愈，正气亏虚是非常重要的病机所在。正气不足表现在不能识别邪气而任其伏藏于体内。这些观念与西医学认为个体的免疫功能状况决定着乙肝发生、发展、演变的过程相一致。

（3）中西合参辨治疾病

在诊治乙肝中应注重中西合参，各取所长。唐容川提出"中西汇通"，张锡纯主张"衷中参西"，开启了中西合参辨治先河。应将中医辨病与西医实验室检查结合，作为论治的基础。中医辨病可了解疾病的特异性，辨证可认识疾病阶段性，西医学能加深对疾病病理的认识。在诊治乙肝患者时，详细询问病情，认真查体，完成中医四诊，同时完善相关的实验室检查，如肝功、乙肝系列、乙肝病毒定量、肝纤维化指标、腹部超声等。在此基础上制订治疗方案，或以抗病毒为主，或以抗纤维化为主，或以扶助正气为主，或扶正与驱邪兼施。在治疗中，除临床症状改善外，还将实验室检测指标作为病情好转的重要标志，根据检查结果积极调整用药。此外，还可根据现代药理学研究选择用药，如乙肝合并肝脏肿瘤在临床辨治同时，可加用半枝莲、白花蛇舌草等抗癌药物以巩固疗效。在乙肝患者病毒升高时，加入苦参、虎杖、重楼等抗病毒药物。中医、西医虽思维方式不同，但都有其相应的辨病与辨证方法。只有将两者有机地结合起来，应用整体观念的思维模式，才能更好认识和治疗疾病。

（4）诊病要重视舌脉

我们在乙肝的诊治中必须重视舌诊与脉诊。"有诸内，必形于外"，舌象、脉象与人体脏腑、经络、气血及津液均有密切的关系，能够反映机体生理、病理上的细微变化。

①察舌质、舌苔以及舌下络脉，可以直接反映人体津液的盈亏与脏腑阴阳的盛衰虚实。舌质颜色可明确疾病的虚实寒热，察舌苔可协助辨证分型，察舌下络脉可明确经络血脉脏腑的瘀滞情况，还可为判定疾病预后提供依据。如肝病患者大多病程较长，在疾病初期，多见舌质淡、边有齿痕、舌苔薄白的表现，则为肝气乘脾，肝郁脾虚之象；若患者早期，常可出现血分伏邪，出现肝经血热之病机，患者多可出现舌质淡红、边尖红、舌上有小瘀点这一特点，我们将此舌象作为本型辨证论治的特异性体征，治宜凉血解毒为主；若患者肝郁脾虚，日久脾虚湿盛，湿热相火内盛，疾病缠绵难愈，则可见舌质偏红、舌体胖大、苔白厚腻或黄厚腻之象，出现这样的舌体，则表明疾病进展，出现湿热相火之象，治宜化湿清热之桃红化浊汤；而肝病后期，郁久化热，郁热相火灼伤肝阴，阴津亏虚，阴虚内热，则多见舌体瘦、舌质红而少苔之象，此为阴虚相火之象。

此外，还可通过观察舌质的润燥，了解津液的损耗情况，为临床治疗提供依据，并可判断疾病预后。如《温病条辨·下焦篇》中第2条："温病误表，津液被劫，心中震震，舌强神昏，宜复脉法复其津液，舌上津回则生。"若舌质湿润，多属可治、易治；若舌质干燥、芒刺无津者，多属难治。若见舌质暗红或发紫，甚或见瘀点、瘀斑者，均为内有瘀血之象。

肝病临床中一定要注重观察舌下络脉。"舌下络脉诊法"当首推《诸病源候论》，诊断时要求观察舌下络脉的神、色、形、态等方面内容，即要观察舌下络脉的颜色、形态、舌下瘀斑、单支多支不同络脉等的色、形、态的常与变，对协助诊断脏腑气血是否通畅，经络营卫运行是否调和，有无气机阻滞、瘀血阻络等均有很大帮助。若舌下脉络迂曲、增粗、深紫、黑色以及局部增生多表示体内瘀血阻络，其迂曲、增粗的程度，颜色的深浅可表明瘀血的严重程度。据其舌象表现，可反映相应之病机、病位、病性，为确定治疗法则、选方用药提供一定的依据。

②脉诊是中医一大特色，甚至可以说是中医的绝活和标识。脉诊来源于经络，最初它是复杂的遍身诊法，如"十二经诊法""三部九候诊法"等。到《难经》时明确提出"独取寸口"，仲景虽然参用趺阳少阴等脉，但主要的是用"寸口脉"，以后到王叔和的《脉经》时，"独取寸口法"得到了完善，二十四脉的名称、标准也规范出来，沿用至今。长期以来，中医界都把脉诊作为别阴阳、辨脏腑、论虚实、断病机、定治则、判断预后的重要根据之一，在辨证求因及审因论治中起着重要作用。

在临床诊治中，我们极为重视脉诊，可根据不同的脉象，了解疾病的证候属性、病情的轻重及预后等。《素问·阴阳应象大论》曰："善诊者，察色按脉，先别阴阳。"指出脉诊的重要性。常谓"治病必求于本"，而脉象常为疾病本质所在。在多年的临床工作中，我们积累了丰富的脉诊经验，常常在临床中舍证从脉。肝病患者多见弦脉、数脉、滞脉、涩脉、沉脉、革脉、弱脉、细脉等，而患者往往并不呈一种脉象，而以复合脉为主，如沉弦脉、沉细弦脉、沉弦弱涩脉、沉细数脉、细数脉等不同组合的脉象。肝病初起，实邪交争，可见脉沉弦而有力或弦滞；若病程日久，气血亏虚，鼓动无力，故而重按乃得，沉细无力；肝病日久，阴血不足，脉道不充，或病久入络，瘀血内阻，气机不利，则可出现脉沉弦涩；或病久伤精耗血，精亏血少，则可出现脉沉弦细弱涩或革；病程日久，郁热伤阴，阴虚内热，则可出现脉细数之象。

此外，脉象还可呈现或补充肝病患者症状之外的病机表现。肝病患者多有肝气郁结，气机阻滞之证，则经脉拘紧而多见弦脉。如患者临床以胁痛为主，胀痛明显，脉应以弦为主；若脉象除弦脉外又见涩滞脉，则多提示患者患病日久，出现瘀阻脉络之象，此时当在行气疏肝同时加用活血通络之品；如肝病患者久病阴伤，阴虚内热，当见细数脉，但见细弱脉，可见此人营血亏虚，脉道不能充盈，治疗之时当益气养阴，补益气血。如一例患者以腹胀为主，饮食不化，服大量健脾药无好转。我诊其脉左关弱，乃知其为肝气不足，木不疏土之证，遂重用黄芪、柴胡、升麻、山萸肉等以补肝益气取得佳效。正如《景岳全书·脉神章》云："脉者，血气之神，邪正之鉴也。有诸中必形诸外，故血气盛者脉必盛，血气衰者脉必衰，无病者脉必正，有病者脉必乖。"即通过脉象的变化便可反映患者脏腑之盛衰、气血之多少、疾病之进退、邪正之强弱等。且脉象与四时相应，《素问·玉机真脏论》云"春脉如弦……夏脉如钩……秋脉如浮……冬脉如营"，加之长夏之缓脉，被认为四时气候变化的正常脉象，故又称为"四时五脏平脉"。如脉应四时，则属无病，反之则为病。即"脉从四时，谓之可治……脉逆四时，为不可治"。正常情况下，寸脉、关脉当显，而尺脉当蛰伏于内，重按可得；若尺脉外显，则多为肾气虚弱之象。外邪之时，脉常为浮；气血亏虚者，多弦细；脉有力为实，无力为虚。诸如此类情况不胜枚举，均为临床提供了不可或缺的辨证诊疗依据。

（5）相火妄动，诸火辨治

我们认为乙肝的病变基础是"肝郁"，病势缠绵，随着病情进展，可以出现郁热、血热、湿热、阴虚等病机，出现湿、热、毒、瘀、虚这些病理因素，这些因素均可导致肝脏局部产生内生火热。根据相火学说的理论，应将这些病理性热能按照异常相火这种理论去探索研究。根据疾病的发生、发展进程将病理性相火分为六种，即郁热相火、血热相火、湿热相火、瘀热相火、阴虚相火与相火虚衰。而中转环节为"肝经血热"。这种辨证方法在很大程度上提高了对乙肝病因病机的理解和认识。同时用相火辨治的观点还在于提示，应时时重视阴液，防止火邪伤阴。

①郁热相火：此型是乙型肝炎发病的最早期阶段，其病理变化基础是"气

火内郁"，以肝气内郁为主要矛盾。病机为肝气郁结，郁久化火。林珮琴《类证治裁》曰："相火附木，木郁则化火。"指出木郁化火，郁火内生之病机。进一步发展，则有可能火郁耗阴。

临床症状：右侧胁下或两侧胁下自感不适，烦躁不安，情绪低落，夜间失眠，口燥咽干，小便黄，大便秘结，舌质暗红或边尖较红，舌苔薄白，脉象弦稍数。

辨证论治：本证为乙肝发病的最初阶段，当以"见微知著"为其治疗原则。可依据《内经》"木郁达之，火郁发之"的理论，结合疏理、调达、柔和、平抑等多种治法。应用疏肝气、养肝阴、清肝火的方法使气火不会向伤耗阴液方面转化。用药时，可采用辛、酸、甘、苦、咸之味。自拟解郁合欢汤：合欢皮15g，佛手10g，郁金10g，麦冬10g，天冬10g，白茅根15g，白芍10g，香橼10g，大青叶10g，丹皮10g，茜草15g以清泻肝火、疏肝解郁、养阴凉血。

方药分析及加减：方中郁金、合欢皮解郁疏肝，调肝气之横逆且不耗伤肝阴；白芍、丹皮养阴柔肝，与白茅根相合以酸甘化阴；麦冬、天冬以养阴凉血以保肝；香橼、佛手疏肝理气；茜草、大青叶以清热凉血，活血化瘀通络。全方共奏疏肝解郁、平肝降逆、清肝泻火、养肝柔阴之功效。随证加减：如有郁热伤阴时，可加枸杞子10g，生地黄15g滋阴清热；如肝郁较重时，加黄芩10g，柴胡10g，玫瑰花10g疏肝解郁；伴有肝脾轻度肿大者，加红花6g，桃仁10g活血化瘀。

证型分析：以往大多医家对于此证型治疗多采用疏肝理气之剂，较长时间应用多可引起伤津耗气的病理改变。在学习相火学说和内生火热理论后，认识到"内生火热耗伤阴液"这一问题。而在乙型肝炎早期阶段，肝气郁结是最重要的病机，而肝郁化火、火郁迫阴是乙肝进一步发展的病理过程，所以尽早阻止气郁向郁热迫阴转化是治疗的关键。因而在其"迫阴"前就给相应治疗以防止传变，做到防患于未然。在辨治此证时，将肝脏郁热称为"郁热相火"，也为使医家注意防犯内火迫阴。

**病例**

患者卢某，男，30岁，陕西省西安市人，工人。以"乙肝'小三阳'10年，耳鸣2年"于2013年9月6日初诊。

10年前查体发现乙肝两对半1、4、5项阳性，平素无不适，未治疗。近2年来间断出现耳鸣，甚则头晕、视物旋转、恶心呕吐，以每年7~8月为主。劳累及受热则加重，西安某大学第二附属医院诊为"梅尼埃综合征"，曾服中药治疗。近日症状加重来诊，纳食尚可，失眠多梦，心烦，大小便正常。否认其他疾病史。无家族性疾病史。无过敏史。查体：一般情况可，双侧巩膜未见黄染，甲状腺无肿大，心肺听诊无异常，腹软，无压痛，肝脾肋下未及，双下肢不肿，神经系统无异常。舌质淡红，苔薄黄，脉弦细。

西医诊断：慢性乙型肝炎、梅尼埃综合征。

中医诊断：肝痹、耳鸣。

证候诊断：郁热相火。

治　　法：解郁清肝，养阴凉血。

处　　方：解郁合欢汤合孔圣枕中丹加减。

| | | | |
|---|---|---|---|
| 合欢皮15g | 麦冬10g | 白芍10g | 天冬10g |
| 大青叶10g | 丹皮10g | 郁金10g | 佛手10g |
| 白茅根15g | 茜草15g | 香橼15g | 远志10g |
| 石菖蒲10g | 生龙骨25g（先煎） | 龟甲10g（先煎） | |

7剂，水煎服，每日1剂。

复诊（2013年9月13日）：耳鸣明显好转，无头晕恶心，舌脉同前。继予上方调治月余，后随访半年，耳鸣未再复发。

**按**：患者素有肝痹，肝气郁结，久而化热，郁热上扰耳窍则耳鸣；扰目则头晕、视物旋转；肝火犯胃，胃失和降则恶心呕吐；失眠多梦，心烦，舌质淡红，苔薄黄，脉弦细亦为肝郁血热之征。以自拟解郁合欢汤清肝，解郁，凉血；合孔圣枕中丹（《备急千金要方》卷十四方）补心肾，益聪明。该患者发现乙肝十余年，虽平素无不适，然其气郁的病理基础长期存在，后出现郁而化火的表现，故以疏肝气、养肝阴、清肝火的方法治疗，因辨证准确而获效捷。

②血热相火：此型多为郁热相火未经治疗或治疗不当，使得病情进一步深入发展，病邪由气分进入血分，即进入血热相火阶段。乙肝病毒蛰伏肝内，相火妄动，导致肝经血热。本型的病机特点为肝郁化热，热伤肝血。

临床症状：右侧胁下或双侧胁下不适或疼痛（可为刺痛、胀痛、隐痛，也可交替发作），情绪烦躁不安，口苦，咽干，口干，手足热，面潮红，烦闷，尿黄，大便秘结，舌质红，舌体两边色较之舌面更红，舌上或边尖有小红点，舌苔薄白或薄黄，脉象弦稍紧或数。

辨证论治：对于本型治疗遵从《王旭高临证医案》"将军之性，非可直制，惟咸苦甘凉，佐微酸微辛……以柔济刚"的治疗原则，用药时不用苦寒香燥之品，而采用辛酸咸凉之剂。自拟方药茜兰汤：茜草 15g，板蓝根 15g，白芍 15g，紫草 15g，败酱草 15g，佛手 15g 清肝凉血解毒。

方药分析及加减：方中茜草、紫草咸凉入血可清肝凉血；白芍、佛手养阴柔肝，疏理肝气；败酱草、板蓝根清热凉血解毒，共奏清肝凉血、养阴解毒之效。随证加减：若肝郁较重时，可加柴胡 10g，黄芩 10g；伴有胁痛明显时，加郁金 10g，瓜蒌 15g，桃仁 10g；伴有血热耗伤阴液时，可加生地黄 15g，沙参 10g，麦冬 15g；伴有肝脾肿大（轻度）者，可加红花 6g，桃仁 10g；若实验室检查 HBeAb（＋）、病毒高复制时，采用白苓茜兰汤，即茜兰汤加白花蛇舌草 15g，土茯苓 15g，虎杖 15g，重楼 10g 以加强清热解毒之力，必要时可加用干蟾皮 2~4g。

证型分析：有关"肝经血热"这种说法尚罕见相关记载，乙肝病毒属伏邪，可长期蛰伏肝内，在早期辨证属于肝气郁结。随着病情深入发展，通过"郁久化热"由气波及到血，气郁与伏邪相互结合形成"血分伏邪"，血热相火妄动，引起"肝经血热"，导致质变。这一阶段为肝病辨治的中转环节，如能控制"血分伏邪"及"肝经血热"，则对于乙肝的进一步发展起到较好的防治作用。肝经血热可发生于各类肝炎，尤以急性无黄疸型肝炎和慢性肝炎活动期为多见。诊断时注意舌质的变化，舌质红两边色鲜艳、舌上或舌边尖有小红点、舌苔不厚腻是本型特点。这个病理机制的提出，使我们对于乙肝病程的认识更为深入细致。

**病例**

朱某，女，60 岁，陕西省西安市人，农民。以"发现乙肝 10 年，右胁隐痛半月"于 2007 年 8 月 9 日初诊。

患者 10 年前体检时发现乙肝 HBsAg（＋）、HBeAb（＋）、HBcAb（＋），肝功能正常，未予重视。近半月劳累后感右胁隐痛，平素情绪烦躁易怒，自感情绪波动后右胁疼痛不适，寐差，纳可，大便略干，尿黄，舌红，舌尖有小红点，苔白，脉细弦。查 HBV-DNA $< 10^3$ IU/mL，肝功能、上腹部 B 超、血清肝纤维化指标均未见异常。

西医诊断：慢性乙型肝炎。

中医诊断：胁痛。

证候诊断：肝经血热。

治　　法：清肝凉血解毒。

处　　方：自拟白茜汤加减。

| | | | |
|---|---|---|---|
| 茜草 15g | 板蓝根 15g | 虎杖 15g | 醋鳖甲 10g^(先煎) |
| 紫草 10g | 土茯苓 15g | 重楼 10g | 白花蛇舌草 15g |
| 川芎 10g | 醋柴胡 10g | 鸡内金 15g | 炒白芍 15g |
| 佛手 10g | 败酱草 10g | | |

7 剂，水煎服，每日 1 剂。

上方加减服用 2 个月后复诊，患者诸症悉除，纳可，二便调，情绪稳定。

**按**：西医认为乙肝携带者不需治疗，对于复杂症状多认为是"神经官能症"，无特效治疗。中医治病注重整体观念，患者就诊时已有烦躁、失眠、脉弦、舌红、舌尖有小红点等肝经血热症状，即血热相火的表现。肝炎病毒属伏邪范畴，肝炎早期是肝气郁，只有病情深入，气郁与伏邪相结合形成"血分伏邪"，郁久化热达到"肝经血热"之际，才导致质变。秦伯未《谦斋医学讲稿》论肝病篇说："肝郁证的全过程，其始在气，继则及血……凡肝脏郁热容易暗耗营血。"故按中医辨证论治的原则，治疗不宜用苦寒香燥之剂，遵从《王旭高临证医案》"将军之性，非可直制，惟咸苦甘凉，佐微酸微辛……以柔济刚"的原则。针对"肝经血热"的这一病机，采用辨病与辨证相结合，应用自拟方白茜汤加减治以清肝凉血解毒。方中茜草、紫草咸凉入血，配伍板蓝根、败酱草清热解毒，佛手、白芍理气平肝，并加白花蛇舌草、重楼、土茯苓、虎杖加大清热解毒之功。同时配醋柴胡、川芎以疏肝理气活血，鸡内金、炙鳖甲以健脾软坚通络。经治疗，患者症状明显改善，提高了患者生活质量。本病例的治疗突显了中医优势所在。

③湿热相火："见肝之病，知肝传脾"指出肝郁乘脾为肝病最为常见的病理传变。脾健失运，湿邪内生，肝郁兼湿，久而化热，病情反复，病程迁延，则成湿热相火。该型的特点为肝郁夹湿，湿热内蕴。

临床症状：胸胁胀闷，腹部胀满不适，口中黏腻，食纳差，情绪烦躁，四肢乏力，目赤或小便黄，舌质红，舌苔白厚腻或黄白相间，脉象弦数，或可出现身黄、目黄之症。

辨证论治：丹溪对于湿热相火，采用苦寒泻火法，而对乙肝中的湿热相火却不适合。针对此型当应采用清热而不助湿，利湿而不伤阴之法则，宜芳香化浊、辛开苦降。在临床中自拟桃红化浊汤：桃仁10g，红花6g，藿香10g，茵陈15g，青皮10g，郁金10g，香薷10g，佩兰15g，茯苓15g，炒苡仁10g，白茅根15g，板蓝根15g以疏肝健脾、清热利湿。

方药分析及加减：方中用藿香、香薷、佩兰叶可芳香化浊以醒脾困；茯苓、炒苡仁健脾化湿以健脾运；茵陈、板蓝根、白茅根清热利湿以泻相火。桃仁、红花活血通络以防瘀结，同时引药入血分以清血分湿热。随证加减：若伴有出血明显者，去红花、桃仁，加茜草15g，紫草10g；如热毒较重者，去香薷，加虎杖 15g，丹参 15g；若湿热明显，出现黄疸者，去香薷，加鸡内金 15g，金钱草 15g，郁金 10g。

证型分析：本证病位在肝，而湿热是本型最主要的病因病机。本型在临床较为多见，如丹溪曰："湿热相火，为病最多，人罕有知其秘者。"确属经验之谈。对于本型湿热伤肝的治疗仿照温病各家治疗湿证的理论。其病因病机分别为"太阴内伤，湿饮内聚，客邪再至，内外相引"和"热得湿而愈炽，湿得热而湿欲横……湿热两合，其病重而速"。湿热之邪，缠绵不已，如油入面，胶结难分，治疗困难。在调治时则应紧紧抓住肝郁与湿滞这两者之主要矛盾，疏肝时勿耗气伤阴，化湿时勿寒凉滞脾。

病例一

于某，男，34 岁，陕西省西安市人，工人。以"乙肝标志物阳性，时有右胁疼痛 20 年"于 2004 年 3 月 6 日初诊。

患者 1984 年检查乙肝 HBsAg（＋）、HBcAb（＋），肝功能正常，时有右胁隐痛，间断中西医治疗，但症状时有发作。今为复查来诊，症见：时有右胁疼痛，饭后为甚，纳可，困乏，尿黄，大便 2 ～ 3 日 1 次。患者平素酗酒。查体：神志清，精神差，皮肤黏膜及巩膜无黄染，未见肝掌及蜘蛛痣，腹部平软，肝脾未触及，神经系统检查（－）。舌质暗红，苔白厚，脉弦细滑，右反关。肝功能：正常；HBV-DNA1.28×$10^5$copy/mL；B 超：肝胆胰脾未见异常；血清肝纤维化：HA130.7ng/mL；AFP ＜ 10ng/mL。

西医诊断：慢性乙型肝炎。

中医诊断：胁痛。

证候诊断：肝郁夹湿热。

治　　法：疏肝健脾，化湿清热。

处　　方：拟桃红化浊汤加减。

| 桃仁 10g | 红花 6g | 郁金 12g | 佩兰 15g |
| 藿香 10g | 茵陈 15g | 茯苓 15g | 炒苡仁 15g |

青皮 10g　　　　白茅根 15g　　　　板蓝根 15g　　　鸡内金 15g

茜草 15g　　　　虎杖 15g　　　　醋鳖甲 12g<sup>（先煎）</sup>

14 剂，水煎服，每日 1 剂。

从二诊起，中药继以疏肝健脾、化湿清热，佐以解毒通络为大法，上方加减治疗 8 个月。

8 个月后就诊（2004 年 11 月 10 日）：患者精神好转，纳可，二便调，无两胁不适，舌质淡红，苔薄白，脉沉细，右反关。复查：乙肝同前，肝功能正常；HBV-DNA < 10³copy/mL；上腹部 B 超、血清肝纤维化指标均未见异常。经过治疗，患者病毒控制，肝功能及肝纤维化均正常，治疗效佳。

**按：** 桃红化浊汤为治疗肝胆湿热型肝病的经验方。肝病迁延必然乘脾，使脾失健运，加之平素酗酒，故易出现肝郁夹湿，郁久化热，从而形成湿热相火之证。湿热是病因，肝脏是病位。湿热缠绵，如油入面，胶结难分，治疗较难。本患病机关键为湿热瘀阻肝络，故而导致肝纤维化形成，影响病毒的清除。治法方面不宜苦寒泄火法，而采用利湿而不伤阴，清热而不助湿之法，宜芳香化浊、辛开苦降之法。应用桃红化浊汤以疏肝健脾、化湿清热，佐以解毒通络。配以鸡内金、醋鳖甲以健脾软坚通络，茜草、虎杖以凉血活血解毒。经治湿热清利，脉络畅通，邪有出路，疗效自现。

病例二

患者王某，女，40 岁，陕西省西安市人，农民。以"发现乙肝 1、4、5 阳性 10 余年，腰痛半年加重 2 个月"于 2015 年 4 月 24 日初诊。

患者 10 余年前发现"乙肝 1、4、5 阳性"，乙肝病毒定量高（具体不详），上腹部超声及肝功能正常，未曾系统诊治。半年前出现腰痛，近 2 个月来腰痛加重，尤以晨起为重，活动则舒，纳食及睡眠尚可，大便黏腻不畅，3 次 / 日，小便可。现求中医治疗来诊。既往无其他疾病史。查：神志清，精神差，面色晦暗，皮肤黏膜及巩膜无黄染，未见肝掌及蜘蛛痣，腹部平软，肝脾未触及，神经系统检查（-）。舌暗红，苔薄黄腻，脉濡弦细。

西医诊断：慢性乙型肝炎、腰肌劳损。

中医诊断：肝痹、腰痛。

证候诊断：湿热相火。

治　　法：清利肝经湿热。

处　　方：桃红化浊汤加减。

| 桃仁 10g | 红花 6g | 郁金 12g | 佩兰 15g |
| 藿香 10g | 茵陈 15g | 茯苓 15g | 炒苡仁 15g |
| 青皮 10g | 白茅根 15g | 板蓝根 15g | 鸡内金 15g |
| 香薷 10g | 白术 15g | | |

14 剂，水煎服，每日 1 剂。

复诊：患者服上方后腰痛明显减轻，舌淡红，苔白腻稍黄，脉濡弦细。继予上方加减调治 14 服愈。

按：《素问·生气通天论》曰："因于湿，首如裹，湿热不攘，大筋緛短，小筋弛长，緛短为拘，弛长为痿。"腰痛非独肾所主，肝者罢极之本，本例腰痛乃筋病，腰肌筋肉受累，肝主筋，肝经湿热走窜经络，气机不畅，筋脉拘急则痛。故腰痛从肝论治，以化湿清热为主，酌加宣畅气机之品，气行则湿化。

④瘀热相火：本型的发病原因为郁热相火或血热相火进一步发展，气滞血瘀，瘀血阻络，郁久化热，伤及肝阴，而形成瘀热相火之证。本型特点为瘀热互结伤阴。

临床症状：腹部胀满不适，胁下痞块，食纳差，口干，大便秘结，舌质红或紫暗有瘀斑，质干而少津，舌下脉络迂曲，脉细涩或弦涩为主，甚或出现身黄、目黄之象。

辨证论治：瘀热相火为湿热相火或血热相火进一步发展，引起瘀血阻络，热瘀互结，化热伤阴之证。若瘀血不著，正气尚足时，也可采用血热相火之凉血解毒法，同时加用养阴散瘀之品。可用茜兰汤加大黄 8g，鸡内金 15g，白茅根 15g，麦冬 10g 等。若血瘀较甚而正气不足，则当养阴化瘀、软坚散结，兼以扶正。拟三才化纤汤：党参 10g，天冬 10g，麦冬 10g，桃仁 10g，茜草 15g，紫草 15g，地龙 10g，鸡内金 15g，醋鳖甲 12g<sup>（先煎）</sup>，生黄芪 15g，桑椹 10g，大枣 18g 以攻补兼施，养阴化瘀。

方药分析及加减：在瘀血不著而正气尚足时，茜兰汤加味治疗。取茜兰汤凉血解毒，加用白茅根、麦冬以养阴，大黄、鸡内金散瘀消积。在瘀血较甚而正气不足时，采用三才汤益气养阴；茜草、紫草凉血解毒；醋鳖甲、鸡内金软坚散结；桃仁化瘀散瘀，活血润肠；地龙疏络化瘀；黄芪、桑椹、大枣补气养血，扶助正气。如出现瘀热发黄之证，则可在化瘀同时可加茵陈 15g，金钱草 15g，白茅根 15g，郁金 10g 等以凉血利胆退黄。

证型分析：本证多为乙肝湿热相火或血热相火失治或病情进展而来。《金匮钩玄·胁痛》曰："死血，桃仁、红花、川芎。"指出了瘀血为引起胁痛的主要病因。本证病机乃为瘀、热与伤阴互见，故当以清热化瘀养阴为主。然所谓瘀为热之甚，热为瘀之渐，此血分瘀热多从血热而来，故凉血便可化瘀，还可杜绝再生瘀热。故在瘀血不著而正气尚足时，以凉血解毒、养阴散瘀为法。滋阴也可化瘀，在阴虚津亏之时，血液流动不畅，同样出现血瘀之证。此时予以滋阴，犹若河中之石，水冲即走也，同样也可起到化瘀之效。当血瘀较甚而正气不足时，则予攻补兼施、养阴软坚化瘀之治。本证主要病机为瘀热互结伤阴，治疗当在清热散瘀同时注重养阴。

**病例**

张某，男，43 岁，陕西省西安市人，工人。以"困乏 4 年，发现胁下积块 1 周"于 2003 年 10 月 22 日初诊。

患者 1999 年自感困乏，查乙肝：HBsAg（＋）、HBcAb（＋），病毒量高，肝功能正常，腹部 B 超未见异常，曾用"干扰素"治疗 3 个月，因右胁疼痛，复查肝功能：转氨酶升高，遂停药。后间断保肝治疗。1 周前 B 超查出脾大、门静脉增宽，遂来就诊。症见：两胁时有疼痛，困困乏，情绪易怒，纳可，尿黄，大便不成形，寐差。舌质暗红，苔薄白，舌下络脉迂曲，脉弦细。肝功能：

ALT214U/L、AST197U/L、A/G：42/35.1；B 超：①肝光点稍增密，门静脉 1.3cm；②脾大，HBV–DNA5.6×$10^5$copy/mL；上消化道钡透：慢性浅表性胃炎；血清肝纤维化指标：HA142ng/mL、PC Ⅲ 234 mg/mL；AFP16.85ng/mL。

　　西医诊断：慢性乙型肝炎、慢性浅表性胃炎。

　　中医诊断：积聚。

　　证候诊断：肝经血热夹瘀。

　　治　　法：凉血解毒，化瘀通络。

　　处　　方：自拟白茜汤加减。

| | | | |
|---|---|---|---|
| 茜草 15g | 紫草 10g | 白花蛇舌草 15g | 重楼 10g |
| 土茯苓 15g | 虎杖 15g | 板蓝根 15g | 鸡内金 15g |
| 醋柴胡 10g | 炒白芍 15g | 枳实 10g | 炙甘草 6g |
| 丹参 15g | 生黄芪 15g | 醋鳖甲 12g（先煎） | |

14 剂，水煎服，每日 1 剂。

　　从二诊起，守上方中药继以凉血解毒、化瘀通络为大法治疗半年余。

　　半年后就诊（2004 年 5 月 11 日）：患者精神好转，无明显两胁不适。舌质红，苔薄白，脉沉细。复查肝功能：A/G：44.5/27.4；HBV–DNA < $10^3$copy/mL；B 超：肝胆脾胰声像图未见异常，门静脉 1.1cm。患者病毒量控制，肝功能及肝纤维化指标、AFP 均正常，脾脏回缩，门静脉内径复常，疾病治疗有效。

　　**按**：乙肝的外因多因湿热毒邪侵入人体，潜伏血分而形成"血分伏邪"；内因多为情志不遂所致的"肝气郁结"，内外相合，导致"血分伏邪，肝经血热"，此乃乙型肝炎的主要发病病机；气郁日久，阻滞脉络则致肝络瘀滞；邪留日久，耗气伤阴，乃致肝脏虚损，常累及脾肾。结合患者病情，辨病与辨证相结合，临床采用凉血解毒、活血通络，应用自拟白茜汤加减。并依据病情加四逆散调理肝脾，加用醋鳖甲、黄芪、丹参等益气活血通络之品。本病例抓住疾病本质，并坚持守法守方原则，方证相符，经治半年，疗效满意。正所谓：治疗急性病必须有胆有识，慢性病贵在守方缓图。

⑤阴虚相火：肝体阴用阳，乃藏血之脏。肝郁日久，郁而化热，火热之邪必伤肝阴。肝火耗伤阴津，不仅易致自伤，还可损伤其他脏腑之阴。《景岳全书·虚损》指出："虚邪之至，害必归阴；五脏之伤，穷必及肾。"从病机过程可以看出，初期自伤肝阴为多，中期耗伤脾阴，后期乃可伤及肾阴。本型的特点为郁火伤阴，肝失濡养。

临床症状：两胁疼痛以隐隐作痛为主，休息则痛减，劳累或疲惫时疼痛增加，喜压喜按，面色晦滞，形体消瘦，体倦乏力。可伴有头晕，目眩，鼻衄、齿衄，胁下痞块，心烦，口干，手足心热或午后低热，舌质红或边尖红，苔少，脉弦细数。

辨证论治：阴虚相火，自伤肝阴，采用一贯煎：生地黄 15g，枸杞 15g，当归 12g，沙参 15g，麦冬 10g，川楝子 10g 以养阴柔肝。

阴虚相火，中伤脾阴，采用自拟滋脾饮：山药 15g，扁豆 10g，桔梗 10g，鸡内金 10g，麦芽 10g、葛根 10g，莲子肉 12g，炒苡仁 12g，山楂 12g，大枣 3 枚以滋养脾阴。

阴虚相火，下伤肾阴，无瘀血时，采用滋水清肝饮：熟地黄 15g，山萸肉 12g，山药 10g，丹皮 10g，茯苓 15g，泽泻 15g，当归 10g，白芍 15g，酸枣仁 15g，柴胡 10g，栀子 10g 以疏肝清热、滋补肝肾。

阴虚相火，下伤肾阴，兼有瘀血时，采用三甲复脉汤：生龟板 10g，醋鳖甲 10g，生牡蛎 15g，生地黄 15g，白芍 10g，阿胶 10g，麦冬 15g，麻子仁 10g，炙甘草 6g 以柔肝养阴、凉血软坚。

方药分析及加减：一贯煎方中生地黄滋养肾阴，涵养肝木。《本经逢原》云干地黄："内专凉血滋阴，外润皮肤荣泽。"枸杞子滋补肝肾，当归补血柔肝养阴。《医学启源》述："当归，气温味甘，能和血能补血。"可防肝郁化热。沙参养肺阴，所谓"金水同源"在滋水同时可滋水之上源，养肺阴时可养肝阴。麦冬养胃阴润脾土，润土以荣肝，可养阴柔肝，辛凉之川楝子疏肝凉肝，理气止痛。全方共奏滋阴疏肝之功。由于川楝子有小毒且伤阴，故在临证中多舍川楝子而加丹皮、茜草。随证加减：伴有头晕目眩可加女贞子 15g，黄精 15g，菊花 10g 清肝益肾；心中烦热加酸枣仁 10g，炒栀子 10g 以清热安神。

滋脾饮方中山药、莲子肉、扁豆、炒苡仁滋养脾阴；麦芽、鸡内金、山楂以健脾消食；葛根健脾升提脾胃之气；大枣和胃；桔梗以宣通肺气，防止木旺侮金。随证加减：伴大便秘结不畅者，加枳实 10g 以行气导滞；如兼有湿浊内盛，食纳差者，加白蔻仁 10g 化湿和胃。

滋水清肝饮方中用熟地黄滋阴补肾；山药补益脾阴；山萸肉补养肝肾；丹皮清泄肝火，并制山萸肉之温涩；泽泻利湿泄浊，防熟地黄之滋腻；茯苓淡渗脾湿，并助山药之健运；当归、白芍养血柔肝；柴胡、栀子疏肝清肝。随证加减：如脾虚夹湿，舌苔厚腻，纳差脘闷者，可采用滋脾饮加一贯煎加减。

三甲复脉汤方中用生龟板滋阴益精；生牡蛎、醋鳖甲清热养阴，平肝息风，软坚散结；阿胶滋养阴液；麻子仁滋阴润燥；麦冬、生地黄清热养阴；白芍酸甘化阴，养阴柔肝。随证加减：纳差、腹胀者，加鸡内金 10g，砂仁 8g；脘腹胀闷，胁痛明显者，可加元胡 10g，青皮 10g；肝脾明显肿大者，可加丹参 15g，桃仁 10g。

证型分析：相火妄动耗伤阴液，故而阴虚相火也最为常见。本型在临床多见于乙肝患病日久者。在阴虚相火下伤肾阴伴有瘀血时，采用三甲复脉汤治疗，其思路是受到朱丹溪大补阴丸的启发。三甲复脉汤为吴鞠通为热病后期，肝肾阴亏，虚风内动而设，具有滋阴软坚，柔肝息风功能，而将其用于治疗乙肝日久引起肝肾阴虚之证，既能滋阴柔肝潜阳，又有凉血散瘀软坚之功效，实为创新性的一种尝试。

**病例一**

文某，女，77 岁，陕西省西安市人，农民。以"发现丙肝 18 年，腹胀、乏力 1 个月"于 2013 年 7 月 11 日初诊。

18 年前发现丙肝抗体阳性，一直未予治疗。1 个月前劳累后出现腹胀、乏力，查肝功能异常，腹部 CT 提示肝硬化，西医予保肝、提高免疫等治疗，症状未见好转。现症见：腹胀，食后尤甚，乏力，口干，纳少，夜休差，小便黄，大便干，日一行。舌尖红，苔少，脉弦细涩关大。查腹部 CT：肝硬化，脾大，多发性肝囊肿；胃镜：慢性萎缩性胃炎伴急性胃窦炎；肝功能：TBIL27.3μmol/L、DBIL13.6μmol/L、ALT383U/L、AST313U/L、GGT217U/L、TBA12.12μmol/L、A/G=36.1/36.6；免疫系列：IgG43.9g/L、补体 C30.8 g/L；自身免疫系列：干燥综合征抗体（+）；丙肝抗体：（+）；HCV-RNA4.92×$10^5$IU/mL；血清肝纤维化指标：HA324.85ng/mL、LN294.2 ng/mL、PC Ⅲ 424.06ng/mL、IV-C451.86 ng/mL。

西医诊断：丙肝肝硬化、干燥综合征、慢性萎缩性胃炎伴急性胃窦炎。

中医诊断：积聚。

证候诊断：阴虚血瘀。

治　　法：养阴清热，益气通络。

处　　方：五参饮合自拟疏络化纤汤加减。

| | | | |
|---|---|---|---|
| 党参 15g | 沙参 15g | 丹参 15g | 玄参 15g |
| 苦参 15g | 桃仁 10g | 茜草 15g | 海螵蛸 12g |
| 地龙 10g | 鸡内金 15g | 生黄芪 15g | 醋鳖甲 12g（先煎） |
| 桑椹 10g | 百合 20g | 生地黄 15g | 生龟板 12g（先煎） |
| 火麻仁 15g | 大枣 3 枚 | | |

7 剂，水煎服，每日 1 剂。

二诊（2013 年 7 月 19 日）：患者口干，大便干结较前好转，食纳欠佳，乏力明显，小便正常，睡眠欠佳，不易入睡，情绪不畅。舌质暗红，少苔，脉弦细略数。方药：五参饮合自拟解郁汤加减。

| | | | |
|---|---|---|---|
| 党参 15g | 沙参 15g | 丹参 15g | 玄参 15g |
| 苦参 15g | 合欢皮 15g | 夜交藤 15g | 郁金 12g |
| 茜草 15g | 麦冬 15g | 佛手 10g | 炒白芍 15g |

郁李仁 15g　　　　砂仁 8g<sup>(后下)</sup>　　百合 20g　　　醋鳖甲 15g<sup>(先煎)</sup>

生地黄 20g　　　　大枣 3 枚

14 剂，水煎服，每日 1 剂。

三诊（2013 年 8 月 16 日）：3 周前曾外感已愈。现夜间汗多，心悸，口干，眠差，纳呆，头昏，小便调，大便偏干，舌质红，苔少，脉弦数稍革。方选洋参三才汤合清暑益气汤加减，益气养阴，清暑化湿。

天冬 12g　　　　　生地黄 15g　　　西洋参 8g<sup>(另煎)</sup>　生黄芪 15g

升麻 6g　　　　　　泽泻 6g　　　　　神曲 10g　　　　橘皮 15g

麦冬 10g　　　　　当归 10g　　　　　炙甘草 6g　　　　青皮 8g

黄柏 12g　　　　　葛根 6g　　　　　　五味子 15g　　　醋鳖甲 15g<sup>(先煎)</sup>

火麻仁 10g　　　　砂仁 8g<sup>(后下)</sup>

14 剂，水煎服，每日 1 剂。

四诊（2013 年 8 月 30 日）：胃胀，食纳增加，出汗多，心悸减轻，口干，舌尖痛，头昏，诉血压偏低，二便调，舌红少苔，脉弦细数。方药：洋参五参饮合疏络化纤汤加火麻仁 10g。服用 14 剂，水煎服，每日 1 剂。

五诊（2013 年 9 月 17 日）：食纳欠佳，口干，困乏明显，出汗多，二便调，舌质红，苔少，脉弦细稍涩。临时调整治疗以滋养脾阴为主。方药：滋脾饮（山药、白扁豆、莲子、炒苡仁、鸡内金、葛根、桔梗、神曲、炒麦芽、大枣）加西洋参 6g，醋鳖甲 15g，火麻仁 15g，百合 20g，桃仁 15g，玄参 15g，山楂 15g。7 剂，水煎服，每日 1 剂。

六诊（2013 年 9 月 24 日）：食纳较前好转，精神尚可，口干好转，大便稍干，舌质红有津液，苔少，舌下络脉可见，脉弦细涩数。方药：洋参五参饮合疏络化纤汤加山药 15g，莲子 15g，白扁豆 15g，火麻仁 15g，百合 20g，山楂 15g。14 剂，水煎服，每日 1 剂。

七诊（2013 年 10 月 15 日）：胃脘胀满不适，无食欲，大便量少稍干，头晕，血压 115/55mmHg，夜间心慌，偶有早搏，睡眠尚可，舌质红，苔少，脉沉弦涩。方药：洋参五参饮合疏络化纤汤加莲子肉 15g，肉苁蓉 15g，瓜蒌仁 15g。14 剂，水煎服，每日 1 剂。

八诊（2013 年 10 月 29 日）：食纳好转，胃脘胀满减轻，大便略干，日一行，舌红苔少，脉细弦涩。复查肝功能：GGT70U/L、TBA（－）、A/G：39.7/36.1；HCV-RNA < $10^3$IU/mL；血清肝纤维化指标：HA139.3ng/mL、LN188.05ng/mL、PC Ⅲ 18.23ng/mL。方药：五参饮（西洋参 10g）合疏络化纤汤加郁李仁 15g，肉苁蓉 15g，百合 20g。病毒控制，肝功能及肝纤维化均明显改善。效不更方，继续治疗。

**按**：该患者慢性丙肝病程日久，经年不愈，就诊时已发展为肝硬化。加之年老体虚，其病机为郁热相火日久耗伤真阴，导致阴虚血瘀证。治则应为滋阴清热，柔肝养阴，益气通络。治方采用五参饮合疏络化纤汤治疗取效。五参饮是取自孙思邈《千金翼方》"五参丸"，功效养阴清热、益气通络。肝病患者常见相火内盛，日久耗气伤阴，出现气阴两虚之证，联合化瘀通络之自拟疏络化纤汤，以益气养阴、柔肝通络，切中阴虚血瘀病机要点。其间用西洋参替换人参，旨在加大益气养阴清火之功；同时有因病情变化随证调整的清暑益气汤治疗暑热气津两伤证，滋脾饮滋养脾阴，解郁汤清解肝郁、健脾安神，达到标本兼治之效。

本病例说明，用丹溪相火学说为指导，治疗慢性顽固性疾病，安全有效。同时患者是年迈体弱、多脏器、多病种的病例，临床治疗当紧抓主要病机，辨证施治，守法守方，贵在坚持，方可奏效。

### 病例二

姚某，男，59 岁，陕西省合阳人，牧民。以"反复腹胀、尿少 1 年"于 2014 年 8 月 27 日初诊。

2013 年 11 月患者劳累后出现腹胀、尿少，当地医院诊断为"乙肝肝硬化合并腹水"。口服"恩替卡韦"病毒控制，但腹水难以消退，多次大量利尿及腹腔穿刺放腹水治疗，腹水控制不佳。1 个月前无明显诱因出现发热，经检查，诊断为"布鲁菌感染"，予口服"多西环素片"规范治疗。但患者腹胀难忍，身体日益消瘦，西医无特效疗法，为求中医治疗前来就诊。患者被搀入诊室，精神差，单腹胀大，四肢消瘦，两胁隐痛，午后低热，体倦乏力，语声低怯，双目干涩，口干、口苦，纳食及睡眠差，大便干结，小便短赤。查体：双侧巩膜未见黄染，腹部膨隆，按之坚硬，腹壁青筋隐隐，移动性浊音（＋），大量腹水，双膝以下中度凹陷性水肿。舌质红绛，体瘦，少苔，根部苔厚色黑，脉沉细。

西医诊断：慢性乙型肝炎、肝硬化腹水并布鲁菌感染。

中医诊断：鼓胀。

证候诊断：肝肾阴虚。

治　　法：养阴清热，软坚利水。

处　　方：拟甲苓饮加减。

鳖甲 15g^(先煎)　　　生地黄 24g　　　阿胶 10g^(烊化)　　　生龟板 12g^(先煎)

生牡蛎 15g^(先煎)　　炒白芍 15g　　　麦冬 15g　　　　　泽泻 15g

冬葵子 15g　　　　　夜交藤 15g　　　猪苓 20g　　　　　茯苓 20g

火麻仁 20g　　　　　百合 20g　　　　三七 6g^(冲服)　　　砂仁 6g^(后下)

白茅根 30g　　　　　车前子 30g^(包煎)

7 剂，水煎服，每日 1 剂。

二诊（2014 年 9 月 11 日）：患者被扶入诊室，精神有所好转。自诉服药后尿量增多，腹胀明显减轻，两胁仍隐痛不适，双目干涩及口干口苦均好转，纳食增加，睡眠好转，大便通畅。舌脉基本同前。予上方去冬葵子，猪苓减半，加黄芪 30g，鸡内金 15g，怀牛膝 15g。14 剂，水煎服，每日 1 剂。

三诊（2014 年 9 月 24 日）：患者自行步入诊室，精神尚可，腹胀进一步减轻，双下肢轻度水肿，双目干痒，稍有口干、口苦，纳食及睡眠可，舌暗红，体瘦，少苔，根部苔略黑，脉沉弦细。上方去白茅根，加三才汤。14 剂，水煎服，每日 1 剂。

四诊（2014 年 10 月 8 日）：患者精神明显好转，语声如常，腹水基本消退，双下肢不肿，双目干痒消失，无口干、口苦，纳食可，睡眠好，二便调。舌质暗红体瘦，苔薄少，脉沉弦细。中药效不更方，随证加减治疗 2 个月，病情稳定。

**按：** 鼓胀一病，夙称四大难治证之一，以其起病之缓，与其治效之迟，断非其他杂症可比。本案患者肝硬化晚期出现腹水，因病情复杂，迁延日久，耗气伤阴，加之利水过度导致肝肾阴虚。若再行大量利尿、放腹水之举，则阴虚益甚，阴虚火起，从而形成阴虚相火，有动血、动风之势。《格致余论》曰："相火易起，五性厥阳之火相扇，则妄动矣。火起于妄，变化莫测，无时不有，煎熬真阴，阴虚则病，阴绝则死。""治病必求于本"，故此时不可再强行利水，而当固护阴精，此正合"本于阴阳"之意。且患者合并布鲁菌感染，本病归属中医学温病范畴，因发热已 1 个月之余，温邪易夺阴津，温病后期更需注重固护阴精，所谓"存得一分阴液，便有一分生机"。

综合脉证，四诊合参，辨其为阴虚型鼓胀。治疗原则应该扶正祛邪同用，以扶正为主，兼顾祛邪，扶正即益气养阴，祛邪即软坚利水。处方选用经验方甲苓饮化裁。此方是由滋阴潜阳之三甲复脉汤与养阴清热利水之猪苓汤组合而成。意在滋阴潜阳软坚与清热养阴利水并进，利水不伤阴，滋阴不敛邪，使水气去，邪热清，阴液复，诸症自解。初诊原方基础上，加白茅根、车前子以增强清热利水之功；加冬葵子通利二便，所谓"小关不通通大关，一关通，百关俱通"；加百合、夜交藤以养心安神；三七入肝经，走血分，具有止血不留瘀，化瘀不伤正之功效，加之又可防止上消化道出血；加砂仁化湿醒脾以防诸药滋腻碍脾。二诊患者腹水有所减退，故去冬葵子，猪苓减半，正所谓"衰其大半而止"；加黄芪、怀牛膝扶正以祛邪；加鸡内金消食健胃，通过增加饮食以扶助正气。三诊腹水渐退，故去白茅根，加三才汤益气养阴，固护阴精。四诊患者腹水基本消退，精神明显好转，守方治疗以巩固疗效。本例着眼于阴虚相火的病机特点，审证精详，标本同治，阴阳并调，故收效颇速。

**病例三**

刘某，女，60 岁，干部，陕西省渭南市人。以"反复呕血、便血 1 年"于 2011 年 3 月 11 日初诊。

患者 1995 年行"子宫切除术"，术中有输血。2005 年诊断为"丙肝肝硬化"，2010 年因脾功能亢进行"脾切除术"，术后反复出现呕血、便血，经治疗好转。此次于 2 周前因饮食不慎加之生气再发呕血、便血，伴见胃脘隐痛、恶心呕吐、口干喜饮、身困乏力。住院后西医予降门脉压、止血、支持治疗，控制出血。但患者胃部胀满，口干欲呕，烦满不思饮食，时有呃逆，为求中医治疗遂来诊。查其舌质红绛，舌体瘦小，少苔，脉沉细数。肝功能：TBIL40.5μmol/L、DBIL20μmol/L、A/G：35.5/21.2。血常规：WBC6.12×10$^9$/L、RBC3.21×10$^{12}$/L、HGB98g/L、PLT150×10$^9$/L。凝血四项、肾功能及电解质均正常。

西医诊断：慢性丙型肝炎、肝硬化失代偿期并上消化道出血脾切除术后。

中医诊断：血证、鼓胀。

证候诊断：脾不统血，瘀热伤络，气阴两虚。

治　　法：健脾和胃止血，滋阴养血益肾。

处　　方：滋脾饮加减。

| | | | |
|---|---|---|---|
| 生山药 15g | 白扁豆 10g | 莲子肉 15g | 炒苡仁 15g |
| 鸡内金 15g | 葛根 15g | 炒白芍 10g | 桔梗 10g |
| 炒神曲 10g | 炒麦芽 10g | 北沙参 12g | 枸杞子 15g |
| 当归 12g | 生地黄 15g | 麦冬 10g | 三七 3g$^{（冲服）}$ |

4 剂，灶心黄土煮水煎药 300mL，少量频服，每日 1 剂。

二诊（2011 年 3 月 15 日）：上方服用 4 剂，纳食增加，胃部胀满消失，大便通畅，曾出现黑便 1 次。考虑为肝疏泄功能不足，致木不疏土。在汤药滋脾饮基础上加佛手、香橼以疏肝理气，并加大益气健脾作用，10 剂。仍用灶心黄土煮水煎药，少量频服，每日 1 剂。

三诊（2011 年 3 月 25 日）：患者精神好转，纳食正常，无恶心，二便调，舌质暗红少苔，脉沉细。治疗以滋阴健脾、益气养血、软坚通络为大法，标本兼治，方选滋脾饮合当归补血汤及四乌鲗骨一芦茹丸加减。

| | | | |
|---|---|---|---|
| 生山药 15g | 白扁豆 10g | 莲子肉 15g | 炒苡仁 15g |
| 鸡内金 15g | 葛根 15g | 白芍 10g | 桔梗 10g |
| 炒神曲 10g | 炒麦芽 10g | 茜草 15g | 海螵蛸 15g |
| 醋鳖甲 15g（先煎） | 生龟板 10g（先煎） | 生黄芪 30g | 当归 12g |
| 砂仁 8g（后下） | 大枣 3 枚 | | |

14 剂，水煎服，每日 1 剂。

上方随症加减服用 3 个月余。患者再未发生出血，身体渐复，各项指标进一步改善。

**按：**肝主藏血，体阴而用阳。肝硬化患者存在气血瘀滞，疾病日久，耗气伤阴，加之反复胃出血，损耗阴血，相火内生，中伤脾阴。《血证论》曰"脾阴虚又不能滋养血脉"，使脾不统血而致出血。同时治疗须顺应肝、脾之生理特性，濡脾不忘疏肝，养阴不忘益胃。方以滋脾饮化裁，方中以山药、莲子肉、扁豆为君，滋补脾阴；鸡内金、麦芽、神曲为臣，健脾消食；白芍、炒苡仁平肝扶脾，桔梗开宣肺气，葛根健脾升提，共为佐药；大枣和胃为使药。全方有补脾而不燥，滋脾而不腻，消导而不伤正之特点。配用灶心黄土仿"黄土汤"之意以健脾摄血，正如《本草便读》所说："伏龙肝即灶心土，须对釜脐下经火久炼而成形者，具土之质，得火之性，化柔为刚，味兼辛苦。其功专入脾胃，有扶阳退阴、散结除邪之意。凡诸血病，由脾胃阳虚而不能统摄者，皆可用之。"取效后加"当归补血汤"及《内经》中"四乌鲗骨一芦茹丸"以益精补血，止血化瘀。综合本案，临床辨证治疗，标本兼治，同时兼顾肝、脾、胃、肾各脏腑之功能，选药得当，故取得满意疗效。本例及例一患者均为丙型肝炎，列于此处意在说明各型（甲、乙、丙、丁、戊）病毒性肝炎，辨治机理相同，希望能举一反三。

⑥相火虚衰：纵观各代医家所言，在谈及肝病论治时，大多论其肝阳肝气有余，甚少论及肝阳肝气不足。肝脏内寄相火，寄居肾中真阳，寓一阳生化之气。《格致余论·相火论》言："天非此火不能生物，人非此火不能有生。"凡脏腑都有其阴阳虚实寒热，故而肝气、肝阳虚损也应存在，在此按照相火学说之相火虚衰来解释这一疾病特点非常恰当。本型多见于老年乙肝患者，本型病机特点为肝脏阳气亏损。

临床症状：疲乏无力，右侧胁下不适或隐隐作痛，情绪抑郁，眠差易惊，食纳差，大便不畅，畏寒肢冷，腰痛，女子月经不调，男子性功能减退，舌质淡，舌苔薄白，脉沉细。

辨证论治：对于本型之肝气虚证，采用补益肝气之法则，自拟补肝颐气汤：升麻15g，柴胡10g，生黄芪15g，当归12g，白芍10g，山萸肉15g，陈皮10g，茯苓15g，远志15g，合欢皮15g，夜交藤15g以补肝体、益肝气。对于本型之肝阳虚证，拟桂附二仙汤：桂枝10g，附子10g，仙茅10g，仙灵脾10g，巴戟天10g，石楠叶10g，白芍10g，甘草6g，鳖甲10g，鸡内金15g，青黛1g，白矾1g以温生肝肾阳气。

方药分析及加减：补肝颐气汤方中升麻、柴胡益气引清气上行以升发肝气；山萸肉、白芍理气养阴以柔肝；黄芪、当归益气养血以养肝血；陈皮、茯苓健运脾胃；合欢皮疏肝解郁；远志、夜交藤宁心安神。全方共奏补肝气，柔肝体，养肝阴之功。随证加减：伴胁下隐痛者，加茜草15g，桃仁10g；伴有纳差者，去山萸肉，加鸡内金15g，炒白术15g；若情绪抑郁明显时，加用四逆散。

桂附二仙汤中桂枝、白芍取自桂枝加桂汤之意。仲景用桂枝加桂汤来治疗"气从少腹上冲心"的阳虚阴乘证。本方之桂枝、白芍也为治疗阳虚而设，桂枝配附子，用以温补肝阳，同时佐以酸甘温阳之品，如仙茅、仙灵脾、石楠叶、巴戟天等以温肾补肝；鸡内金、鳖甲以畅气机，通脉络；青黛、白矾取自硝石矾石散之意，并以青黛为引经，咸软直入肝血。随证加减：如肝脾肿大，加红花6g，桃仁10g；如腹胀便溏，则去青黛、白矾，加山药12g，炒苡仁10g；如黄疸不退，加金钱草 20g，郁金 10g。

证型分析：早在《内经》中便有关于肝气虚的记载。在《灵枢·天年》述："五十岁，肝气始衰，肝叶始薄，胆汁始减，目始不明。"可见当时医家已认识到肝气虚、肝阳虚的病理变化。肝气虚、肝阳虚证，是肝脏疏泄不及的重要病理环节。两者并无绝对界限，但有轻重之分。阳虚为气虚之甚，气虚为阳虚之渐。用自拟补肝颐气汤及桂附二仙汤以补益肝气及温生肝肾阳气。在临床上，采用桂附二仙汤治疗寒重于湿的阴黄证，如胆汁性肝硬化、肝肾综合征等，取得较好效果。还可用于治疗疝气、遗尿、肠易激综合征等见肝气虚症状者。

病例：见后瑞尔黑变病。

（6）天人合一，与四时相应

在慢性乙肝的调治中，毒邪伏于肝络，胶结难解，病程较长，所以治疗时间也较长。临床中注重辨证论治的同时，注重天人合一，因地、因时论治。依据四时阴阳之变化，将四时生化之机与临床治疗相结合，做到天人相应，内外和谐。

①春：春季万物复苏，在《素问·四气调神大论》述："春三月，此谓发陈，天地俱生，万物以荣……逆春气，则少阳不生，肝气内变。"《冯氏锦囊秘录·杂症大小合参》述："盖春属肝木，乃吾身升生之气，此气若有不充，则四脏何所禀。"这些论述都表明春季为欣欣向荣，万物生长之季。然而乙肝患者在春季往往容易加重。由于肝以升发为其本性，而春气通于肝，升发乃木之本性。当春季时，肝气容易升发太过，而引动心火，木火相扇则心肝火旺，火旺则下灼肾水而加重病情。临证时，在肝气升发太过之时可加用丹皮、栀子、代赭石、石决明之重镇之品或加化肝煎以疏肝降逆散火。同样，肝脏应春，故遇春季，脉当应弦。如肝病患者取脉不弦，而脉反沉，此为肝气升发不足之象，治疗时当予升发肝气，此时治疗可加用四逆散、生麦芽等药物以升发肝气。

②夏：夏季属火，夏气通于心，以炎上发泄为本，阳盛为征，脉当洪。乙

肝患者在夏季容易出现心火上犯之证，而多见口舌生疮、小便短赤。在治疗时多用黄连、生甘草、竹叶之品以清心泻火，也可合用导赤散以使热邪从小便而出。暑热通于心，可致心火旺盛，耗伤气阴；或心火伤阴太过，下及肾阴而呈水亏火旺之势，出现心烦、失眠、口疮不愈，也可应用黄连、肉桂以引火归原，还可用黄连阿胶汤（黄连、黄芩、阿胶、白芍）以滋阴泻火。行至长夏，乃脾土之季，长夏多湿邪，乙肝患者则多见舌苔白腻或黄腻、脉濡之象，这时在治疗时多加藿香、佩兰、荷叶、砂仁等芳香化湿，行气宽中，或加自拟方药金砂散以健脾化湿和胃，还可加用三香汤以化湿醒脾。

③秋：秋气通于肺，以肃降、收藏为本，主收，主敛，以燥为征。秋燥易于伤肺，肺金若伤，则平木之力不足，肝气更为炽张。故乙肝患者在秋季用药要佐加润肺敛肺之品，可用百合、生地黄、北沙参、瓜蒌等宣肺润燥养阴之品，还可用款冬花、莲子肉、蜜桑叶等敛肺气。若大便秘结，可用火麻仁、郁李仁，除通利大便外，还有滋肾水的作用，所谓金水相生，可通过滋肾水以养肺金。秋燥伤肺，如肺阴亏虚，不能滋养肾水，水亏则无以养肝，在秋季可加用乌梅、白芍、甘草等以酸甘化阴，在此季节还可加用三才汤或生脉散等甘凉酸收之品以润肺阴、敛肺气。对于疲乏无力之症，也有较好疗效。

④冬：冬气通于肾，以寒为征。冬季主藏，以藏而不泄为本。取脉当沉，尺脉当沉取可得而有力，迟缓有度。如轻取可得或脉沉取无力细弱，则为肾虚之征。在肾阴虚时，当应用熟地黄、阿胶等入下焦以滋肾水，还可用左归饮以补肾养阴。肾阳虚时，可加用肉苁蓉、续断、沙苑子等以温补肾阳。在此季节还可应用传统膏方制剂填补真阴，使肝体得养，增强正气。

## （二）脂肪肝

脂肪肝是仅次于病毒性肝炎的第二大肝病，指多种因素导致肝细胞内脂质含量超过肝湿重的5%的一种疾病。临床可分为酒精性和非酒精性脂肪性肝病，随着人们生活观念的改变，非酒精性脂肪性肝病已占到脂肪肝的大多数。非酒精性脂肪性肝病是以肝细胞弥漫性大泡性脂肪变为其主要病理特征的一种常见肝脏疾病。其发病与肥胖、糖耐量异常、血脂、血压升高等密切相关。本病轻度可无临床症状，重者可引起脂肪性肝炎甚至肝硬化等改变，部分患者病情凶险。其治疗一般采用饮食、运动、降脂，辅以保肝治疗，但效果往往不明显。目前西医针对非酒精性脂肪性肝病，尚无疗效确切、安全可靠的报道。

本病一般认为属于中医"积聚""瘀证""痰浊""痞满"等范畴。根据其发病机理及临床表现，将本病命名为"肝疳"似较合理。肝疳，为五疳之一，病名出自《颅囟经》卷上，原指小儿乳食不调，肝脏受热所致的病证。主要症状为面目、爪甲发青，眼涩不能睁开，昏暗雀盲成为疳眼，同时伴有肚大筋青、体瘦、大便色青等。将肝疳之名用于脂肪肝是因为其发病机理及症状相似，另《医学正传》有："数食肥，令人内热；数食甘，令人中满。盖其病因肥甘所致，故命名曰疳。"命名为"肝疳"，可明确地反映其病位和病性。脂肪肝主要为痰、湿、瘀等病理产物共同损伤肝脾，使痰湿、瘀热结于肝络而发病。采用中医辨证治疗取得较好疗效，为本病的治疗提供了思路。

### 1. 从肝经血热论治

脂肪肝病因多由饮食失当，劳逸失和，加之忧思恼怒，情志所伤，肝失调达，疏泄不利，气机郁滞，横逆犯脾，肝郁脾虚，日久化热，热伏血分，肝经血热，热耗阴津，热瘀互结于肝，致膏脂输布转化失常，停于肝脏，故而最主要的病机为肝经血热，浊瘀脉络。临床可见：肝脏脂肪含量增多，可见胁下不适或疼痛，情绪不安，烦躁易怒，口苦，咽干，小便黄，舌淡边尖部较红，苔薄白，脉弦稍紧。本证病位在肝及血脉，临床治疗当从肝论治，采用柴胡清肝汤之养血清火、疏肝散结之意。治疗时紧紧抓住"热""瘀"病机，自拟桑明合剂：桑叶12g，菊花15g，炒决明子15g，夏枯草15g，怀牛膝15g，生山楂15g以疏肝健脾、消积泄热、活血通络。肝热较甚时，还可合用化肝煎以疏肝泻热，化瘀祛浊。

### 2. 从肝郁夹湿论治

本病发生可由长期饮食不节，醇酒厚味，过食肥甘，导致过多膏脂摄入体内，难以运化转输而成。肥甘厚腻，妨碍脾胃，加之情志不遂，肝郁乘脾，脾失运化，脾虚湿困，湿邪日久化热，脾虚运化不利，肥甘壅滞体内，停于肝脏所致。本证病机为肝郁夹湿，即湿热相火。临床可见：肝脏脂肪含量增多，胁肋胀闷，纳差，口中黏腻，腹部胀满，四肢无力，情绪烦躁，目赤或溲黄，舌红苔厚腻，黄白相间，脉弦数。本证其病机为肝郁脾虚，湿热互结，与乙肝中湿热相火证之病机相同，故而治疗可采用同样之法。应用自拟之桃红化浊汤（方药见湿热相火）疏肝健脾，祛湿化浊。对于本病的治疗，既体现辨病论治，又体现了中医辨证论治之同病异治、异病同治之特点。

### 3. 从肝郁气滞血瘀论治

肝主疏泄，包括舒畅气机及助脾胃运化功能。若平素肝气郁结，日久则疏泄不利，气滞不行，瘀阻脉络。肝失疏泄，则脾胃运化不利，不能运化膏脂，停于肝脏，发为肝痞。临床可见：肝脏脂肪含量增多，胁肋胀痛，纳差，情绪抑郁，舌质淡红，苔薄白，舌下脉络迂曲，脉弦数。治疗当以疏肝行气化瘀为主。拟用疏肝化瘀汤治疗，本方用四逆散疏肝健脾，加用傅青主最常用之青皮、郁金、丹皮、香附，加强行气化滞之功；加用鸡内金、鳖甲以畅气通络，消积软坚。

### 4. 从痰论治

在治疗本病之时，如长期治疗而不得起效者，且患者多肥胖之时，当考虑从痰论治。"肥人多痰，瘦人多火"，此类患者多形体肥胖，多为生湿生痰之质，在论治时多采用化痰健脾之法。治疗时多加用自拟之金砂散、健脾燥湿化痰之二陈汤及瓜蒌、浙贝母、鲜竹沥等，病情严重时还可加用海浮石、海蛤粉以软坚化痰。

### 5. 给邪出路

在治疗脂肪肝时，应注重润肠通便，清肝泻浊，使瘀浊油疳自大便而出。

《内经》有云"魄门亦为五脏使",故腑实可通利大便,而治疗脏病同样可通导邪热以祛浊。如桑明合剂之决明子归肝、大肠经,《药性论》云其"利五脏,除肝家热",除清肝泻浊外,还可润肠通便,给热瘀之邪以出路。此外,对于大便秘结者,多可加入郁李仁、火麻仁等润肠通便,还可应用枳实、大黄等通下之品,然由于有伤阴之弊,故只可短期应用。

**病例一**

董某,男,42岁,陕西省西安市人,工人。以"右胁不适2年"于2002年9月13日初诊。

患者近2年右胁不适未予重视,3月前体检:B超提示脂肪肝,肝功能异常,服药效不佳来诊。症见:右胁不适,纳可,二便调,时有腿困,身热,易汗出。舌质红略紫,苔薄白,脉沉细涩。肝功能:ALT155U/L、AST73U/L、A/G51.7/30.9。B超:①中度脂肪肝;②胆、脾、胰、双肾大小及图像未见异常。血脂:TG6.25mmol/L、CHOL6.66mmol/L。血清肝纤维化:HA249ng/mL、PC Ⅲ 165ng/mL;AFP < 10ng/mL。

西医诊断:脂肪性肝炎。

中医诊断:肝痞。

证候诊断:肝经郁热,脉络瘀阻。

治　　法:清肝化瘀。

处　　方:自拟桑明合剂合青金丹香饮加减。

| | | | |
|---|---|---|---|
| 决明子 15g | 桑叶 10g | 菊花 10g | 夏枯草 10g |
| 怀牛膝 15g | 生山楂 15g | 丹参 15g | 香橼 15g |
| 青皮 10g | 郁金 12g | 桃仁 10g | 醋鳖甲 12g (先煎) |

14剂,水煎服,每日1剂。

从二诊起一直以清肝化瘀为大法,以上方加减治疗1年,并配合饮食控制及有氧运动。

一年后就诊(2003年9月26日):患者精神好转,无两胁不适,纳可,二便调，舌质淡红，苔薄白，脉沉细。复查 B 超：肝胆脾胰声像图未见异常；肝功能、血脂、肝纤维化指标均正常。

**按：** 脂肪肝主要为痰、湿、瘀等病理产物共同损伤肝脾，使痰湿、瘀热结于肝络而发病。将本病命名为"肝痞"，从而较明确地反映其病位和病性。病机总以肝经郁热，脉络瘀阻为要，治疗时要紧抓"热""瘀"两方面。自拟方桑明合剂来源于柴胡清肝汤，取其义而未用其药。该方中决明子归肝、大肠经，以清肝泻浊、润肠通便为君。臣以山楂，丹溪云"大能克化饮食"，《日用本草》"化食积，行结气，健胃宽膈，消血痞气块"，故其化滞消积、活血散瘀、化痰行气，为消油腻肉食积滞之要药。佐以怀牛膝补肝肾，强筋骨，逐瘀通经，引血下行；夏枯草清肝火，散郁结；桑叶疏散风热，平抑肝阳，清肝明目；菊花清肝明目，疏达肝气，同时取桑、菊辛凉发散之性作为引经之用。合用青金丹香饮理气活血，并加鸡内金、鳖甲、桃仁以消食健胃，化瘀软坚。诸药相合，共奏清肝化瘀、消积通络之功。治疗到位，疾病乃愈。

### 病例二

白某，女，50 岁，陕西省西安市人，农民。以"大便溏薄 5 年"于 2012 年11 月 10 日初诊。

患者 5 年来大便溏薄，次数多，5～6 次 / 日，无腹痛，曾多年口服健脾中药未见好转。纳食一般，睡眠可，口臭，面部色斑较多，平素脾气急躁，小便正常。舌暗红，苔薄白，脉弦细关大。粪常规：正常；腹部 B 超：脂肪肝（轻度）；血脂：TC6.74mmol/L、TG2.29mmol/ L；肠镜：未见异常。

西医诊断：脂肪性肝炎。

中医诊断：泄泻。

证候诊断：肝郁脾虚。

治　　法：疏肝理脾，清肝化滞。

处　　方：四逆散合自拟桑明合剂加减。

| | | | |
|---|---|---|---|
| 柴胡 12g | 枳实 15g | 炒白芍 15g | 炙甘草 6g |

| 桑叶 12g | 菊花 15g | 决明子 15g | 夏枯草 15g |
| 怀牛膝 15g | 生山楂 15g | 砂仁 6g$^{(后下)}$ | 肉豆蔻 15g |

7 剂，水煎服，每日 1 剂。

二诊（2012 年 11 月 17 日）：大便性状较前有所好转，日 2～3 次，口臭，睡眠可，纳食一般。舌脉同前。上方加金砂散：鸡内金 15g，茯苓 15g，炒苡仁 15g，白豆蔻 12g$^{(后下)}$，砂仁 8g$^{(后下)}$ 以加强健脾化湿、和中醒脾之功。14 剂，泄泻痊愈。

**按**：此例泄泻长期治脾未效，是因患者素来情绪急躁，脉弦舌红，实为肝木侮土，热结于内而下泄于外。《伤寒论》少阴病四逆散证中"或泄利下重者"正是此证。肝气郁结，肝木克脾土而致脾失健运，所以用四逆散调和肝脾，配合应用经验方桑明合剂清肝化滞、金砂散健脾化湿而泄泻自解。对于久病不愈之证，当换种辨证思路，综合病因病机分析，切中病机，可有神效。

**病例三**

王某，男，29 岁，陕西省西安市人，干部。以"右胁疼痛半月余"于 2014 年 11 月 14 日初诊。

患者半月余前无明显诱因出现右胁疼痛，呈间断性刺痛，可耐受，遂来求治。发病来食纳精神尚可，睡眠欠佳，不易入睡，夜间梦多，大便秘结，小便正常。2 年前曾诊断为脂肪肝，未予治疗，否认其他疾病史。无家族性疾病史。查体：一般情况可，皮肤无黄染，腹软，肝脾肋下未及，肝区叩击痛（＋），双下肢无水肿，神经系统无异常。舌质淡红，边有齿痕，苔薄白，舌上有小红点，脉沉弦数。血常规：大致正常。肝功能：ALT254 U/L，AST187 U/L。肾功能：UA561.5。腹部 B 超：脂肪肝。无创肝纤：脂肪含量 308>67%，硬度 7.7kPa

西医诊断：脂肪性肝炎。

中医诊断：胁痛（肝疳）。

证候诊断：肝经淤热，热毒伤阴。

治　　法：养阴疏肝，解毒化瘀。

处　　方：三才白茜汤合桑明合剂加减。

| 党参 10g | 天冬 10g | 生地黄 10g | 白花蛇舌草 15g |
| 土茯苓 15g | 重楼 10g | 虎杖 15g | 茜草 15g |
| 紫草 15g | 板蓝根 15g | 佛手 10g | 白芍 10g |
| 败酱草 10g | 桑叶 12g | 菊花 15g | 炒决明子 15g |
| 夏枯草 15g | 怀牛膝 15g | 生山楂 15g | |

14 剂，水煎服，每日 1 剂。

复诊（2014 年 12 月 2 日）：右侧胁肋疼痛明显减轻，呈间歇性，可耐受；食纳尚可，睡眠稍差，多梦，易醒，平日乏力明显，小便可，大便正常。舌质淡红，苔薄白，脉弦细。辅助检查：乙肝系列：表面抗体阳性；丙肝抗体阴性，肝功能：TBIL24.7μmol/L　DBIL8.3 μmol/L　IBIL16.4 μmol/L　ALT86 U/L　AST58 U/L。

处　　方：

| 党参 10g | 麦冬 10g | 五味子 15g | 白花蛇舌草 15g |
| 土茯苓 15g | 重楼 10g | 虎杖 15g | 茜草 15g |
| 紫草 15g | 板蓝根 15g | 佛手 10g | 白芍 10g |
| 败酱草 10g | 大枣 18g | 桑叶 12g | 炒决明子 15g |
| 地锦草 15g | 金钱草 10g | | |

30 剂，水煎服，每日 1 剂。

复诊（2015 年 1 月 5 日）：右侧胁肋疼痛消失，食纳尚可，睡眠一般，易醒，乏力有所好转，小便可，大便溏，日 2 次。舌质淡红，苔薄白，脉弦细。复查肝功能：正常。

处　　方：

| 党参 10g | 麦冬 10g | 五味子 15g | 桑叶 12g |
| 炒决明子 15g | 菊花 15g | 夏枯草 15g | 怀牛膝 15g |

| | | | |
|---|---|---|---|
| 生山楂 15g | 夜交藤 15g | 鸡内金 15g | 砂仁 8g（后下） |
| 茯苓 15g | 炒苡仁 15g | 白豆蔻 15g（后下） | |

30 剂，水煎服，每日 1 剂。

后复查腹部 B 超：未见明显异常。

无创肝纤：脂肪含量 265>34%，硬度 5.7kPa。

**按**：该患者以右胁疼痛为主要症状，查腹部 B 超及无创肝纤异常，当属中医"胁痛""肝着""肝痞"范畴。该患者胁痛明显，舌质淡红，边有齿痕，苔薄白，舌上有小红点，脉沉弦数。中医辨证当属肝郁，肝经血热范畴。脉沉弦，为肝郁之象；舌上有小红点，脉弦数则为肝经血热之象。治疗以凉血解毒，疏肝理脾为主。同时血热易于伤阴，不忘予以养阴之品，分别采用自拟白茜汤、桑明合剂、金砂散以凉血解毒，疏肝健脾，取得较好疗效。

**病例四**

张某，男，31 岁，陕西省西安市人，公务员。以"发现脂肪肝 3 年，心慌不适，时感胸前区刺痛 1 月余"于 2017 年 6 月 22 日初诊。

患者酗酒 7 年，平素喜食肥甘厚腻之品。3 年前体检发现脂肪肝，肝功能轻度异常，未重视。2017 年 5 月 4 日因心慌、呕吐半天，凌晨就诊于某三甲医院急诊科。呕吐物为胃内容物，无呕血、腹痛及发热等，测 T36.5℃，BP130/90mmHg，P133 次 / 分。查心电图：窦性心动过速；心脏彩超：左室舒张功能减低；肝功能：AST59U/L、GGT71U/L、A/G1.7；血脂：TG3.07mmol/L、LDL3.72mmol/L；心肌酶谱、电解质、肾功、血糖、血常规、甲功均正常；颈动脉彩超、胸片均未见异常。西医诊断为窦性心动过速，予对症支持治疗，口服"倍他乐克"12.5mg ×2 次 / 日控制心率。之后就诊于多家医院心内科、内分泌科，仍未查明心悸原因，遂转请中医诊治。来时述一直服用"倍他乐克"控制心率在 80 次 / 分左右，但仍觉心慌不适，时感胸前区刺痛，持续数秒可自行缓解。伴有头晕，双目干涩胀痛，纳可，口苦，睡眠差，多梦易醒，尿黄，大便不畅质偏稀。查体：体瘦，面色晦滞，肝掌（＋）。舌质暗红，苔根黄厚，脉弦细滑稍数。上腹部 B 超：脂肪肝。就诊时体重较前减少 5kg。

西医诊断：酒精性脂肪肝、窦性心动过速。

中医诊断：肝痞、心悸。

证候诊断：湿热蕴结（湿热相火）。

治　　法：化湿清热，疏肝通络，宁心安神。

处　　方：自拟桃红化浊汤加减。

| 桃仁 10g | 红花 6g | 藿香 10g | 茵陈 15g |
| 茯苓 15g | 炒苡仁 15g | 青皮 10g | 郁金 12g |
| 白茅根 15g | 佩兰 15g | 鸡内金 15g | 板蓝根 15g |
| 全瓜蒌 15g | 茜草 15g | 降香 12g | 川芎 8g |
| 石菖蒲 15g | 百合 20g | 生牡蛎 15g(先煎) | |

7 剂，水煎服，每日 1 剂。

复诊：自觉心慌、胸痛减轻，口苦、大便黏滞明显好转，舌脉同前。药症相符，效不更方，继服 21 剂。

三诊：自诉仅偶有心慌，未见胸部刺痛，舌质暗红，苔白腻，脉弦细稍滑。患者湿热仍在，上方加《温病条辨》的"三香汤"清热开郁，芳香逐秽。

后随症加减治疗 2 个月余，患者诸症皆消，面色好转，并停用倍他乐克，心率在 80 次 / 分左右。继续加减治疗 3 个月，肝功能转常，脂肪肝消失，心悸再未反复。

按：患者长期酗酒并嗜食肥甘厚味损伤肝脾，肝失疏泄，脾失健运，酿湿生痰，蕴热化火，阻滞肝络发生肝痞；主要为痰、湿、瘀、浊等病理产物共同损伤肝脾，使痰瘀热结于肝络而发病。湿热相火上扰心神，出现心悸不宁。本案从湿热相火论治，以桃红化浊汤加减治疗。方中藿香、佩兰芳香化湿以醒脾；茵陈、白茅根、板蓝根清热利湿以清相火；炒苡仁、茯苓化湿以助脾运；青皮、郁金疏肝解郁；桃仁、红花疏通肝络以破瘀，兼作引经以清血分湿热。酌加行瘀通络、清心开窍、重镇安神之品，标本兼治，湿化热清，肝络通利，相火清，心神安，心悸自平。

**病例五**

肖某，男，29岁，陕西省西安市人，工人，以"发现脂肪肝1年，口干多饮1周"于2014年12月9日初诊。

患者1年前发现脂肪肝，未重视。平素恣食肥甘厚味，尤喜喝甜饮料。7天前因口干多饮，查空腹血糖12.8mmol/L，糖化血红蛋白10.9%，遂来诊。伴见：右胁胀痛，大便不畅。患者形体偏胖，面色萎黄。舌红苔白厚，脉弦细。查：尿常规示KET（+），1.5 mmol/L；葡萄糖耐量试验：GLU8.5 mmol/L、OGTT30秒17.15mmol/L、OGTT60秒19.09 mmol/L、OGTT120秒19.51mmol/L、OGTT180秒11.88mmol/L；胰岛素测定：INS5.95μIU/mL、30秒7.74 μIU/mL、1小时12.01μIU/mL、2小时13.19μIU/mL、3小时9.19μIU/mL；肝功能：ALT215U/L；肾功能：UA456μmol/L；血脂：甘油三酯3.08mmol/L、总胆固醇7.1mmol/L；肝脏脂肪含量283dB/m。

西医诊断：非酒精性脂肪性肝炎、2型糖尿病。

中医诊断：胁痛、消渴。

证候诊断：肝经郁热兼脾虚、阴虚燥热。

治　　法：疏肝健脾，清肝解郁，养阴清热。

处　　方：自拟桑明合剂合四逆散加减。

| | | | |
|---|---|---|---|
| 醋柴胡12g | 葛根12g | 怀牛膝12g | 炒白术12g |
| 炒白芍15g | 生地黄15g | 决明子15g | 枳壳10g |
| 丹参10g | 桑叶10g | 菊花10g | 炙甘草6g |

7剂，水煎服，每日1剂。

嘱患者严格糖尿病饮食，配合有氧运动。

二诊：患者口干略有改善，右胁胀痛减轻，大便通畅，舌脉同前。上方加玉竹9g，天花粉12g以养阴清热。7剂，水煎服，每日1剂。

三诊：患者口干明显减轻，偶有右胁胀痛。效不更方，7剂，水煎服，每日

1剂。

四诊：患者无明显不适。舌红苔薄白，脉细。查：空腹血糖6.4 mmol/L，餐后2小时血糖10.3mmol/L。继上方随证加减治疗9周，患者体重共下降5kg，复查肝功能、血脂、血糖均恢复正常，B超显示肝脏形态恢复正常。近期随访，病未复发。

按：患者饮食不节，过食肥甘，致脾失健运，胃中积滞，蕴热化燥，伤阴耗津，炼液成痰，阻滞肝络，导致肝失疏泄，郁久化热，形成肝痞。临证抓住患者肝脾失调的病机特点，以基础方加用四逆散，并配合养阴润燥、生津止渴之品。四逆散源自《伤寒论》，方中取柴胡入肝胆经，既可疏解肝郁，又可升清阳以使郁热外透；白芍敛阴养血，与柴胡相配，以补养肝血，条达肝气，可使柴胡升散而无耗伤阴血之弊；佐以枳壳行气散结，炙甘草缓急和中。诸药相合，共奏疏肝理脾、清肝解郁、养阴清热之功。全方肝脾同调，故诸症皆愈也。

**病例六**

赵某，女，32岁，陕西省西安市人，干部。以"右胁胀痛，伴四肢倦怠1周"于2016年5月7日初诊。

患者工作压力大，平素喜食肥甘，极少饮水及运动。7天前出现右胁胀痛伴四肢倦怠，食少纳呆，便溏。月经延迟，经色暗，形体偏胖。舌暗红，苔厚腻，脉弦滑。查：肝功能：ALT90U/L；肾功能：UA422μmol/L；血脂：甘油三酯2.24mmol/L、总胆固醇5.76mmol/L；肝脏脂肪含量271dB/m。

西医诊断：非酒精性脂肪性肝炎、高尿酸血症。

中医诊断：胁痛。

证候诊断：肝郁脾虚，肝经瘀热夹湿。

治　　法：疏肝健脾，清肝化瘀。

处　　方：自拟桑明合剂合疏肝化瘀汤加减。

| | | | |
|---|---|---|---|
| 醋柴胡10g | 麸炒枳壳10g | 炒青皮10g | 桑叶10g |
| 菊花10g | 炒白芍15g | 丹参15g | 香橼15g |

炒鸡内金 15g          醋郁金 12g          茯苓 20g          砂仁 8g<sup>(后下)</sup>

炙甘草 6g

7剂，水煎服，每日 1 剂。

同时对患者进行健康教育，包括饮食控制及有氧运动。

二诊：患者右胁胀痛明显好转，四肢倦怠改善，效不更方，继服 7 剂，水煎服，每日 1 剂。

三诊：患者偶有右胁胀痛，纳可，二便调，舌淡红，苔薄腻，脉弦滑。继上方随证加减治疗 10 周，患者症状消失，体重共减 10kg。复查肝功能、血脂、肾功能均正常。B超显示肝脏形态结构恢复正常。

**按**：患者为青年女性，因恣食肥甘厚味，致脾失健运，痰湿内生；加之工作压力大，肝失条达，气滞血瘀，郁久化热，导致痰浊瘀结于肝。抓住患者肝郁脾虚、痰瘀阻络的特点，以基础方合自拟疏肝化瘀汤加减治疗。疏肝化瘀汤仿《医林改错》法，用四逆散加青金丹香饮理气活血，并加鸡内金以消食健胃。两方相合，紧扣病机，共奏疏肝健脾、清肝化瘀、化痰通络之效，疾病向愈。

## （三）慢性肝病肝纤维化

肝纤维化是国际疾病认识分类中一种组织病理学病名，是多种病因发展为肝硬化的共同病理基础。此病的不同阶段，可见于"胁痛""黄疸""积聚""鼓胀"等不同中医证之中，其总的中医病名似应属"肝痹"范畴。《黄帝内经》中有二十多篇论述痹病，不同部位的痹证，病名多达十余种，如"五脏痹""六腑痹""皮肉筋骨痹""周痹"等痹证。秦伯未指出，（痹证）总的看包括两种：一种指肌肉筋骨疼痛、麻木；另一种指脏腑机能障碍。近来大多注意到前面一种，而忽视了后面一种。实际上前一种多因"风寒湿"引起，后一种多属于"血凝不流"。如《素问·痹论》曰："痹在于骨则重，在于脉则血凝而不流。"所以脏腑的痹证病位在血脉，主要病机应为"血凝而不流"。张仲景发展了《内经》痹病学说，他在《金匮要略·黄疸病脉证并治》中明确指出黄疸病的"痹"

证是"痹非中风"的"痹"，其之所以发黄实因"瘀热以行"而导致。

由于纤维化和痹证都可以引起全身性改变，均可波及脏腑，其病理发展过程也类似，故"肝纤维化"似应属于中医"肝痹"范畴。

【病因病机】

本病病因多为感受湿热疫毒之邪与正气不足，即《内经》所谓"邪之所凑，其气必虚"。病机为湿、热、毒、瘀、虚的病理进展过程；病位在肝，涉及脾肾。本病基本病机特点为肝络瘀阻，病性属虚实夹杂。

【治疗原则】

治疗原则以通络为大法，根据病情的发展及病邪的不断深入，通络之法有行气通络、活血通络、补虚通络、利水通络等，临床当灵活变通。治疗时注意补虚不碍邪，攻邪不伤正。

【分型辨治】

临床采用辨病与辨证相结合进行治疗，临床辨证分为五型，辨病则在经验方基础上，选用具有靶向性中药以提高疗效，具体如下：

（1）肝郁脾虚型

症见胁肋胀满疼痛，胸闷善太息，精神抑郁或性情急躁，纳食减少，脘腹痞闷，神疲乏力，面色萎黄，大便不实或溏泻。舌质淡有齿痕，苔白，脉沉弦或细弦。治以疏肝健脾，理气通络。方用自拟和肝通络汤：柴胡、白芍、枳实、鸡内金、茯苓、白蔻仁各10g，砂仁6g$^{（后下）}$，炒苡仁15g，茜草、炙鳖甲$^{（先煎）}$、桃仁各12g，大枣3枚。此方由仲景四逆散为主疏肝解郁，配以自拟"金砂散"健脾醒胃，加上化瘀通络之品而成。提前用化瘀通络之品，是因为"气郁必有血瘀"，防患于未然。适用于肝脾不和、肝纤维化 $S_0 \sim S_1$ 期。肝功能可有轻度异常或大致正常，乙肝病毒多为小三阳或乙肝病毒轻度复制，B超肝脾大致正常，肝纤维化检测大致正常。

配合口服院内制剂和肝理脾丸以醒脾健胃，疏肝通络；特色疗法可予辨证选穴中药穴位贴敷，系列中药制剂离子导入以疏肝健脾、活血化瘀，黄芪注射液穴位注射肝俞、足三里益气健脾。

**病例**

患者郭某，女，57 岁，陕西省西安市人。以"发现乙肝半年伴乏力、腹胀"于 2010 年 1 月 6 日初诊。

述半年前查体发现乙型肝炎，肝功能异常，自感乏力，腹胀，情志不畅，善太息，时有肝区疼痛，间断治疗。近来症状反复，检查乙肝标志物：HBs Ab（+），HBc Ab（+）；肝功能：ALT45 U/L，AST45 U/L；B 超：肝光点粗，脾厚（4.0cm×10.0cm），肝囊肿；Fibro Scan 分期：F4 期。查体：肝区叩痛（+），脾肋下可触及。舌淡紫，苔薄白，脉弦细。

西医诊断：乙型肝炎、肝纤维化、肝囊肿。

中医诊断：肝痹。

中医证型：肝郁脾虚，瘀滞肝络。

治　　法：疏肝健脾，理气化瘀通络。

处　　方：和肝通络汤合青金丹香饮加减。

| | | | |
|---|---|---|---|
| 柴胡 10g | 白芍 10g | 枳实 10g | 鸡内金 10g |
| 茯苓 10g | 白蔻仁 10g（后下） | 郁金 10g | 青皮 10g |
| 炙甘草 6g | 砂仁 6g（后下） | 炒苡仁 15g | 丹参 15g |
| 香橼 15g | 炙鳖甲 12g（先煎） | | |

14 剂，水煎服，每日 1 剂。

服上方 14 剂后，症状明显减轻。继以上方为基础随症加减治疗半年，肝功能正常，脾大及肝囊肿消失，舌质紫改善。效不更方，继续治疗。1 年后患者诸症消失，复查乙肝：HBsAb（+）；HBV–DNA < $10^3$IU/mL；肝功能正常；B 超：肝胆胰脾声像图未见异常；FibroScan 分期：F2 期。

（2）肝胆湿热型

症见口干苦或口臭，胁胀或痛，纳果，胃脘胀闷，倦怠乏力，身目尿黄，大便黏滞秽臭或干结，舌质红，苔黄腻，脉弦数或弦滑数。治以清热化湿，活血通络。方用自拟桃红化浊汤：桃仁、香薷、藿香各 10g，红花 5g，佩兰叶、茵陈、白茅根、板蓝根、炒苡仁、茯苓、金钱草各 15g，青皮、郁金、鸡内金、炙鳖甲<sup>(先煎)</sup>各 12g。

此方为治疗肝胆湿热型肝病的经验方。主要是借用温病学家治湿热的理论，用以指导治疗湿热伤肝的病证。其病因为"太阴内伤，湿饮内聚，客邪再至，内外相引"，其病机为："热得湿而愈炽，湿得热而愈横。湿热两分，其病轻而缓；湿热两合，其病重而速。"湿热缠绵，如油入面，胶结难分，治疗较难。丹溪曰："湿热相火，为病甚多，人罕有知其秘者"亦即此意。肝炎肝纤维化中的湿热相火，不宜采用苦寒泻火法，而采用利湿不伤阴、清热不助湿之芳香化浊，辛开苦降之法。

此方适用于肝纤维化 $S_1$ 期：汇管区纤维化扩大，窦周及小叶内纤维化。肝功能检查有炎症活动，ALT、AST、TBIL 可有轻度升高，肝脏可有轻度肿大，肝纤维化检测可有轻度异常，PC Ⅲ 和 CG 可见升高。

配合口服院内制剂复方抗病毒颗粒以清热解毒，凉血祛湿，理气活血，扶正养阴；特色疗法可予病证结合中药穴位注射、辨证选穴中药穴位贴敷治疗及系列中药制剂离子导入以清热利湿、解毒退黄，清开灵注射液穴位注射肝俞、阳陵泉清热退黄，特色中药制剂直肠滴入治疗以通腑泻热。

### 病例

患者李某，女，44 岁，陕西省西安市人，干部。以"腹胀、尿少半年"于 2009 年 4 月 17 日初诊。

患者半年前无明显原因出现腹胀、尿少，B 超提示肝硬化腹水，查肝功能异常，口服中药 3 月余，症状改善后停药。近日又感困乏无力，胃胀，纳呆，口干苦，尿黄，尿量可，大便黏滞不爽，日 2～3 次。舌淡暗，苔黄腻，脉细滑。查 HBV–DNA1.38×10⁶IU /mL；转氨酶升高，A/G：42.6/40.5；B 超提示肝硬化腹水（少量）；血清肝纤维化：HA > 800 ng/mL。既往有胆囊炎病史。

西医诊断：乙型肝炎、肝硬化腹水。

中医诊断：肝痹、鼓胀。

中医证型：肝胆湿热夹瘀。

治　　法：清热化湿，活血通络。

处　　方：桃红化浊汤加减。

| | | | |
|---|---|---|---|
| 桃仁 10g | 香薷 10g | 藿香 10g | 青皮 10g |
| 佩兰 15g | 茵陈 15g | 白茅根 15g | 板蓝根 15g |
| 炒苡仁 15g | 茯苓 15g | 郁金 12g | 鸡内金 12g |
| 白蔻仁 12g<sup>（后下）</sup> | 炙鳖甲 12g<sup>（先煎）</sup> | 砂仁 8g<sup>（后下）</sup> | |

白蔻仁 12g$^{（后下）}$　炙鳖甲 12g$^{（先煎）}$　砂仁 8g$^{（后下）}$

14 剂，水煎服，每日 1 剂。

服用 14 剂后，症状好转，湿热渐清。上方继服，据病情变化随症加减治疗 1 年余。患者腹水消失，肝功能：A/G48/33.5；HBV–DNA $< 10^3$ IU/mL；血清肝纤维化指标：HA295.43ng/mL。

（3）气滞血瘀型

症见胁下疼痛明显，时作时止，胁下或可触及癥积，面色黯滞，情绪烦躁，手掌殷红，面部或胸颈部有红缕赤痕，舌质淡或紫滞，舌苔薄白，脉细涩或弦涩。治以疏肝理气，活血通络。方药：自拟疏肝化瘀汤。

柴胡、白芍、枳实、青皮、香橼各 10g，甘草 6g，郁金、丹参、炙鳖甲$^{（先煎）}$、鸡内金、海螵蛸各 12g，茜草 15g，大枣 3 枚。

此方系针对肝炎肝纤维化自拟的经验方，仿《医林改错》法，用四逆散加青金丹香饮理气活血，并合《内经》中"四乌鲗骨—芦茹丸"等化瘀通络之品而成。

用于胁痛肝脾肿大、肝功能及肝纤维化指标均有异常者有效。其肝纤维化检测多见 PC Ⅲ、Ⅳ–C 升高，肝纤维化分期 S$_2$：纤维间隔形成，小叶结构保留。

配合口服院内制剂大黄䗪虫丸以活血破瘀，通经消癥；特色疗法可予病证结合中药穴位注射，辨证选穴中药穴位贴敷治疗及系列中药制剂离子导入以活血化瘀、软坚散结，丹参注射液穴位注射肝俞、血海以活血化瘀。

**病例**

患者赵某，女，45岁，陕西省咸阳市人，居民。以"发现丙肝8年，乏力，肝区不适半年"于2010年12月28日初诊。

诉8年前查体发现丙肝病毒感染，HCV–RNA阳性，曾3次试用"干扰素"抗病毒治疗，均因不良反应停药。近半年来感乏力明显，心烦易哭，口干，肝区时有胀痛，纳差，便溏，小便调，痛经（腹痛）。查体：肝区叩痛，脾肋下可触及，肝掌（＋）。舌质暗红有瘀点，苔白，脉弦涩。检查血清肝纤维化：HA223.35 ng/mL；B超提示脾大。

西医诊断：丙型肝炎、肝纤维化。

中医诊断：肝痹。

中医证型：气滞血瘀。

治　　法：疏肝理气，化瘀通络。

处　　方：疏肝化瘀汤加减。

| | | | |
|---|---|---|---|
| 柴胡 10g | 白芍 10g | 枳实 10g | 鸡内金 10g |
| 青皮 10g | 郁金 10g | 地龙 10g | 海螵蛸 10g |
| 甘草 6g | 丹参 15g | 香橼 15g | 茜草 15g |
| 炙鳖甲 12g<sup>(先煎)</sup> | 茯苓 20g | | |

14剂，水煎服，每日1剂。

服用14剂后症状缓解，停服中药。3个月后症状再次反复，伴手足心热，眠差、多梦（服安定），舌质红，苔薄白。上方加百合地黄汤养阴清热，凉血安神。14剂后，睡眠改善、手足心热消失。效佳继用，后随证加减治疗半年。复查血清肝纤维化正常，脾大消失，诸症悉除。

（4）气阴两虚型

症见右胁隐痛，精神疲怠，手足心热，或潮热，形体羸瘦，面部红缕如丝，手掌红。舌质淡红，或舌体瘦红，舌苔少，脉沉细。治以益气养阴，扶正通络。

方用自拟三才化纤汤。

天冬、生地黄、党参、地龙、炙鳖甲<sup>（先煎）</sup>、海螵蛸各 12g，桃仁 10g，茜草、鸡内金、桑椹、黄芪各 15g，大枣 3 枚

"三才汤"是《温病条辨》治疗暑邪入里，阴液元气两伤者，用该方益气养阴。而本证是毒邪入里，耗伤正气，既有气阴两伤，亦有肝血瘀滞，故以"三才汤"加益气活血、化瘀通络之品组成，用以益气养阴、扶正通络。

本证为气滞血瘀证的进一步发展，病久体弱，肝伤较重。肝纤维化检测可见 HA、PC Ⅲ、Ⅳ–C、LN 均有中度异常，肝纤维化分期可为 $S_3$ 期：肝纤维化间隔伴小叶结构紊乱。少数患者也可见早期硬化表现。

配合口服院内制剂黄芪当归口服液以益气固表，养血调肝；特色疗法可予辨证结合中药穴位注射、辨证选穴中药穴位贴敷，系列中药制剂离子导入以益气养阴、软坚散结，予生脉注射液穴位注射肝俞、足三里以益气养阴、健脾扶正。

**病例**

患者温某，男，16 岁，陕西省西安市人，学生。以"发现乙肝 6 年，右胁不适半年"于 2002 年 7 月 2 日初诊。

6 年前因母亲发现乙肝肝硬化，遂体检发现乙肝三系：HBsAg、HBeAb、HBcAb 均阳性，肝功能正常。因平素体瘦疲乏、易外感，间断服用中药调治。近半年感右胁下不适，困乏，纳呆，手足心热，时有鼻衄，二便调。查体：脾肋下约 2cm，肝掌（＋）。舌体瘦小质暗红，苔薄白，脉沉细涩。B 超提示脾厚 3.8cm，肋下 2cm。

西医诊断：乙型肝炎、肝硬化。

中医诊断：肝痹。

中医证型：气阴两虚，瘀阻脉络。

治　法：益气养阴，扶正通络。

处　方：三才化纤汤加减。

生黄芪 15g　　　茜草 15g　　　鸡内金 15g　　　党参 15g

生地黄 15g　　　虎杖 15g　　　炙鳖甲 12g<sup>（先煎）</sup>桃仁 10g

地龙 10g　　　　海螵蛸 10g　　　天冬 10g

14 剂，水煎服，每日 1 剂。

服用 14 剂后，症状有所改善。继用上方，随证加减，患者体质日渐好转。治疗 9 个月，脾大消失，肝功能稳定，巩固治疗至 1 年停药。随访 3 年未见病情反复。

（5）肝肾阴虚型

症见胁肋隐痛，遇劳加重，腰膝酸软，口燥咽干，心中烦热，头晕目眩，失眠多梦，两目干涩。或鼻衄、齿衄。或腹大青筋，少尿。舌质暗红或现青紫斑，舌苔少津，脉弦细数或尺弱、涩、革。治以柔肝滋肾，软坚利水通络。方用自拟甲苓饮。

生地黄、茯苓、猪苓、泽泻、生牡蛎<sup>（先煎）</sup>、茜草各 15g，白芍、麦冬、阿胶<sup>（烊化）</sup>、火麻仁、龟板<sup>（先煎）</sup>、炙鳖甲<sup>（先煎）</sup>、海螵蛸各 12g，甘草 6g

病久耗伤肝阴，亦可下伤肾阴，肝肾阴亏加之瘀血阻络极易虚风内动。治疗采用《温病条辨》中"三甲复脉汤"滋阴软坚、凉血息风，又用仲景治疗阴虚有热、水气不利的猪苓汤组成"甲苓饮"以治疗慢活肝早期肝硬化或少量腹水形成的肝硬化失代偿期。此期肝纤维检测为多项重度异常，肝纤维分期为 $S_4$ 期：早期肝硬化。

配合口服院内制剂健肝口服液以养阴柔肝，补肾健脾，益气通络，化瘀解毒；特色疗法可予辨证结合中药穴位注射，辨证选穴中药穴位贴敷，系列中药制剂离子导入以滋补肝肾、软坚散结，生脉注射液穴位注射肝俞、三阴交以补益肝肾。

**病例**

患者乌某，男，40 岁，陕西省西安市人，个体经营者。以"发现乙型肝炎 30 年、肝硬化 8 年，腹胀、尿少 1 周"于 2011 年 3 月 8 日初诊。

　　患者 30 年前发现乙型肝炎，间断治疗。8 年前诊断为肝硬化，曾 3 次出现上消化道出血，后行脾切除术。1 周前出现腹胀、尿少，注射白蛋白 3 支，腹水减少，尿量增加。现仍感肝区隐痛不适，双膝酸痛，头晕耳鸣，纳食差，饭后腹胀，口干、口苦，大便无干结，尿黄量少。查腹水征阳性，舌质淡紫，苔白，脉弦细。检查胃镜：食管、胃底静脉重度曲张，糜烂性胃炎；血清肝纤维化指标：HA361.1ng/mL；肝功能指标：Alb30.2g/L；空腹血糖 8.05 mmol/L；血常规：WBC2.5 $\times 10^9$/L。

　　西医诊断：慢性乙型肝炎、肝硬化腹水、食管及胃底静脉重度曲张、糜烂性胃炎、2 型糖尿病。

　　中医诊断：肝痹、鼓胀、胃痞、消渴。

　　中医证型：肝肾阴虚，水瘀互结，津不能布。

　　治　　法：柔肝养阴，软坚利水通络。

　　处　　方：甲苓饮加减。

| | | | |
|---|---|---|---|
| 龟板 10g（先煎） | 生牡蛎 10g（先煎） | 麦冬 10g | 玉竹 15g |
| 阿胶 10g（烊化） | 生地黄 15g | 白芍 15g | 炙鳖甲 10g（先煎） |
| 泽兰叶 15g | 泽泻 15g | 猪苓 15g | 甘草 6g |
| 车前子 30g（包煎） | 白茅根 30g | 生黄芪 20g | 茯苓 20g |
| 天花粉 20g | | | |

14 剂，水煎服，每日 1 剂。

　　服用 1 月后诸症减轻，精神好转。守方治疗 3 个月，症状明显改善。查 B 超：腹水消失；血常规：WBC2.84 $\times 10^9$/L；血清肝纤维化指标：HA184 ng/mL；肝功能：Alb36g/L；空腹血糖 5.65 mmol/L。

【临床体会】

　　（1）治疗本病要掌握肝的"体阴用阳"生理特点，注意养血生津以滋其体（阴），调畅气机以助其用（阳）。

　　（2）要注意气和血的"帅、母"关系。要想保证气的生血、行血、摄血功能，就必须首先保证气的载体——血的充沛，否则气失去依附，必浮散无根而无以固。

（3）要掌握肝病中血瘀证治疗大法和尺度。化瘀要防止出血，止血要防止血瘀，由于瘀血的形成有多种原因，如寒凝、热结、气虚、气滞、液虚、脉损等均可引起，所以治疗时应详审病因、病位，辨识病机，随证治之。

## （四）自身免疫性肝病

自身免疫性肝病是指由于机体的免疫系统攻击自身的肝组织所造成的一组疾病，包括：原发性胆汁性肝硬化、自身免疫性肝炎和原发性硬化性胆管炎。以原发性胆汁性肝硬化最为常见，其次为自身免疫性肝炎，原发性硬化性胆管炎较前两者少见，自身免疫性肝病均不具有传染性。随着检测技术的推广及对此认识的提高，自身免疫性肝病的报道明显增多，但只有早期发现、早期治疗，才会有更好的疗效。

### 1. 原发性胆汁性肝硬化

原发性胆汁性肝硬化是一种慢性肝内胆汁淤积性疾病，病理特点为进行性、非化脓性、破坏性肝内小胆管炎，最终可发展为肝纤维化和肝硬化。好发于中年女性，最常见的临床表现为乏力和皮肤瘙痒等。熊去氧胆酸（UCDA）是目前唯一经随机对照临床试验证实治疗本病安全有效的药物，可有效改善患者的生化指标，延缓疾病进展。但该药价格昂贵，且需长期服用，加之近年来随着对本病认识加深以及检测水平的提高，原发性胆汁性肝硬化患者数呈不断上升趋势，给国家医疗卫生保健系统带来新的经济负担，需引起广大医务人员的重视。临证中从肝体阴用阳角度辨证论治原发性胆汁性肝硬化，侧重养阴之法以颐养肝体，助疏肝用，促进肝功能改善，对西药有协同治疗作用，效果明显。对于目前尚无有效药物根治本病的现况，不失为一有效改善症状，延缓病情进展，提高患者生活质量的方法。

## 【病因病机】

传统中医学并无"原发性胆汁性肝硬化"病名记载，目前中医界对原发性胆汁性肝硬化多是根据该病在不同病程阶段的临床表现归属于"胁痛""黄疸""积聚""鼓胀""血证""皮肤瘙痒"等范畴。根据其多发于中年女性的特点，参照"阳常有余，阴常不足"及"女子以肝为先天"之论，中医论治该病当从"肝体阴用阳"理论出发。"肝体阴用阳"出自叶天士《临证指南医案·肝风》："故肝为风木之脏，因有相火内寄，体阴用阳，其性刚，主动主升，全赖肾水以涵之，血液以濡之……得为柔和之体，遂其条达畅茂之性。"肝主藏血，赖血以养，肝之血和阴谓之肝体，是资助肝用的物质基础；肝主疏泄，以气为用，肝之气和阳谓之肝用，是对肝阴产生作用的必要条件；肝胆相为表里，内寄相火，其体虽柔而用则刚。女子生性善妒怒，易于肝气郁结化火伤阴；肝之精气所化胆汁排泄不畅淤积时，亦能致热伤阴；且该病患者存在血清抗线粒体抗体阳性，可归为肝体先天禀赋不足，故可以认为肝阴不足，不能助疏肝用是其发病关键。肝肾乙癸同源互生，青年患者虽肝阴先天不足，但肾精充足可化生肝血，弥补其不足而濡养肝体助疏肝用，故病轻，多无明显阴虚症状，但可见患者易怒、舌边尖红赤、脉弦细数之肝郁气滞兼气阴不足之象；随着年龄增长，人过中年，肾气渐衰，加之后天调摄不当，肾精亏虚生化肝血减少，肝阴不足显现，则肝用失助而疏泄失常，表现出肝功能异常、乏力、瘙痒等症状，其气血瘀滞则胁痛、积聚，胆汁淤积则黄疸。及至后期，肝肾亏虚至极，脾胃衰败，气血津液代谢异常，可见鼓胀，甚则阴虚阳亢动风、动血而昏迷、出血等。总之，肝阴不足贯穿疾病始终，属于体用同病、阴阳双损。

## 【治法方药】

临床上诸多医家治疗原发性胆汁性肝硬化时，多采用健脾益气、疏肝理气、清热利湿、活血化瘀等法，少有重视肝阴不足之本源治法。原发性胆汁性肝硬化存在先天肝阴不足之本因，但起病多以烦躁易怒之肝气郁结为始，且多不自知，郁而化热，更伤其阴，阴伤则热显，变生他证。故遵《素问·阴阳应象大论》：“阴阳者，天地之道也，万物之纲纪，变化之父母……治病必求于本。”《素问·四气调神大论》“是故圣人不治已病治未病，不治已乱治未乱”的训则，治疗原发性胆汁性肝硬化时，强调必须顾及肝体之阴不足之根本，滋阴养血之品应贯穿疾病治疗始终以化生肝阴，达到初病杜渐，已病防传，并可配合疏肝、清肝等法以利肝之疏泄以助肝用。如是则肝得血而气柔，气柔则疏泄遂其用。临床上从肝体出发，常用生地黄、麦冬、白芍、百合、灵芝等以滋养肝阴；从肝用出发，常用佛手、香橼、青皮、郁金、金钱草等疏利肝胆，自拟参灵颐肝汤：党参 15g，灵芝 20g，麦冬 15g，五味子 15g，生地黄 15g，百合 20g，茜草15g，紫草 10g，佛手 10g，败酱草 15g，板蓝根 10g。并常根据患者临床相兼不适症状加减用药，如皮肤瘙痒明显者，可加四皮饮（白鲜皮、地骨皮、桑白皮、牡丹皮）以凉血祛风止痒；脾虚便溏明显者，佐加金砂散（鸡内金、砂仁、茯苓、炒苡仁）以健脾止泻；预防理气活血之品伤阴时，佐加三才汤（天冬、党参、生地黄），以求养阴之品犹如雨露滋养春木升发，助疏肝用；气血亏虚明显者，加用圣愈汤以益气养血；胆汁淤积明显者，佐加三金（鸡内金、郁金、金钱草）以利胆，效果颇佳。

**病例**

姜某，女，45 岁，陕西省西安市人，护士。以“皮肤瘙痒、肝功能异常半年”于 2015 年 11 月 5 日初诊。

患者平素性急，半年前因皮肤瘙痒、肝功能异常在西京医院肝穿刺活检确诊为 PBC（肝脏炎症 $G2S_{2\sim3}$ 期），经应用“熊去氧胆酸胶囊”等治疗，瘙痒缓解。1 个月前查 CT 提示“脾稍大”，肝功能改善不明显，遂来就诊。刻诊：全身皮肤色暗，右胁胀满，口干，大便溏稀，小便黄，食纳、睡眠可。月经正常。舌质红边赤，苔薄白，脉沉弦细。查肝功能：TBIL29.5 μmol/L，ALT59 U/L，ALP119 U/L，GGT143 U/L；肝脏硬度：13.2 kPa。

西医诊断：原发性胆汁性肝硬化。

中医诊断：积聚。

中医证型：肝郁血热夹气阴不足。

治　　法：疏肝清热凉血，益气养阴补血。

处　　方：参灵颐肝汤加减。

| | | | |
|---|---|---|---|
| 党参 15g | 灵芝 20g | 茜草 15g | 紫草 15g |
| 板蓝根 15g | 佛手 15g | 白芍 15g | 麦冬 15g |
| 五味子 15g | 生地黄 15g | 百合 20g | 郁金 15g |
| 鸡内金 15g | 金钱草 15 g | | |

7 剂，水煎服，每日 1 剂。

西医继服"优思弗"。患者服药后胁胀、口干减轻，守方加减用药 1 个月后复查肝功能：TBIL24.2 μmol/L，ALT34 U/L，ALP74 U/L，GGT48 U/L。后针对肝纤维化，门诊调方应用活血化瘀类中药佐加养阴之品治疗。于 2016 年 4 月 12 日复查肝功能：TBIL15 μmol/L，ALT36 U/L，ALP98 U/L，GGT48 U/L；B 超提示肝、胆、脾、胰未见异常；肝脏硬度 7.9 kPa。近半年随访，病情仍稳定。

**按**：患者先天体质异常，肝体受损，加之平素情志不舒，肝气郁结，久而化热伤阴，兼平时工作劳碌易伤其气，故虽有右胁胀满之标实，但仍有口干、肤色晦暗、舌红赤等气阴不足之本虚。方中党参、灵芝、麦冬、生地黄、百合、白芍等益气养阴补血而不燥，兼能和胃促进脾胃运化，生化气血而荣养肌肤；茜草、紫草、板蓝根凉血清郁热，配合佛手理气疏肝，"三金"相伍疏肝利胆退黄，兼有鸡内金健脾，防止苦寒伤胃。诸药配伍，既补肝体之阴，又可清肝利胆理气助肝疏泄。后针对患者脾大、肝脏硬度值高等瘀血实邪，虽用活血化瘀之品，但不忘配伍养阴之品，防其伤阴耗气，最终达效。

### 2. 自身免疫性肝炎

自身免疫性肝炎是自身免疫反应引起的肝脏进行性慢性炎症，与病毒性肝炎不同的是，这种肝脏慢性炎症不属于传染性疾病。自身免疫功能紊乱是导致本病的首要原因，大部分患者起病隐匿，进展缓慢，亦可呈急性、亚急性和暴发性发作。患者的主要症状以乏力、嗜睡、恶心、食欲下降常见。其他可有厌食、体重下降、腹部不适、皮肤瘙痒、关节肌肉疼痛、皮疹和发热等；约10%患者可完全无症状，最常见的体征是黄疸，约有75%的患者出现。随病情进展，可出现肝硬化症状和体征，约30%的患者以肝硬化为首发症状就诊。自身免疫性肝炎治疗的主要目的是缓解症状，改善肝功能及病理组织学异常，减慢向肝纤维化的进展。单独应用糖皮质激素或联合硫唑嘌呤治疗是目前的标准治疗方案，这一类药物作用起效较快，控制病情较为有效，但也面临着一系列问题，诸如剂量的把握、不良反应的控制，在减量或者停用过程中容易出现病情反复或者加重的现象。而中医中药在本病的诊治中有相对的优势，依据相火气机学说理论辨治本病疗效稳定。

【病因病机】

中医文献中并没有"自身免疫性肝炎"这个病名。本病的病名主要以临床表现的主症来确定。病程不同、疾病的进展不同，本病在临床上表现复杂多样，中医可归属于"黄疸""胁痛""肝着""积聚""鼓胀"等范畴。本病发病隐匿，往往病程较长，其真实的发病时间难以估计，通常在一次急性发作的过程中被发现，抑或在常规的体检中被发现。黄疸患者，发病急骤，但往往其黄疸面色较为晦暗，出现黄疸色泽鲜明者较少。临床以女性多见，病因不外感受伏邪，饮食失节，情志不畅，而肝肾不足、相火虚衰是发病的根本；由于本病好发于中老年妇女，易发生在绝经期前后，而绝经期的女性由于肝肾渐衰，冲任二脉渐渐虚怠，气血阴阳失调，容易表现为头昏耳鸣、心悸失眠、烦躁易怒、烘热汗出等一系列肝肾不足、相火虚衰的表现。本病病位涉及脾、肝、肾；病性为"本虚标实"，本虚为肝肾不足，气、血、阴、阳之虚，标实为湿阻、热郁、气滞、血瘀等；病机为内外因相互影响，湿阻、热郁、气滞、血瘀、相火虚衰使肝脏损伤，导致临床诸多证候。

【治法方药】

既然自身免疫性肝炎的病机在于肝肾不足，感受内外之邪，湿热郁结，气滞血瘀络阻。因此在治疗上，需要将柔肝补肾贯彻始终，配以祛湿化浊、清热解毒、活血通络等。治疗自身免疫性肝炎常以滋补肝肾、柔肝调肝，方用自拟"柔肝补肾汤"，此方仿用《温病条辨》的"三才汤"组方之意，以天、地、人分治上、中、下三焦，在多种肝脏疾病见气阴两虚时均可加用此方治疗。柔肝补肾汤：北沙参 12g，枸杞子 15g，麦冬 12g，当归 15g，阿胶 10g<sup>（烊化）</sup>，黄精15g，醋鳖甲 15g<sup>（先煎）</sup>，生龟甲 15g<sup>（先煎）</sup>，炒白芍 15g，鸡内金 15g，生地黄 15g，制首乌 10g。或兼以健脾燥湿配以自拟方金砂散；或兼以祛湿化浊配以自拟桃红化浊汤；或兼以清热解毒配以自拟方茜兰汤；或兼以理气活血通络配以自拟疏肝化瘀汤；有腹水者多为阴虚水停，常以自拟方甲苓饮滋补肝肾、活血利水；肝纤维化严重者合以化纤汤；相火虚衰者常予自拟方桂附二仙汤加减治疗。

**病例**

王某，男性，48 岁，陕西省西安市人，干部。以"反复肝功能异常 2 年"于 2015 年 8 月 13 日初诊。

两年来反复出现肝功能异常，常于感冒后出现，ALT 升高在 80～150U/L之间波动，伴有轻度总胆红素、间接胆红素升高，轻度谷氨酰转肽酶（GGT）升高，半年前在外院行肝活检术，病理诊断：自身免疫性肝炎，遂给予"强的松龙" 30 mg 口服，每日 1 次。8 月 1 日肝功能：ALT89 U/L，AST77 U/L，TBIL34.5 μmol/L，ALB40.3 g/L，GLO36.9g/L。现自觉困乏无力，时有腹胀，右胁隐痛，关节常酸痛，入睡困难，多梦易醒，眼干涩。舌质红，苔薄黄，脉沉弦细。

西医诊断：自身免疫性肝炎。

中医诊断：积聚。

中医证型：肝肾阴虚夹脾虚湿阻。

治　　法：柔肝补肾，健脾化湿。

处　　方：柔肝补肾汤加金砂散加减。

北沙参 12g　　　　枸杞子 15g　　　　麦冬 12g　　　　醋鳖甲 15g<sup>（先煎）</sup>

| | | | |
|---|---|---|---|
| 阿胶 10g <sup>(烊化)</sup> | 黄精 15g | 当归 15g | 生龟甲 15g <sup>(先煎)</sup> |
| 炒白芍 15g | 鸡内金 15g | 生地黄 15g | 制首乌 10g |
| 首乌藤 30g | 合欢皮 15g | 砂仁 6g <sup>(后下)</sup> | 茯苓 15g |
| 炒苡仁 30g | | | |

14 剂，水煎服，每日 1 剂。

上方连服 14 剂，西药治疗方案维持不变。

两周后复诊：患者自述乏力、腹胀症状明显改善，关节酸痛好转，睡眠好转，纳食增加，二便调。苔质淡红，苔薄黄，脉沉弦细。于上方加佛手 15g，继续服用 28 剂。

三诊：患者诉乏力、腹胀明显改善，睡眠可，小溲略黄，大便调，舌质红，苔白腻，脉沉弦小滑。于上方去首乌藤、合欢皮，加佩兰 10g，藿香 10g，继续服用 28 剂。

四诊：复查肝功能恢复正常；相关症状明显改善，按时服用中药，随症加减，定期复查随访，随访两年有余，病情稳定，生活质量良好，复查未出现病情反复。

**按**：患者起病隐匿，后经肝脏活检术，病理诊断：自身免疫性肝炎。结合舌、脉、症表现，辨证属肝肾不足，脾虚湿阻。治疗时始终将柔肝补肾为大法，配以健脾化湿等。方用自拟柔肝补肾汤以滋补肝肾，柔肝调肝。治疗本病贵在坚持，紧扣病机，守法守方，终取良效。

### 3. 原发性硬化性胆管炎

原发性硬化性胆管炎是一种病因不明的慢性胆汁淤积综合征，多发于中青年男性，70% 左右的病例合并炎性肠病（主要是溃疡性结肠炎）。典型症状为黄疸，瘙痒，全身不适，焦虑不安或感到有病，食欲不振，消化不良，胁痛，肝肿大，脾肿大等。化验：血清转氨酶轻到中度升高，血清碱性磷酸酶（ALP）、谷氨酰转肽酶（GGT）增高，可有自身抗体 ANCA 阳性，诊断需做内窥镜逆行性胆胰造影（ERCP）。治疗以熊去氧胆酸为主，剂量为 13 ~ 15 mg/（kg·d），可分 2～3 次口服，内窥镜球囊扩张术可减轻症状，肝衰竭可选择肝移植。

【病因病机】

中医学中没有与原发性硬化性胆管炎相对应的病名，根据其临床特征，归属于中医学"黄疸""积聚""鼓胀""胁痛""虚劳"等范畴。临床上主要表现为黄疸、瘙痒、神疲、乏力等症状，具有慢性迁延、顽固难治及反复发作等特点。病位主要在肝胆，肝胆相表里，胆病往往与肝密切相关，胆病可以及肝，肝病可以及胆。黄疸的病因多为感受时邪疫毒，内伤饮食、劳倦，病后续发等。病理因素有湿邪、热邪、寒邪、疫毒、气滞、瘀血等，其中以湿邪为主。由于感受时邪疫毒，蕴结于中焦，脾胃运化失常，湿热交蒸于肝胆，肝失疏泄，胆液不循常道，侵淫肌肤；或饮食所伤脾胃，致运化功能失职，湿浊内生，郁而化热，熏蒸肝胆，胆汁外溢；或脾胃素虚，运化失司，肝失所养，疏泄失职，而致胆液不能循常道而出现黄疸。其根本病机是"本虚标实""正虚夹瘀"，即脾虚湿热蕴结中焦，交蒸于肝胆，肝胆气机不利，疏泄失常，久病则正虚、气虚。夹瘀即气滞血瘀于肝胆络脉，胆汁淤积，累及胆管致管壁增厚，管腔狭窄。

【治则治法】

对于本病的治疗，根据"本虚标实"，具有脾虚湿热蕴结中焦，肝胆气机不利，胆汁排泄不畅，气滞血瘀的特点。拟定治疗大法为疏肝利胆，清化湿热。自拟"疏肝利胆汤"：醋柴胡 10g，枳实 10g，白芍 10g，炙甘草 6g，青皮 10g，郁金 12g，丹参 10g，香橼 10g，青蒿 15g，黄芩 10g，滑石 10g[(包煎)]，青黛 1g[(包煎)]，元胡 10g，鸡内金 15g，金钱草 15g。如脾虚湿阻明显，可合金砂散加减；湿热明显的，可合桃红化浊汤或茵陈蒿汤加减；气血不足的，可合当归补血汤或圣愈汤等加减；瘀血明显的，可加茜草、紫草、川芎、桃仁、红花、鳖甲、穿山甲等活血化瘀通络。

【病例】

张某，男，59岁，陕西省西安市人，公务员。以"突发右上腹疼痛伴皮肤巩膜黄染 10 天"于 2014 年 10 月 24 日初诊。

　　患者 2 年前曾因"胆结石梗阻性黄疸"在第四军学大学西京医院消化病医院行内镜取石治疗,当时 B 超示:胆囊增大、胆囊壁增厚不光滑、胆囊内胆汁淤积、胆总管扩张伴其内中强回声团、脾大。补充诊断:原发性硬化性胆管炎。10 天前因右上腹痛,伴皮肤巩膜黄染,再次在西京医院消化病医院住院治疗,诊断为原发性硬化性胆管炎。行 ERCP+ ENBD 术,术后给予抑酸、保肝对症支持等治疗。患者腹痛症状缓解,但黄疸无明显缓解,仍有寒战高热,遂来我处求中医治疗。刻下症见:身目黄染,食欲不振,口干、口苦,渴而不欲饮,乏力,皮肤稍瘙痒,小便色深呈浓茶色,大便干燥,舌暗红,苔黄厚浊腻,舌下络脉粗紫,脉弦滑。肝功能示:血清总胆红素 112.3 μmol/L,直接胆红素 89.3 μmol/L。

　　西医诊断:原发性硬化性胆管炎。

　　中医诊断:黄疸。

　　中医证型:湿热内蕴,气机壅滞,肝失条达,胆络瘀阻。

　　治　　法:疏肝利胆,清化湿热。

　　处　　方:自拟疏肝利胆汤加减。

| | | | |
|---|---|---|---|
| 醋柴胡 10g | 枳实 10g | 白芍 10g | 炙甘草 6g |
| 青皮 10g | 郁金 12g | 丹参 10g | 香橼 10g |
| 青蒿 15g | 黄芩 10g | 滑石 10g(包煎) | 青黛 1g(包煎) |
| 元胡 10g | 鸡内金 15g | 金钱草 15g | 茵陈 30g |
| 大黄 10g(后下) | 栀子 15g | | |

7 剂,水煎服,每日 1 剂。

　　复诊(2014 年 10 月 31 日):患者右上腹疼痛消失,黄疸明显减轻,尿色变浅,皮肤瘙痒消失,纳食增加,精神明显好转,大便一日 3 次、稍稀,舌暗红,苔薄黄腻,舌下络脉粗紫,脉弦滑。复查:血清总胆红素 69.90 μmol/L,直接胆红素 45.60 μmol / L,继予上方加地锦草 15g。14 剂,水煎服,每日 1 剂。

　　三诊(2014 年 11 月 14 日):黄疸基本消退,食欲正常,稍乏力,眠差,二便基本正常，舌暗红，苔薄黄腻，舌下络脉稍紫，脉弦滑。继予上方，减大黄 5g，去青黛，合金砂散，处方如下：

| | | | |
|---|---|---|---|
| 醋柴胡 10g | 枳实 10g | 白芍 10g | 炙甘草 6g |
| 青皮 10g | 郁金 12g | 丹参 10g | 香橼 10g |
| 青蒿 15g | 黄芩 10g | 滑石 10g <sup>(包煎)</sup> | 茵陈 30g |
| 元胡 10g | 鸡内金 15g | 金钱草 15g | 栀子 15g |
| 大黄 5g<sup>(后下)</sup> | 砂仁 6g<sup>(后下)</sup> | 茯苓 15g | 炒苡仁 30g |

患者继服 3 个月。随访患者，黄疸尽退，未再复发。

**按：**原发性硬化性胆管炎近年有所增加，认为与自身免疫有关，病理改变主要是肝内外胆管广泛纤维化，管壁增厚，管腔狭窄，出现淤胆样症状。首要症状是黄疸，皮肤瘙痒，右上腹不适，可诱发急性胆管炎，反复发作，最终导致胆汁性肝硬化，肝功能衰竭，单纯西药和手术都不能治疗彻底，采用中西医结合治疗可减少复发，控制病情发展。依据其发病机制及临床表现，归属于"黄疸"范畴，以疏肝利胆、清化湿热为基本大法，治疗中不忘治瘀、治虚。

## （五）肝硬化

肝硬化由肝纤维化发展而成，为所有慢性肝脏损伤的最终病理阶段。研究显示，肝硬化患者的 5 年生存率为 55%~84%，如出现肝硬化失代偿，则 5 年生存率仅 19%~35%。本病当属于中医"积聚""癥积""黄疸""鼓胀"等范畴，治疗起来较为棘手。在长期的肝病诊疗实践中，以中医辨病及辨证论治相结合，既可减慢或逆转疾病的进展，也能减少并发症及死亡率。

### 1. 瘀血阻络为发病原因

瘀血阻络为肝硬化的主要原因。张志聪《医学要诀》述："血之所积，名积。"唐容川《血证论·瘀血》："瘀血在经络脏腑之间，则结为癥瘕。"王清任《医林改错》进一步指出："无论何处，皆有气血……结块者必有形之血也。血受寒则凝结成块，血受热则煎熬成块。"表明本病为瘀血而引起。《医宗必读·积聚》述:"盖积之为义,日积月累,匪朝伊夕。"说明瘀血在内久不消散,日久而成积是本病发生的过程。《难经·五十五难》:"故积者,五脏所生,聚者,六腑所成也。"以积聚来区分疾病在脏在腑。这些论述均表明,本病发生为各种原因所致瘀血阻络,日积月累而发生。瘀血在肝纤维化发病过程中起着决定性作用,瘀血阻络是肝硬化病理基础。

### 2. 正气不足是发病基础

正气虚弱也是本病发生的重要病理基础。《内经》曾述:"正气存内,邪不可干""邪之所凑,其气必虚",说明正气不足是疾病发生的内在条件。《景岳全书·积聚》曰:"壮人无积,虚人则有之。""脾胃怯弱,气血两衰,四时有感,皆能成积。"论述了正气虚弱确是肝硬化发生的根本原因和始动因素。

### 3. 湿、热、毒、痰、瘀是本病的病理因素

本病由来,多为患者本有忧思烦怒,加之感染湿热疫毒或酒毒、虫毒所致。仲景认为"然黄家所得,从湿得之",阐明肝病黄疸与湿邪有关。而湿邪又常兼夹热邪,故感受湿热之邪是肝硬化的主要原因之一。肝炎病毒与中医湿热疫毒同属一类,其久伏于肝,成为"伏邪",留藏肝内,而湿、热、毒互结,且日久脾虚可生痰,并可出现气滞、血瘀、痰阻之证。《丹溪心法·胁痛》曰:"胁痛……有死血,有痰流注。"《丹溪心法·积聚痞块》说:"积,在左为血块……痰与食积、死血而成也。"说明痰瘀互结是肝硬化形成的病理基础,故湿、热、毒、痰、瘀相互胶结是肝纤维化程度逐渐加重的因素,也是疾病持续存在和发展的原因。

### 4. 四诊重舌及舌下脉络

我们在诊治肝硬化患者时,注重查舌及舌下脉络,经言"有诸内,必形于诸外"。而舌之象则是诸外的表现之一。舌下脉络迂曲、增粗、深紫、黑色以及局部增生多表示体内瘀血阻络,其迂曲、增粗、颜色深浅可表明瘀血的严重程度。若舌下脉络增粗,脉络清晰,舌稍红,多为气滞血瘀证。舌下脉络增多,有瘀点,脉络增粗不甚,兼有舌质淡,则多为气虚血瘀证。如舌质红,舌下脉

络迂曲增粗，小络脉明显增多，粗紫黑，为阴虚血瘀之象。舌下脉络增粗与否，增粗、迂曲的程度、部位均可反映相应之病机、病位、病性，为治疗法则、选方用药提供重要的依据。有学者通过研究证实，肝脏病理的纤维化分级、分期与舌象存在着一定联系，为中医舌诊诊断的客观性研究提供科学依据。

### 5.行气活血以化瘀

肝硬化早期多为气滞血瘀，发病原因为肝郁气滞，气滞血瘀；或感受毒邪，毒邪伤肝，肝经郁热，气滞血瘀；或酒毒伤肝，肝气郁结，瘀阻脉络，病程日久，气滞血瘀脏腑，发为癥积。王清任曰："血瘀每与气滞有关……气有一息之不通，则血有一息之不行。"本型属于邪气实而正尚不虚。临床症状见：胁肋疼痛，以胀痛为主，腹部胀满，烦躁易怒，大便秘结，小便黄。舌质暗红，舌下脉络稍增粗，脉弦涩。肝区疼痛或肝脾稍有肿大。本型主要病机为肝气郁结，气滞血瘀，病位在肝脾。治疗采用疏肝理气，活血化瘀之法。调气意在疏达，使其升降有序，气行则血行。自拟疏肝化瘀汤：醋柴胡 10g，枳实 10g，白芍 10g，炙甘草 6g，丹参 15g，香橼 15g，青皮 10g，郁金 10g，醋鳖甲 15g[先煎]、鸡内金 10g，青黛 1g[包煎]，白矾 1g 以气血同治。该方以活血化瘀而不伤正、疏肝理气而不耗气为特点。疏肝化瘀汤由四逆散，傅青主喜用之青皮、郁金、丹参、香橼等药及《伤寒直格》之碧玉散加减化裁。四逆散行气疏肝化滞；青皮、丹参、郁金、香橼行气解郁，活血化瘀；青黛清肝胆郁热，加醋鳖甲以软坚散结；鸡内金软坚消积，大枣培补正气。共奏疏肝理气，消瘀软坚之效。《本草新编》曰："（鳖甲）善能攻坚，又不损气，阴阳上下，有痞滞不除者，皆宜用之。"可见其软坚作用之广。临床中如气滞较重，可加用血中之气药川芎以理气活血；若瘀血较重，还可加用桃仁、红花以加强活血化瘀之功。

### 6.采用攻补兼施之法

肝硬化多见于慢性肝炎迁延不愈，而"久病必虚"。肝体属阴，相火妄动，瘀与热结，瘀热相火耗伤气阴，引起气阴两虚之证。出现气阴两虚，瘀血阻于脉络之本虚标实之证。此证乃为异常相火之瘀热相火证。临床症状：出现肝脏中等以上硬度，脾脏肿大，面色黧红色，全身皮肤见多个红缕赤痕，口唇紫褐色，或为面色苍黄，全身皮肤紫斑，可见鼻衄、齿衄等出血症状。舌质淡紫，舌体见瘀点或瘀斑，舌下脉络迂曲黑紫，脉象弦弱或沉细涩。本型以肝脾肿大、质地坚硬，舌质紫滞有瘀点，脉象弦细或涩为特点。病机肝脾血瘀，瘀阻脉络，瘀热相火耗气伤阴。关于本证的治疗，在《素问·六元正纪大论》中论述："大积大聚，其可犯也，衰其大半而止，过者死。"指出攻逐积聚当勿伤其正气。张洁古认为"养正则积自除"，故治积当补虚。叶天士在《临证指南医案·积聚》中述："积症……大略消补兼施。"在治疗本病时，应采用攻补兼施之法，自拟疏络化纤汤：灵芝 12g，桑椹 10g，醋鳖甲 12g (先煎)，鸡内金 15g，桃仁 10g，茜草 15g，地龙 10g，苏木 10g，佛手 10g，白芍 10g，生黄芪 10g，海螵蛸 10g，大枣 18g 以益气养阴、补益肝肾、活血化瘀。方中醋鳖甲软坚化瘀散结，灵芝益精气、补肝气，二者共为君药。鸡内金消积健脾、软坚化积，桑椹补益肝肾，助君药补肾健脾，软坚化积；茜草解毒化瘀，桃仁活血润燥，与鸡内金，桑椹共为臣药。海螵蛸和胃止酸敛疮，防止活血药伤胃；地龙凉血通络，苏木行气止痛，大枣益气健脾，佛手疏肝理气共为佐药。白芍酸甘敛阴引药入肝经为使药。衄血时，加茜草、紫草凉血止血；伴呕血、便血，加桑螵蛸、白及、槐花化瘀止血。临床研究表明，疏络化纤汤可降解肝纤维化，改善肝功能。药理研究表明，疏络化纤汤对免疫损伤大鼠的肝内胶原纤维有明显降低的作用，对肝纤维化有明显的治疗作用。

### 7. 养阴、利水、泻热共用

肝硬化失代偿期，可出现大量腹水之水瘀互结之证。本病属中医"鼓胀"范畴。其病因多为情志所伤、酒食不节或感受疫毒，或由其他病证转化所致，引起肝、脾、肾三脏功能失调，导致气滞、血瘀、水饮停留腹中。肝体阴而用阳，阳常有余而阴常不足，故肝肾阴虚往往为本病晚期的发展趋势，阴虚内热、水瘀互结为主要病机所在，也是变生他证的中心环节。症见：腹胀如鼓，腹部青筋显露，可及振水音，不能平卧，神疲乏力，皮肤紫斑，小便少，大便秘结，舌质紫暗，或舌红少苔，舌下脉络重度迂曲增粗，脉沉细弦涩。鼓胀之阴虚型治疗更为棘手，利水则伤阴更甚，滋阴则不利于利水。如失治误治，则预后较差。大多数医家在治疗腹水时，多应用健脾利水、行气利水、活血利水等方法，而滋阴利水之法论及甚少。据本病之病机创制滋阴利水之法用于临床，取得较好疗效。拟方甲苓饮：醋鳖甲 12g（先煎），醋龟甲 15g（先煎），生牡蛎 15g（先煎），麦冬 10g，生地黄 15g，白芍 10g，阿胶 10g（烊化），炙甘草 6g，猪苓 20g，茯苓 20g，泽泻 15g，火麻仁 10g，车前子 20g（包煎），白茅根 15g，鸡内金 15g，泽兰叶 15g 以滋阴利水、散瘀清热。甲苓饮为"三甲复脉汤"合"猪苓汤"加减而成。三甲复脉汤源自《温病条辨》，治疗温病后期，热留下焦，水不涵木而虚风内动之证。猪苓汤源于张仲景，治疗阴亏津伤，水热内蓄之证。肝病后期，瘀毒互结，相火灼伤阴津，阴虚火旺，恰如温病后期之阴血亏虚；瘀毒互结，水停腹中，又如阴虚津伤，小便不利之猪苓汤证。两方合用，正合本证病机。甲苓饮以龟甲滋阴、泽泻利水泄热同为君。鳖甲、牡蛎助君养阴软坚散结；阿胶滋阴补血，猪苓利水渗湿共为臣药。车前子、白茅根利尿清热，麦冬、生地黄养阴，白芍养阴，茯苓、黄芪健脾利水，鸡内金消积共为佐药。泽兰叶利水通络引药入肝经，为使药。该方滋阴不敛邪，利水不伤阴，可阻肝风暴涨之势。减少出血与肝昏迷的发生，为标本兼治之法。药理实验表明，甲苓饮对肝硬化腹水模型大鼠具有改善症状、利尿、保肝、抗肝纤维化及改善凝血等治疗作用。伴有黄疸时，加用茵陈、全瓜蒌、金钱草以清热化瘀通络。腹水大量时，可加大腹皮、冬瓜皮以化瘀利水，有气虚之证可加炙黄芪、枸杞子、黄精以益气养阴。

### 8. 治宜缓图而不能急取

积聚、鼓胀之形成非一日之功，故治疗也当缓图，循序渐进，而不宜急功近利，以图近效。在肝硬化时，活血化瘀药物也要以平和药物为主，少用虫类活血通络或破血逐瘀之品，避免引起出血。且破血逐瘀最伤正气，故应慎用。疾病日久，耗气伤阴，正气已虚。在肝硬化腹水后期，虽胀苦急，但不可以滥用峻剂逐水。此等药物虽一时有效，然可伤阴耗液而出现动风之证。确系需要时，也当中病即可，以防伤及气阴。治疗之时，当以滋阴、扶正、散瘀、调肝、补肾、利水为原则，缓而为之，不求近功，但求远效。正如《临证指南医案·癥瘕》曰："总之，治癥瘕之要，用攻法宜缓宜曲。"

### 9. 重视饮食、精神调养

在治疗肝硬化时，要特别重视患者饮食调养和生活指导。对于饮食调养，在《内经》就有"阴之所生，本在五味"。《格致余论·茹淡论》："地食人以五味……若谷菽菜果，自然冲和之味，有食人补阴之功。"可见，历代中医均认为饮食调养对健康的影响及在治病防病中的作用。肝硬化为危重之疾，多有食道、胃底静脉曲张，故而一定要告诫患者，避免过硬过粗饮食，以免引起消化道出血。由于肝内寄相火，肝硬化患者多有"相火妄动"之病机，相火本易耗气伤津，故要不厌其烦地告诫患者，忌肥肉、辣椒、酒。肥肉者，膏粱厚味也；辣椒，化热耗阴物也；酒者，生湿生热者也。此三样食品皆可阻碍脾运，化热伤阴，助湿助热，可使疾病加重或不利于恢复。肝硬化患者，发病初期多有肝郁之病机，肝脏硬化时已发展到危重阶段，很多患者有烦躁、郁闷、悲观、失落等精神状态。这些异常情志均可加重病情或不利于疾病恢复。因此，在对于肝硬化患者的诊治中，均应加强心理疏导，使其在了解病情同时建立起疾病康复的信心和希望。总之，要通过药物及心理暗示使患者心神安定、正气充沛、脏腑协调，从而利于疾病的康复和稳定。

### 病例一

李某，男，32岁，陕西省西安市人，工人。以"发现乙肝2年，两胁胀痛1周"于2010年9月14日初诊。

患者2008年自感困乏无力，查乙肝HBsAg（+）、HBeAg（+）、HBcAb（+）；肝功能：ALT478U/L、AST325U/L；上腹部B超：未见异常。曾用"干扰素"治疗3个月，因中性粒细胞过低，遂停药。后曾服用核苷类抗病毒药（具体不详）。近1周情志不畅出现两胁胀痛，B超提示肝硬化，遂来院。症见：两胁胀痛，头晕，惊悸，寐差多梦，四肢倦怠，纳呆，大便黏滞，小便淡黄。舌质淡，苔根部白，脉寸微、关弦滑、尺弦细。B超：肝硬化，脾大（厚4.8cm，长13.6cm），门静脉内径1.4cm。

西医诊断：慢性乙型肝炎、肝硬化。

中医诊断：积聚。

中医证型：肝郁乘脾，瘀血阻络。

治　　法：健脾消食，调肝理脾。

处　　方：消食汤加味。

| | | | |
|---|---|---|---|
| 党参 15g | 白术 12g | 茯苓 12g | 神曲 12g |
| 麦芽 12g | 陈皮 9g | 竹茹 12g | 白豆蔻 12g<sup>（后下）</sup> |
| 厚朴 9g | 香附 12g | 青皮 12g | 钩藤 12g |
| 炒枣仁 15g | 炙甘草 6g | | |

14剂，水煎服，每日1剂，忌食辛辣物。

二诊（2010年9月28日）：患者纳食及睡眠改善，遂改用理气散结之剂，方用逍遥散加减。

| | | | |
|---|---|---|---|
| 醋柴胡 10g | 当归 20g | 炒白芍 15g | 茯苓 15g |
| 炒白术 15g | 薄荷 5g<sup>（后下）</sup> | 炙甘草 6g | 枳壳 15g |
| 丹皮 12g | 栀子 10g | 醋鳖甲 10g<sup>（先煎）</sup> | |

21剂，水煎服，每日1剂。

三诊（2010年10月20日）：患者精神好转，无两胁不适，纳可，二便调，舌质红，苔薄白，脉沉细。予资生汤加减配丸服，用于健脾胃、运气血、散瘀结以固其本。

| | | | |
|---|---|---|---|
| 生山药 30g | 玄参 15g | 炒白术 15g | 鸡内金 15g |
| 川芎 10g | 丹参 15g | 百合 20g | 醋鳖甲 15g<sup>（先煎）</sup> |

21剂，配丸服用。

**按：**叶天士云："杂证胁痛，尽属厥阴肝经，以肝脉布于胁肋。"肝失条达疏泄，日久则气滞血凝，瘀血阻塞胁络，胁痛必剧；久病精血亏损，肝阴不足，络脉失养。该患者肝气郁结，导致脾失健运，肝脾不和而出现胁痛。脾被肝乘，运化失职，布精无权，水谷之精微不化，营卫循环受阻，气滞肝络痹阻，肝失血养，故见诸症。从症状、脉象分析，气滞精亏俱在，"治肝先实脾"，故先采用消食汤加味，以理气健脾消食。其中党参、白术、茯苓益气健脾，通利三焦气化；神曲、麦芽、陈皮、竹茹、厚朴、白豆蔻健脾消食，理气宽中；香附、青皮、钩藤理气平肝，镇静；炒枣仁酸敛收涩，"益子补母"。在诸症悉减，脾运渐复基础上，再改服加味逍遥汤理气散结。待诸症悉除，予资生汤加软坚化瘀之品配丸缓服之，助精微运化之职，"脾为后天之本，能资生一身"（人之脾胃属土，即一身之坤也，故亦能资生一身），使肝脾调和，营卫循环通畅，脏腑气血无阻。本例治则首重脾胃复其运化之职，其次治肝，最后才可在资脾胃助气血生化之源基础上，加化瘀通络之品，共分三阶段治疗。因标本缓急掌握有度，并利用中医药剂型优势，方获得满意疗效。

### 病例二

孙某，男，55岁，陕西省西安市人，农民。以"患乙肝15年，间断乏力、右胁肋疼痛5年加重1月"于2010年9月7日初诊。

患者乙肝病史15年，未予重视。5年来时感乏力，右胁肋疼痛。1个月前上述症状逐渐加重，遂来诊。症见：右胁以刺疼为主，且疼有定处，痛在深处，按之更甚，夜晚间安静时疼痛较剧。食欲减退，偶感腹胀，二便调，睡眠欠佳。舌质淡，舌体两边有紫色瘀点，舌苔薄白，脉弦细涩。其母因肝硬化去世。B超：肝脏回声增强、增粗，脾大（4.8cm×13.5cm）；肝功能：HAL78U/L、AST101U/L、A/G38/29；HBV–DNA < $10^3$copy/mL；血清肝纤维化：289ng/mL、LN143ng/mL。

西医诊断：慢性乙型肝炎、肝硬化。

中医诊断：积聚。

中医证型：气滞血瘀。

治　　法：疏肝理气健脾，化瘀通络软坚。

处　　方：自拟疏肝化瘀汤加减。

| 醋柴胡 10g | 炒白芍 15g | 枳实 10g | 炙甘草 6g |
| 鸡内金 15g | 青皮 10g | 郁金 12g | 丹参 15g |
| 香橼 15g | 百合 10g | 茜草 20g | 醋鳖甲 15g<sup>（先煎）</sup> |
| 地龙 10g | 海螵蛸 15g | 茯苓 20g | |

7 剂，水煎服，每日 1 剂。

二诊（2010 年 9 月 14 日）：右胁肋疼痛有所缓解，精神、食欲改善，腹胀消失，效不更方。随证加减治疗 5 个月后，患者症状明显缓解，复查肝功基本正常，肝纤维化指标明显改善，B 超提示脾脏较前缩小（3.9cm×11.3cm）。

**按：**肝为刚脏，体阴而用阳。疏泄功能正常，则气机调达，血脉通利，经络和畅，脏腑安康。藏血功能正常，则血液内藏，血脉流畅，肝气不郁。当邪毒伤及肝脏，导致肝失疏泄，肝郁则脾虚，脾失健运，气血运行失常，胁络痹阻，气滞血瘀，日久结于脏腑，发为癥积。本病气滞血瘀为病机关键，病位在肝、脾，治疗原则为疏肝健脾、化瘀通络。曾有研究提示，疏肝理脾法可抑制肝纤维组织的合成，而破血祛瘀法有助于纤维组织的降解。两法联合使用，可从多途径、多层次、多靶点提高抗肝纤维化的疗效。疏肝化瘀汤是多年来针对肝炎肝纤维化自拟的经验方，仿《医林改错》法，用四逆散加青金丹香饮理气活血，并合《内经》中四乌鲗骨一芦茹丸等化瘀通络之品而成，用于肝血瘀滞和肝脾肿大患者。全方着眼于肝血瘀滞，又着眼于脾虚，虚实兼顾，且补不壅中，攻不伤正。临床应用，每多获验。

**病例三**

王某，男，56 岁，长安大学教工。以"乙肝病史 5 年，发现胁下积块 1 年"于 2012 年 2 月 7 日初诊。

患者 5 年前体检时发现乙肝系列 HBsAg（+）、HBeAg（+）、HBcAb（+），病毒定量高，肝功能正常，上腹部 B 超正常。1 年前开始用"阿德福韦酯"抗病毒治疗，病毒控制正常，但发现脾大。现症见：情志易怒，食纳稍差，口略干，微苦。患者父亲患有乙肝。舌质暗红，舌下络脉迂曲，苔薄白，脉沉弦涩。查：乙肝 HBsAg（＋）、HBeAg（＋）、HBcAb（＋）；肝功能：AST56U/L；HBV-DNA $< 10^3$copy/mL；B超：脾大（4.1cm×10.5cm）。

西医诊断：慢性乙型肝炎、肝硬化。

中医诊断：积聚。

中医证型：气滞血瘀。

治　　法：疏肝理气，活血通络。

处　　方：自拟疏肝化瘀汤加减。

| | | | |
|---|---|---|---|
| 醋柴胡 12g | 枳实 10g | 炒白芍 15g | 炙甘草 6g |
| 青皮 15g | 郁金 15g | 丹参 15g | 醋鳖甲 15g（先煎） |
| 鸡内金 12g | 虎杖 12g | 香橼 15g | 茜草 15g |

14剂，水煎服，每日1剂。

二诊、三诊后，饮食、情绪好转，无其他不适，舌脉同前。上方随证加味。

四诊后，患者无明显症状，守法守方，略加调整。患者一直坚持服药治疗。半年后就诊，复查肝功能正常，病毒控制，B超：脾脏 3.6cm×10cm 大小。经坚持治疗，患者脾大正常，病情稳定。

**按：**乙肝的治疗目前为止仍是世界性难题，西医的抗病毒治疗被认为是阻止乙肝发展为肝硬化的有效方法。但病毒复制未必是肝病进展的唯一原因，脾大的出现是肝脏病变进展的信号。此患者抗病毒多年，病毒控制，病情却在发展，此等看似风平浪静，其实有暗度陈仓之虑，临床确非罕见。临证必须了解肝病发展规律，抗肝纤维化治疗勿嫌其早，应充分发挥中医药特色优势，适时抗纤维化，防止发展为重症肝炎、肝硬化等。临证主张中医辨证一定要与辨病相结合，方可不惑。选用针对肝炎肝纤维化的自拟经验方疏肝化瘀汤，通过疏肝理气、软坚散结功效，达到抗纤缩脾作用。

### 病例四

吕某，男，60岁，陕西省扶风县人，农民。以"右胁不适、困乏6年余，胃胀半年"于2017年8月10日入院。

患者2011年11月因劳累后时感右胁不适，伴困乏，进食后上腹胀。于2012年4月症状加重，到扶风县人民医院检查乙肝HBsAg（＋），HBcAb（＋），肝功能异常，B超提示"肝内多发中强回声、脾大，建议进一步检查"。到我院就诊，被收住入院，查白细胞及血小板降低，上腹部增强CT提示为"肝血管瘤"。胃镜示"慢性浅表性胃炎伴糜烂"。考虑诊断为"乙肝肝硬化"。HBV-DNA2.0×10³IU/mL，予"苦参素胶囊"抗病毒治疗、保肝、抗肝纤维化治疗10天，症状缓解出院。此后患者门诊复查，乙肝病毒定量降至正常，肝功能正常，停用"苦参素胶囊"等。7个月前出现上腹部胀满不适在我院脾胃病科住院治疗，诊断为"慢性浅表性胃炎、十二指肠炎、结肠息肉、慢性乙型病毒性肝炎（携带者）"，予以"抑酸保护胃黏膜、调节肠道菌群、抗氧化修复胃肠黏膜、肠镜下息肉治疗"，治疗后病情好转出院。2个月前因上腹部胀满不适而再次入住脾胃病科。现症见：略感乏力、右胁不适，食后胃脘胀满不舒、呕吐酸水，睡眠可，大便不成形。查体：神清，精神差，面色略晦，形体偏瘦，皮肤、巩膜未见黄染，未见肝掌、蜘蛛痣；腹平软，腹壁静脉未见显露，全腹无压痛及反跳痛，肝肋下未及，脾肋下约3cm，质Ⅱ度，无触痛，移动性浊音（-），肝区叩击痛（-），双下肢无水肿；舌质暗，苔薄腻，脉弦革。辅助检查：乙肝：HBsAg 66.65IU/mL、HBeAb 0.01S/CO、HBcAb 10.12S/CO；凝血：PT-%79.14%；乙肝病毒定量、电解质、肝功能正常；血常规：WBC7.60×10⁹/L、RBC4.82×10¹²/L、HGB 154g/L、PLT 174×10⁹/L、NEUT%72.5%；肿瘤指标正常；胃镜：慢性浅表性胃炎。中医以疏肝健脾、清热化湿为法，口服桃红化浊汤加减。治疗3天后患者疗效不显，仍感胃脘部胀满、时呕吐酸水，为缓解患者消化道不适症状，请我会诊。

患者略感乏力、右胁不适，食后胃脘胀满不舒、呕吐酸水，睡眠可，大便不成形。舌质紫暗，苔黄厚腻，舌下络脉粗，脉沉弦、关大、稍革。患者平素性情急躁，肝失疏泄，脾失健运，导致脾气亏虚，日久脾胃阳气亏虚，失于温养，不能腐熟水谷，故可见食后胃胀、呕吐酸水。治病必求于本，本患寒热错杂、脾胃虚寒、肝经湿热。治宜寒温并用，清化肝经湿热，行气温中健脾。可在桃红化浊汤基础上，加行气温中制酸之品：海螵蛸 12g，甘松 10g，山柰 10g。具体如下：

| | | | |
|---|---|---|---|
| 炒桃仁 10g | 佩兰 15g | 广藿香 10g | 茵陈 15g |
| 炒青皮 10g | 醋郁金 12g | 炒鸡内金 15g | 醋鳖甲 15g<sup>(先煎)</sup> |
| 白茅根 15g | 板蓝根 15g | 砂仁 8g<sup>(后下)</sup> | 炒苡仁 15g |
| 茯苓 15g | 茜草 15g | 海螵蛸 12g | 甘松 10g |
| 山柰 10g | | | |

服药 5 天后，于 8 月 17 日患者乏力不明显、无右胁不适，纳食明显好转，胃胀反酸水等症消失，眠可，大便成形。

### 病例五

王某，女，53 岁，西安市未央区辛家庙西村 7 号，工人。以"间断乏力 20 年，脾切除后 10 年，间断面部烘热半月"于 2017 年 8 月 28 日入院。

患者 1996 年因困乏，右胁不适，查乙肝标志物阳性、B 超示"肝硬化、脾大"，间断服中药治疗。2005 年 3 月出现腹胀、尿少，在肝病科住院治疗，查胃镜：食道静脉曲张Ⅱ度，胃底静脉曲张，予保肝、利尿治疗，病情好转出院。2006 年 6 月在省人民医院肝胆外科行"脾切除、门脐静脉断流术"，手术顺利。2009 年 8 月，因饮食不慎出现黑便、量少，无呕血，在我肝病科住院治疗后血止出院。2011 年 10 月，加用"恩替卡韦分散片"抗病毒治疗，后多次复查示：病毒控制正常。2013 年 3 月复查胃镜：食道静脉曲张Ⅲ度，同年 11 月行"内镜下食管曲张静脉套扎术"。半月前出现右胁间断胀痛不适，面部烘热，入住我科。入院症见：右胁间断胀痛不适，困乏，牙龈出血，面部烘热，数分钟后可自行缓解，眼干涩，视物模糊，偶有耳鸣。纳食可，睡眠尚可，二便调。查体：

形体偏瘦，面色略黄，血丝缕缕；可见蜘蛛痣，皮肤、双侧巩膜未见明显黄染；腹平软，腹壁静脉无明显曲张，左上腹可见一长约 15cm "L 形"手术愈合切口，散在压痛、无反跳痛，肝剑突下约 3cm，质中，有触痛；脾已切除；肝区叩击痛（±），移动性浊音（−），双下肢未见凹陷性水肿；舌暗红，苔薄，脉弦细。辅助检查：血常规示 WBC4.54×10$^9$/L、RBC 3.67×10$^{12}$/L、HGB 96g/L、PLT 193×10$^9$/L、NEUT% 43%；肝功能：TBIL 11.2 μmol/L、DBIL 3.7 μmol/L、ALT 15U/L、AST 30U/L、ALB 41.50g/L、TBA 22.80μmol/ L；  凝 血：PT 13.62 sec、PT% 71.24%、INR 1.18；HBV–DNA： < 100IU/mL；乙肝六项：HBsAg 466.92 IU/mL、HBeAb 0.01 S/CO、HBcAb 8.49 S/CO；胸片：双肺纹理增重。无创肝纤维：CAP197dm/m，E 12.6kPa；超声示肝硬化，脾脏已切除，继发性胆囊改变，胰、双肾声像图未见明显异常。中医以柔肝补肾、化瘀通络为法，口服柔肝补肾汤加减。具体如下：生地黄 15g，枸杞子 12g，北沙参 15g，当归 12g，麦冬 10g，白芍 10g，制何首乌 10g，酒黄精 10g，炒鸡内金 15g，醋鳖甲 10g$^{（先煎）}$。治疗 5 天后，患者视物模糊改善，眼睛干涩减轻，但仍感乏力，牙龈出血，时有面部烘热。请我会诊。

患者现症：右胁间断胀痛不适，困乏，牙龈出血，面部烘热，眼干涩，视物模糊，偶有耳鸣。纳食可，睡眠尚可，二便调。舌边尖紫，苔薄黄腻，舌下络脉可，脉沉弱伏涩、关弦。脉关弦主肝病，该案病机是肝肾气阴虚兼血瘀。治疗上既要考虑滋补肝肾之阴，还要补益气血，牙龈出血加用仙鹤草、藕节以凉血止血。方药予柔肝补肾汤合圣愈汤加减，具体如下：生地黄 15g，枸杞子 12g，北沙参 15g，当归 12g，麦冬 10g，白芍 10g，制何首乌 10g，酒黄精 10g，炒鸡内金 15g，醋鳖甲 10g$^{（先煎）}$，阿胶 10g$^{（烊化）}$，茜草 15g，茯苓 10g，仙鹤草 15g，藕节 10g，党参 15g，川芎 10g，黄芪 30g。服上方 15 剂，患者精神好转、乏力减轻；面部烘热减轻，牙龈出血明显好转，耳鸣、眼睛干涩等消失。

## （六）肝癌

肝癌是常见的恶性程度较高的肿瘤之一。目前，我国每年新发肝癌病例和死亡病例约占到全球 50% 左右。据统计，肝癌位居我国癌症发病率的第 4 位、死亡率居第 3 位，严重威胁到我国人民生命。目前，现代手术切除是肝癌的首选治疗手段，但该病起病隐匿，进展迅速，易转移，诊时大多已经进入疾病的中晚期，错失手术治疗的机会，且术后复发率较高，远期预后并未得到明显改善，5 年存活率仅有 20% ～ 30%。而中医学对肝癌的认识和治疗积累了丰富的经验。在六十年的肝病临床实践中，我对肝癌的总体病机认为是：阳不化气，阴乱成形。

### 1. 正气不足是本病发生的根本原因

正气虚弱是本病发生的重要病理基础。在《内经》曾述："阳生阴长，阳杀阴藏。阳化气，阴成形。""正气存内，邪不可干。""邪之所凑，其气必虚。"这说明正气不足是疾病发生的内在条件。《景岳全书·积聚》："脾胃怯弱，气血两衰，四时有感，皆能成积。"《医宗必读》："积之成也，正气不足，而后邪气踞之。"故正气内虚，使机体作用失调脏腑功能受损，虚则生瘀，瘀久酿生癌毒，乃至脏腑气血失调，阴阳升降失序，形成气滞、血瘀、痰阻，久而化火郁结成毒，罹患肿瘤。癌瘤的形成可以说是阳不化气，阴乱成形。总之，正气虚弱是肝癌发生的根本原因和始动因素。

### 2. 情志失调、感受毒邪、饮食不节是外在因素

情志失调是肝癌诱发的原因，肝体阴而用阳，喜调达而恶抑郁。情志抑郁导致气机不畅、肝气不舒、脾虚湿聚、热毒内蕴而形成癌瘤。如若感受乙肝、丙肝，伏邪蛰伏体内，久而不去，日久导致脏腑功能失调，气滞血瘀，瘀阻脉络，结为癌瘤。饮食不节，肥甘厚腻或饮酒过多，湿热内生，壅滞气机，也可导致湿毒互结而成癌肿。

### 3. 气虚血瘀、湿热毒互结为病机所在

《圣济总录》云:"瘤之为义,留滞而不去也。气血流行不失其常,则形体和平,无或余赘,及郁结壅塞,则乘虚投隙,瘤所以生。"患者在脏腑气血亏虚,脾虚湿困,若感受毒邪,蛰伏肝内,加之情绪抑郁,肝失条达,气机郁滞,日久气滞血瘀,与湿热相搏结,则发为癌肿。《血证论·瘀血》说:"瘀血在经络脏腑之间,则结为癥瘕。"尤在泾《金匮要略心典》云:"毒者,邪气蕴蓄不解之谓。"《释名》:"瘤,流也,血流聚所生瘤肿也。"《仁斋直指附遗方论》中指出:"癌者,上高下深,岩穴之状,颗颗累垂……毒根深藏,穿孔透里。"癌毒之说,散见于历代医家论述,而《灵枢·百病始生》所述"此必因虚邪之风,与其身形,两虚相得,乃客其形",更是明确指出正气内虚,血瘀、湿热毒互结是贯穿肝癌发生发展的始终。

### 4. 治以扶正化瘀,解毒消积,攻补兼施

明代张景岳提出:"凡积聚之治,如经之云者,亦既尽矣。然欲总其要,不过四法,曰攻,曰消,曰散,曰补,四者而已……治积之要,在知攻补之宜。"由于正虚是肿瘤发生发展的主要病机,而肝癌由于各种因素的作用而引起人体正常组织的异常增生,故而治疗时不能一概杀灭。当予扶正化瘀、解毒消积、攻补兼施,自拟白莲化癖汤以扶正化瘀、解毒消积。同时,根据疾病各个阶段正气损伤的不同,调整药物剂量,以调节机体的气血阴阳,达到保护机体的目的。对于手术后患者,还能起到调节免疫、防止肿瘤复发和提高患者生存质量的作用。

自拟:"白莲化癖汤"。

主治:肝癌患者(胁下癖积证)。

症见:形体消瘦,面色萎黄,正气日衰,积块日增且坚满作疼,舌质淡紫,脉弦细涩。

方药组成:

白花蛇舌草 20g　　半枝莲 20g　　　　丹参 10g　　　　重楼 10g

| 山甲 8g<sup>（先煎）</sup> | 当归 10g | 阿胶 10g<sup>（烊化）</sup> | 鸡内金 15g |
| 生黄芪 20g | 山萸肉 10g | 桃仁 10g | 红花 6g |
| 灵芝 20g | 半边莲 20g | 茜草 15g | 海螵蛸 15g |

用法：上药加水适量，武火煮开后，文火煎 30 分钟取汁，再加水适量，武火煮开后文火煎 20 分钟，两煎共取汁约 400mL，分两次服用。

方解：君以灵芝、山甲益气扶正，软坚化瘀，助阳以化气，抑阴乱成形；臣以黄芪、当归、桃仁、红花、丹参助君扶正化癖。以半枝莲、半边莲、白花蛇舌草、重楼、茜草清热解毒，阿胶、山萸肉柔肝养血，鸡内金、海螵蛸健脾燥湿，共为佐药。以茜草为使，引诸药直入肝经。诸药共用以益气养血扶正，解毒散结消癖。

注意事项：临床应用中应根据患者体质按比例适当增减药物剂量，灵活加减变化。本方含行气活血之品，孕妇慎用。

药物加减：①出血者，加三七粉 3g，旱莲草 20g，去桃仁、红花；②疼痛者，加元胡 10g，川楝 10g，鳖甲 10g；③大便干结者，加郁李仁 15g，大云 15g。

**病例一**

王某，男，51 岁，陕西省延安市人，农民。以"乙肝标志物阳性 15 年，肝癌术后 50 天"于 2018 年 2 月 6 日初诊。

患者 15 年前发现乙肝标志物 1、3、5 阳性，一直服用"阿德福韦酯"抗病毒治疗。2 个月前，患者无明显诱因出现发热，体温 39℃左右。于延安大学附属医院就诊，确诊为肝硬化、肝癌。于西京医院以"肝癌、乙肝肝硬化"行肝癌切除术。现症见：肝区疼痛，身体困乏，纳食可、睡眠可，二便调。舌质暗、苔黄腻，舌下静脉粗紫，脉沉弦关大。辅助检查：MR 示肝硬化，门静脉增宽，肝癌（延安大学附属医院 2017 年 11 月 15 日）肿瘤标志物：CA125：132U/mL；血常规：未见明显异常；肝功能：AST 272 U /mL、GGT 69.2 U /mL、A/G 46/29；B 超：肝大小正常，肝硬化、肝癌术后改变，肝门静脉 1.5cm，右侧少量胸腔积液。

西医诊断：慢性乙型肝炎、肝硬化、肝癌切除术后。

中医诊断：积聚、肝癖证。

中医证型：湿热郁阻，瘀毒阻络。

治　　法：清热解毒，健脾利湿。

处　　方：自拟白莲化癖汤加减。

| 白花蛇舌草 30g | 半枝莲 30g | 半边莲 15g | 重楼 15g |
| 炒穿山甲 8g（先煎） | 当归 12g | 丹参 15g | 桃仁 10g |
| 红花 6g | 生黄芪 15g | 砂仁 8g（后下） | 百合 20g |
| 金钱草 20g | 地锦草 20g | 灵芝 30g | |

12 剂，水煎服，每日 1 剂。

复诊（2018 年 2 月 6 日）：患者诉肝区疼痛，身体困乏明显好转，然睡眠较差、睡眠浅、易醒，纳食尚可，二便调。舌红，苔根部黄腻，舌下络脉增粗，脉沉弦。处方如下：

| 白花蛇舌草 30g | 半枝莲 30g | 半边莲 15g | 重楼 15g |
| 炒穿山甲 8g（先煎） | 当归 12g | 丹参 15g | 桃仁 10g |
| 红花 6g | 生黄芪 15g | 砂仁 8g（后下） | 百合 20g |
| 金钱草 20g | 地锦草 20g | 灵芝 30g | 藤梨根 30g |
| 茜草 15g | 夜交藤 20g | | |

14 剂，水煎服，每日 1 剂。

三诊（2018 年 2 月 23 日）：患者诉服药之后，精神明显好转，肝区不适感明显减轻，睡眠尚可，唯食欲较前减弱，大便稍黏滞，小便可。舌红，苔黄偏腻，舌下络脉变小，脉弦滑。恐久服寒凉之药伤脾胃而生湿，故于上方中加消食化湿之品。处方如下：

| 白花蛇舌草 30g | 半枝莲 30g | 半边莲 15g | 重楼 15g |
| 炒穿山甲 8g（先煎） | 当归 12g | 丹参 15g | 桃仁 10g |

| | | | |
|---|---|---|---|
| 红花 6g | 生黄芪 15g | 砂仁 8g<sup>（后下）</sup> | 百合 20g |
| 金钱草 20g | 地锦草 20g | 灵芝 30g | 藤梨根 30g |
| 茜草 15g | 夜交藤 20g | 神曲 12g | 山楂 15g |
| 佩兰叶 15g | 海螵蛸 15g | | |

28 剂，水煎服，每日 1 剂。

后以白莲化癥汤作为主方，随症加减至今，患者目前精神尚可，复查结果病情稳定，现已开始工作。

**按：** 白莲化癥汤为我治疗肝癌经验方。方中白花蛇舌草、半枝莲、半边莲、重楼清热解毒，山甲、当归、丹参、桃仁、红花破血消癥。两组药合用，符合肝癌后期瘀毒互结辨证。癌病后期多气血亏虚，因肝为藏血之脏，肝癌后期更易耗伤气血，故加黄芪、阿胶补气养血。案例中加茜草、海螵蛸也有助于开瘀结之功，将此二药用于肝纤维化的治疗中，有降肝硬度的功效。藤梨根为陕西道地药材，为猕猴桃科植物猕猴桃的根，藤梨根功用清热解毒、祛风除湿、利尿消肿、止血止痛，防癌抗瘤作用显著。

### 病例二

患者杜某，男，58 岁，陕西省铜川市照金村人，农民。以"间断乏力 24 年，加重伴胁下积块 5 月余"于 2017 年 12 月 26 日初诊。

患者 24 年来不明原因间断乏力，因自觉身体良好，而一直未加重视。今年 7 月份体检发现乙肝标志物阳性，于铜川市人民医院确诊为肝癌。现症见：胁下稍有不适，体重下降 12 斤，余未见特殊不适，纳可、眠可、二便调。舌淡紫，苔黄腻，舌下络脉粗，双脉沉弦略缓。腹部 CT 示肝实质内可见大片低密度阴影，面积约 49mm×34mm。

西医诊断：慢性乙型肝炎、肝癌。

中医诊断：积聚、肝癖证。

中医证型：脾胃虚弱，瘀毒互结。

治　　法：清热解毒，活血消癥，健脾利湿。

处　　　方：拟白莲化癥汤合金砂散加减。

| | | | |
|---|---|---|---|
| 白花蛇舌草 20g | 半枝莲 20g | 丹参 10g | 重楼 10g |
| 山甲 5g<sup>（先煎）</sup> | 当归 10g | 鸡内金 15g | 炒苡仁 15g |
| 生黄芪 20g | 桃仁 10g | 红花 6g | 砂仁 6g<sup>（后下）</sup> |
| 灵芝 20g | 半边莲 20g | 茜草 15g | 海螵蛸 15g |
| 垂盆草 12g | 地锦草 12g | 火麻仁 10g | 茯苓 15g |
| 肉豆蔻 6g<sup>（后下）</sup> | | | |

复诊（2018 年 6 月 15 日）：患者由于家住较远，6 个月未来就诊，但在当地间断服用上方近 70 剂。复查 CT 示肝癌伴肝内转移瘤，建议增强扫描，最大横切面积 27mm×42mm，较上次明显减小。现症见：肝区未见明显不适。纳食欠佳，全身稍有乏力，睡眠尚可，大便偏干，小便尚可。舌淡泛紫气，苔薄黄，舌下络脉稍有减退，脉弦缓。处方如下：

| | | | |
|---|---|---|---|
| 白花蛇舌草 20g | 半枝莲 20g | 丹参 10g | 重楼 10g |
| 山甲 5g<sup>（先煎）</sup> | 当归 10g | 鸡内金 15g | 炒苡仁 15g |
| 生黄芪 20g | 桃仁 10g | 红花 6g | 砂仁 6g<sup>（后下）</sup> |
| 灵芝 30g | 半边莲 20g | 茜草 15g | 海螵蛸 15g |
| 垂盆草 12g | 地锦草 12g | 火麻仁 10g | 茯苓 15g |
| 肉豆蔻 6g<sup>（后下）</sup> | | | |

30 剂，水煎服，每日 1 剂。

患者由于家住较远，1 个月之后未按时复诊。电话随访得知，患者目前精神如同常人，工作较忙，嘱患者在当地医院按原方抓药服用，定期复查。

**按**：白莲化癥汤和金砂仁散均为经验方，主要治疗纳食不佳，大便溏，舌苔厚腻、边有齿痕的脾虚湿盛之证。若肝病初期，肝郁乘脾之证，可以四逆散合金砂散治疗，也常用桃红化浊汤合金砂散、疏肝化瘀汤合金砂散等。临证之时，如存在脾虚湿甚之象，便可以应用。在毒热较甚时，应用火麻仁、郁李仁通便，引肝经毒热从大便而走。穿山甲功用：活血散结，通经下乳，消痈溃坚。

主血瘀经闭、癥瘕、风湿痹痛、乳汁不下、痈肿、瘰疬。穿山甲生性走窜，在肝癌时使用，此时痰瘀郁滞较重，非茜草、乌贼骨所能及，有软坚散结之效。灵芝自古为治病疗伤圣药，常在患者体质较弱时使用，有增强抵抗力、促进机体恢复之功效。

## （七）常见肝病诊治方案

### 1. 鼓胀（肝硬化腹水）中医诊疗方案（2018年1月修订）

【诊断】

（1）疾病诊断

①中医诊断标准：参考中华中医药学会脾胃病分会发布《肝硬化腹水中医诊疗规范专家共识意见》（2015年）、中国中西医结合学会消化疾病专业委员会发布《肝硬化腹水的中西医结合诊疗共识意见》（2011年）。

鼓胀是指肝、脾、肾功能失调，气滞、血瘀、水停于腹中，以腹大胀满、绷急如鼓、皮色苍黄、脉络显露为特征的一类病证。

鼓胀病名，最早见于《内经》。《灵枢·水胀》说："鼓胀何如？岐伯曰：腹胀，身皆大，大与肤胀等也，色苍黄，腹筋起，此其候也。"并对鼓胀的病因病机、临床表现及治疗方法做了介绍。张仲景在《金匮要略》中进一步阐明其病机与肝、脾、肾三脏的功能障碍密切相关。晋·葛洪在《肘后备急方》中记载了放腹水治疗鼓胀的方法："若唯腹大，下之不去，便针脐下二寸，入数分令水出，孔合须腹减乃止。"隋·巢元方认为，鼓胀病出现腹水，是由于腹内有结块在两胁肋部。明·李梴《医学入门》说："凡胀初起是气，久则成水……治胀必补中行湿，兼以消导，更断盐酱、音乐、妄想。"对鼓胀的病理过程及治法有精辟的认识。张景岳在病因方面明确指出"少年纵酒无节，多成水鼓"，并指出"治胀当辨虚实"。后世医家进一步认识到面部红点、红纹、蟹爪纹等外部体征，和鼓胀之间有密切的内在联系。《杂病源流犀烛》指出，血胀可出现"烦躁漱水，迷忘惊狂"的症状。《医宗金鉴》认为，"腹胀身热，阳盛胀也，若吐衄泻血，则阴亡矣"。说明鼓胀可出现神志异常及出血等严重并发症。

现代研究认为，鼓胀病因复杂，概括为酒食不节、情志刺激、虫毒感染、病后续发等四个方面。病机重点为肝、脾、肾三脏功能失调，气滞、血瘀、水饮互结于腹中；病机特点为本虚标实，为肝郁脾肾气阴（血）虚，气、血、水互结。初起腹部胀大，但按之柔软，逐渐坚硬，以至脐心突起，四肢消瘦，腹色苍黄，甚至出现胸水而致心悸、胸闷，不能平卧，动则咳嗽、气喘等；晚期可出现下肢浮肿，甚则呕血、昏迷等。舌暗红或暗紫，苔薄白或薄腻，脉多细滑或弦细。

②西医诊断标准：参考《临床诊疗指南——消化系统疾病分册》（中华医学会编著，人民卫生出版社）、《实用内科学（第14版）》（复旦大学上海医学院编著，人民卫生出版社）及《2012年美国肝病学会成人肝硬化腹水指南》、《2010年欧洲肝病研究学会临床实践指南：肝硬化腹水、自发性腹膜炎、肝肾综合征处理》等。

临床诊断：失代偿性肝硬化：指中晚期肝硬化，一般属 Child–Pugh B、C 级。可有明显的乏力、身困、食欲减退、腹胀、尿少等症状，有明显肝功能异常及失代偿征象，如血清白蛋白 < 35g/L，血蛋白 / 球蛋白 < 1.0，胆红素 > 35μmol/L，谷丙转氨酶和谷草转氨酶升高，凝血酶原活动度 < 60%。患者以腹水为主要体征，腹水（2～3级）的定义：2级腹水指可见明显对称性腹部膨隆的中量腹水；3级腹水指可见显著腹部膨隆的大量或严重腹水。可有肝性脑病及门静脉高压症引起的食管、胃底静脉明显曲张或破裂出血等。

影像学诊断：B超见肝脏缩小，肝表面明显凹凸不平，锯齿状或波浪状，肝边缘变钝，肝实质回声不均、增强，呈结节状，门静脉和脾门静脉内径增宽，肝静脉变细，扭曲，粗细不均，腹腔内可见液性暗区；CT见肝脏各叶比例失常、密度降低，呈结节样改变，肝裂增宽，脾大，腹腔积液。

（2）证候诊断

①气滞湿阻证：脘腹胀满，两胁下胀痛，小便短少，或见青筋暴露，下肢

浮肿，舌苔白腻，脉弦。

②湿热蕴结证：腹大坚满，脘腹绷急，外坚内胀，拒按，烦热口苦，渴不欲饮，小便赤涩，大便秘结或溏垢，或有面目肌肤发黄，舌边尖红，苔黄腻或灰黑而润，脉弦数。

③水湿困脾证：精神困倦，怯寒懒动，小便短少，大便稀溏，腹大胀满，按之如囊裹水，舌苔白腻，脉缓。

④肝脾血瘀证：腹大坚满，按之不陷而硬，青筋怒张，胁腹刺痛拒按，面色晦暗，头颈胸臂等处可见红点赤缕，唇色紫褐，肌肤甲错，口干饮水不欲下咽，舌质紫暗或边有瘀斑，脉细涩。

⑤气阴两虚证：腹大胀满，甚则青筋暴露，形体消瘦，困乏易外感，面色晦滞，五心烦热，小便短少，舌质红绛少津，脉弦细数。

⑥脾肾阳虚证：腹大胀满，神疲怯寒，肢冷或下肢浮肿，小便短少，面色萎黄或㿠白，舌胖淡或带紫，脉沉细无力。

【治疗方案】

（1）辨治思路

本病病机特点为正虚邪实：正虚为气、血、阴、阳、脏腑之亏虚；邪实为气机不畅，瘀血阻滞，水湿内停。正虚临床可有脾虚、肝肾两虚、脾肾两虚、气阴两虚等不同情况。因而本病的治疗原则为"扶正固本，化瘀软坚，利水渗湿"。其中扶正固本应以健脾益气为主，因"脾为后天之本，气血生化之源"，同时又据各个病例不同的虚损情况，施以不同的补法；化瘀软坚和利水渗湿应根据不同的患者，不同的时期，灵活掌握。要"补虚不忘实，泄实不忘虚"，切忌一味攻伐，导致正气不支，邪恋不去，而出现危候；也不能只顾扶正，而不祛邪，使患者症状迟迟不能缓解。在治疗中，应始终"法随证变"，充分发挥中医辨证论治的针对性与灵活性。

（2）辨证选择口服中药汤剂

①气滞湿阻证

治法：疏肝理气，化湿利水。

方药：疏肝五皮饮。柴胡、白芍、枳实、茯苓皮、甘草、丹参、香橼、大腹皮、青皮、郁金、桑白皮、大枣、陈皮、生姜皮、炙鳖甲。

②湿热蕴结证

治法：清热利湿，通络利水。

方药：桃红化浊汤加减。桃仁、郁金、佩兰、炒苡仁、藿香、茵陈、茯苓、板蓝根、青皮、白茅根、猪苓、泽泻、鸡内金、金钱草、泽兰叶、炙鳖甲、车前子、路路通、葶苈子。

③水湿困脾证

治法：温运脾阳，健脾行水。

方药：实脾饮合五皮饮加减。生黄芪、党参、白术、甘草、木瓜、木香、草豆蔻、干姜、制附片、茯苓皮、大腹皮、桑白皮、厚朴、生姜皮、炙鳖甲。

④肝脾血瘀证

治法：活血化瘀，行气利水。

方药：四苓化纤汤（化纤汤合四苓散）加减。生黄芪、海螵蛸、地龙、桃仁、茜草、桑椹、鸡内金、炙鳖甲、猪苓、茯苓、泽泻、炒白术等。

⑤气阴两虚证

治法：益气养阴，软坚利水。

方药：三甲复脉汤合猪苓汤（甲苓饮）加减。炙鳖甲、生龟板、生牡蛎、白芍、麦冬、生地黄、阿胶、鸡内金、麻子仁、炙甘草、猪苓、茯苓、泽泻、生黄芪。

⑥脾肾阳虚证

治法：温补脾肾，化气行水。

方药：桂附二仙汤合五苓散加减。桂枝、制附片、仙茅、仙灵脾、巴戟天、当归、猪苓、茯苓、盐泽泻、炒白术、炙鳖甲。

（3）辨证选择院内中药制剂及中成药口服或静点

①调理肝脾类：和肝理脾丸、快胃舒肝片等。

②调补气血类：黄芪当归口服液、生脉制剂、黄芪制剂等。

③调补肝肾类：健肝口服液、肝毒清浓缩丸等。

④利胆退黄类：消石片、清开灵制剂、茵栀黄制剂、苦黄注射液等。

⑤活血软坚类：丹参（丹红）制剂、大黄䗪虫丸、血府逐瘀口服液、扶正化瘀胶囊、鳖甲煎丸等。

⑥清热解毒利湿类：复方抗病毒颗粒、清开灵制剂、茵栀黄制剂、苦参制剂等。

（4）其他中医特色治疗

①中药脐敷疗法：腹水患者或腑气不通、大便秘结者，予"消鼓散"神阙穴外敷以利水逐饮，行气通便。消鼓散组成：大戟 3g，芫花 3g，甘遂 3g，乌药 3g，木香 3g，冰片 1g。上药混合均匀后，取适量，黄酒调成丸，敷脐上，用纱布覆盖，胶布固定，1 次 / 日。皮肤敏感者，应减少敷药时间。

②耳穴疗法：常用腹胀区、肝、脾、肾、角窝中、交感、内分泌、三焦、胆等穴。一般采用常规消毒后用胶布将王不留行籽固定于耳穴上，每天按 5 ～ 7 遍，每次每穴按压 15 ～ 20 次。每次贴压单侧耳穴，3 天 / 次，两侧交替使用。换贴 10 次为 1 个疗程。

③辨证选穴中药穴位贴敷治疗：选择肝俞穴、肝区。

A. 肝络瘀阻证的患者，使用软肝贴，贴于肝俞穴、肝区。

B. 痰瘀阻络证的患者，使用化肝贴，贴于肝俞穴、肝区。

C. 局部疼痛明显者，予散结止痛膏局部贴敷，以软坚散结、解毒止痛。

④特色中药制剂直肠滴入治疗：黄疸明显，或有神识不清、呕血、便血、腹胀便秘等症者，予通腑泻热灌肠液直肠点滴。

⑤隔物灸疗法

A. 兼有脾胃虚寒或脾胃虚弱的患者，可选用中脘、神阙穴。

B. 气虚或脾肾阳虚患者，可选用足三里穴。

C. 腹水患者，可选用神阙、关元、气海穴。

⑥中药熏洗疗法（双足）

A. 虚证患者予 I 号方：益气养阴，通阳活血。

B. 实证患者予 II 号方：活血通络，清热利湿。

（5）其他治疗

其他治疗主要包括病原学的治疗，如抗病毒、杀虫、戒酒、解毒及相关病因的治疗等。参考《临床诊疗指南——消化系统疾病分册》（中华医学会编著，人民卫生出版社）、《实用内科学（第 14 版）》（复旦大学上海医学院编著，人民卫生出版社）及《2012 年美国肝病学会成人肝硬化腹水指南》、《2010 年欧洲肝病研究学会临床实践指南：肝硬化腹水、自发性腹膜炎、肝肾综合征处理》等。根据病因及肝功能异常程度，给予相应病因治疗及保肝治疗；2 级腹水应限制钠的摄入和使用利尿剂，3 级腹水可腹腔穿刺放液、限制钠的摄入和使用利尿剂；评估白蛋白水平，必要时补充白蛋白；对于顽固性腹水，治疗上可根据病情予心得安、奥曲肽等降低门静脉压力以促进腹水消退。

（6）护理调摄

①心理护理：加强宣教，保持乐观心态，减少焦虑及情绪波动；嘱家属关心患者，提供安静舒适的生活环境。

②饮食护理：少渣饮食，饮食规律，饮食多样化，清淡、易消化、优质蛋白、丰富维生素、软食。宜食新鲜蔬菜、水果，忌辛辣、油腻、甘甜及粗糙之品，忌烟酒。每天钠盐摄入量 80～120mmol/d（相当于 4.6～6.9g/d），大量腹水患者应进一步限制钠盐摄入。对于可能并发肝性脑病患者，应限制蛋白质摄入。

③起居护理：保障睡眠，注意保暖，适度活动。避免剧烈体育运动及重体力劳动。重症患者应卧床休息。

④腹水护理

A.腹部压力较高者，起卧轻柔，避免疝气。

B.大量放腹水时，可考虑应用腹带。

C.每日测体重、腹围、出入量并记录。

D.注意皮肤的清洁护理。

【疗效评价】

（1）疗效评价标准

①综合疗效评价标准：参考中华中医药学会脾胃病分会发布《肝硬化腹水中医诊疗规范专家共识意见》（2015）。

临床缓解：腹水及肢体水肿完全消退，B超/CT检查阴性；主要症状消失，每日尿量1200mL以上，体重、腹围恢复至腹水出现前水平；并能稳定3个月及以上。

显效：腹水及肢体水肿大部分消退，B超/CT检查腹水减少≥50%；症状明显改善，腹胀明显减轻，每日尿量1000mL以上，体重减轻2kg以上，或腹围缩小＞5cm。

有效：腹水及肢体水肿有所消退，B超/CT检查腹水减少＜50%；症状略有改善，腹胀略减轻，24小时尿量不足1000mL，体重有所减轻但＜2kg，或腹围缩小＞3cm但＜5cm。

无效：腹水、体重、腹围、症状无改善或加重者。

②证候疗效评价标准：参照《中药新药临床研究指导原则》的疗效评定标准，采用尼莫地平法计算（表1）。所有症状都分为无、轻、中、重四级，在主症分别记0、2、4、6分，在次症则分别记0、1、2、3分。对于舌脉则分为正常和非正常两级，在主症分别记0、2分，在次症分别记0、1分。证候疗效判定标准的计算方法：疗效指数（%）=［（治疗前积分－治疗后积分）÷治疗前积分］×100%。

表1　鼓胀常见症状分级量化表

| 主症 | 0分 | 2分 | 4分 | 6分 |
|---|---|---|---|---|
| 尿少 | 无 | 24 小时尿量减少 1/3 | 24 小时尿量减少 1/2 | 24 小时尿量减少 1/2 以上 |
| 脘闷腹胀 | 无 | 食后脘闷腹胀，半小时内自行缓解 | 食后脘闷腹胀，2 小时内自行缓解 | 整日脘闷腹胀 |

| 次症 | 0分 | 1分 | 2分 | 3分 |
|---|---|---|---|---|
| 身困乏力 | 无 | 劳则即乏 | 动则即乏 | 不动亦乏 |
| 食欲减退 | 无 | 食欲减退，食量尚未减少 | 食欲差，食量减少 1/3 | 食欲极差，食量减少 1/2 以上 |
| 精神疲惫 | 无 | 精神不振，劳则明显 | 精神疲惫，动则更甚 | 精神萎靡，不愿活动 |
| 面色晦暗无华 | 无 | 略晦暗而有光泽 | 晦略暗略有光泽 | 晦暗无光泽 |
| 肝脾肿大 | 无 | 肋下 < 1cm | 肋下 1 ~ 2cm | 肋下 > 2cm |

临床缓解：用药前、服药后，症状和体征明显改善（疗效指数≥ 95%）。

显效：服药后，症状和体征明显改善（70% ≤疗效指数＜ 95%）。

有效：服药后，症状和体征有改善（30% ≤疗效指数＜ 70%）。

无效：服药后，症状和体征无明显减轻或加重者（疗效指数＜ 30%）。

③对患者肝功能评价可采用 Child-Pugh 评分（表2）

表2　Child-Pugh 肝功能分级方案

| 指标 | 异常程度的分数 | | |
|------|------|------|------|
| | 1 | 2 | 3 |
| 肝性脑病 | 无 | 1～2期 | 3～4期 |
| 腹水 | 无 | 轻 | 中等及以上 |
| 胆红素（μmol/L） | < 34.2 | 34.21～51.3 | > 51.3 |
| 白蛋白（g/L） | > 35 | 28～34 | < 28 |
| 凝血酶原时间（延长秒数） | < 4 | 4～6 | > 6 |

5～6分属A级，7～9分属B级，10～15分属C级。

Child-Pugh 评分反映了肝功能储备状态，分级越高，代表病情越重，预后不良。肝硬化患者的预后、病死率及远期疗效都与肝脏储备功能密切相关，因此对患者肝功能进行评估非常重要。

临床缓解：Child-Pugh 评分达到 A 级以上。

显效：Child-Pugh 评分未达 A 级，较治疗前下降 2 分以上。

有效：Child-Pugh 评分较治疗前下降 1～2 分。

无效：Child-Pugh 评分较治疗前无下降。

④对患者预后评价可采用 MELD 评分：终末期肝病模型（model for end-stage liver disease，MELD）对终末期肝病短、中期死亡率的预测简单有效。MELD 分级在终末期肝病中已得到广泛应用。MELD 评分采用血清总胆红素、肌酐、PT 的国际化标准率以及肝病原发病因作为参数，通过以下数学公式计算：MELD 分值 $=9.6\times\log eCr(\text{mg/dL})+3.8\times\log eTBil(\text{mg/dL})+11.2\times\log eINR+6.4\times$ 病因（病因：淤胆性或酒精性为 0，其他为 1），结果取整数。

该评分系统不但参数客观，而且把肾功能作为肝病患者预后的一个独立影响因素，是许多其他模型所没有的，它比较恰当地反映了肝硬化腹水患者的凝血机制障碍、高胆红素血症、肾功能衰竭等病理生理变化，可用于预测肝硬化腹水患者的转归。得分越高者，短期死亡的可能性越大。

⑤其他：应用彩色超声或 CT 测定腹水变化。

（2）评价方法

①主要症状及体征的评价方法

A.通过四诊对主要症状的改善或加重程度进行评价。

B.通过体重和腹围的测量对腹水的改善或加重程度进行评价。

C.通过 Child-Pugh 评分对患者肝功能进行评价。

D.通过 MELD 评分对患者预后进行评价。

②理化检查指标的评价方法

A.通过 B 超、上腹部 CT 对肝脾形态学及腹水改变情况进行疗效评价。

B.通过生化检查（如肝功能、凝血功能等）对肝脏功能进行疗效评价。

## 2. 积聚（慢性肝炎、肝硬化）中医诊疗方案（2018 年 1 月修订）

【诊断】

（1）疾病诊断

①中医诊断标准：参照"全国中医药行业高等教育'十二五'规划教材"《中医内科学》第 9 版（吴勉华主编，中国中医药出版社，2012），以及 2016 年《肝纤维化中西医结合诊疗指南》。

积聚是由于体虚复感外邪，情志、饮食所伤，以及他病日久不愈等原因引起正气亏虚，脏腑失和，气滞、血瘀、痰浊蕴结腹内而致，以腹内结块或胀或痛为主要临床特征的一类病证。

②西医诊断标准：参考 2015 年版中华医学会肝病学分会、中华医学会感染病学分会联合制定的《慢性乙型肝炎防治指南》中关于肝纤维化非侵袭性诊断、肝硬化代偿期的部分。符合慢性肝炎或肝硬化的诊断标准，B 超 /CT 检查肝脏或 / 和脾脏增大，同时无腹水。

A.临床诊断

肝硬化代偿期：指早期肝硬化，一般属 Child-Pugh A 级。如按五期分类法评估肝硬化并发症情况，属 1 期：无静脉曲张，无腹水；2 期：有静脉曲张，无出血及腹水。

a. 根据肝脏炎症活动情况，可将肝硬化区分为两型

活动性肝硬化：慢性肝炎的临床表现依然存在，特别是 ALT 升高；黄疸，白蛋白水平下降，脾进行性增大，并伴有门脉高压症。

静止性肝硬化：ALT 正常，无明显黄疸，脾大，伴有门脉高压症，血清白蛋白水平低。

b. 肝硬化影像学诊断：B 超 /CT、MRI 确诊为肝硬化。

c. 肝硬化非侵袭性诊断

APRI 评分：成人 APRI 评分＞ 2 分，预示患者已经发生肝硬化。

瞬时弹性成像（transient elastography，TE）：肝硬度测定值（LSM）≥ 17.5kPa 诊断肝硬化（肝功能异常者），LSM ≥ 12.0kPa 诊断肝硬化（肝功能正常者）。参考 2013 肝脏瞬时弹性成像诊断专家意见。

慢性肝炎西医临床诊断标准参见胁痛——肝痹（慢性肝炎），伴肝脏或 / 和脾脏增大。

B. 病原学诊断

乙肝肝硬化：血清 HBsAg 阳性；丙肝肝硬化：血清抗 –HCV 阳性可诊断。

其他肝硬化：包括酒精性、血吸虫性、肝吸虫性、自身免疫性及代谢性肝硬化等。

C. 组织病理学诊断：肝小叶结构紊乱，肝细胞结节性再生，形成假小叶结构，即肝硬化。

（2）证候诊断

①湿热内阻证：口干苦或口臭，胁肋灼痛，脘闷，小便黄赤，大便秘结或黏滞不畅，舌苔黄腻，脉弦滑或滑数。

②肝脾血瘀证：胁下积块，胁痛如刺，痛处不移，面色晦暗，舌质紫暗，或有瘀斑瘀点，脉涩。

③肝郁脾虚证：胁肋胀痛，急躁易怒，喜太息，纳差，腹胀，便溏，舌质淡红，苔薄白或薄黄，脉弦。

④脾虚湿盛证：纳差或食后胃脘胀满，便溏，腹胀，乏力，面色萎黄，舌质淡，舌体胖或齿痕多，苔白或白腻，脉沉细或细弱。

⑤肝肾阴虚证：腰酸腿软，双目干涩，五心烦热或低烧，胁肋隐痛，口干咽燥，小便短赤，舌红少苔，脉细或细数。

⑥脾肾阳虚型：五更泄泻，腰酸腿软，形寒肢冷，小便清长或夜尿频数，舌质淡胖，苔润，脉沉细或迟。

⑦气阴两虚型：乏力身困，不耐疲劳，可有腹胀、纳差，大便稀溏，双目干涩，两胁隐痛，口燥咽干，腰部酸困，舌质暗红，或边有齿痕，脉沉细或弦细。

【治疗方案】

（1）辨证选择口服中药汤剂

①湿热内阻证

治法：清热利湿，理气活血。

方药：桃红化浊汤加减。桃仁、红花、香薷、佩兰、藿香、茵陈、茯苓、薏苡仁、青皮、郁金、白茅根、板蓝根、鸡内金、炙鳖甲。

②肝脾血瘀证

治法：软坚散结，疏肝健脾。

方药：疏肝化瘀汤加减。柴胡、白芍、枳实、甘草、丹参、香橼、青皮、郁金、鸡内金、炙鳖甲、茜草。

③肝郁脾虚证

治法：疏肝健脾，扶正活血。

方药：四逆散合化纤汤加减。柴胡、白芍、枳实、甘草、生黄芪、炙鳖甲、海螵蛸、地龙、桃仁、茜草、桑椹、鸡内金。

④脾虚湿盛证

治法：健脾利湿，益气通络。

方药：异功散合金砂散加减。党参、白术、茯苓、陈皮、甘草、鸡内金、白蔻仁、薏苡仁、砂仁、炙鳖甲、生牡蛎。

⑤肝肾阴虚证

治法：滋养肝肾，活血通络。

方药：柔肝补肾汤加减。生地黄、当归、北沙参、枸杞子、麦冬、炒白芍、阿胶、黄精、炙鳖甲、生龟甲、鸡内金、制首乌、炙甘草。

⑥脾肾阳虚证

治法：温补脾肾，软坚通络。

方药：附子理中丸合济生肾气丸加减。制附片、干姜、党参、白术、猪苓、茯苓、泽泻、桂枝、熟地黄、山茱萸、牡丹皮、山药、牛膝、车前子、茜草、海螵蛸。

⑦气阴两虚型

治法：益气养阴，软坚通络。

方药：三才化纤汤加减。党参、天冬、生地黄、生黄芪、海螵蛸、地龙、桃仁、茜草、桑椹、鸡内金、炙鳖甲等。

或甲苓饮加减。炙鳖甲、龟板、生牡蛎、白芍、麦冬、生地黄、阿胶、鸡内金、麻子仁、炙甘草、猪苓、茯苓、生黄芪。

（2）辨证选择院内中药制剂及中成药口服或静点

①调理肝脾类：和肝理脾丸、快胃舒肝片等。

②调补气血类：黄芪当归口服液、生脉制剂、黄芪制剂等。

③调补肝肾类：健肝口服液、肝毒清浓缩丸等。

④利胆退黄类：消石片、清开灵制剂、茵栀黄制剂、苦黄注射液等。

⑤活血软坚类：丹参（丹红）制剂、大黄䗪虫丸、血府逐瘀口服液、扶正化瘀胶囊、鳖甲煎丸等。

⑥清热解毒利湿类：复方抗病毒颗粒、清开灵制剂、茵栀黄制剂、苦参制

剂等。

（3）其他中医特色治疗

①病证结合配穴中药定向透药疗法：根据病情选择肝俞、期门、关元、中脘、章门等穴位。

A.肝气郁结、痰瘀阻络者，使用导液1号。

B.湿热中阻、瘀血阻络者，使用导液2号。

②辨证选穴中药穴位贴敷治疗：选用活血止痛，化瘀消癥中药或随证加减，粉碎研末后加甘油调匀，采用巴布贴外敷；选取肝区或章门、期门、日月等穴位。患者取坐位或平卧，穴位局部常规消毒后，取药贴于相应穴位，每日一贴，每次12小时，1周为1个疗程，连续1～2个疗程。

A.肝络瘀阻证的患者使用软肝贴，贴于肝俞穴、肝区。

B.痰瘀阻络证的患者使用化肝贴，贴于肝俞穴、肝区。

C.腑气不通、大便秘结者，予消鼓散神阙穴外敷，以利水逐饮、行气通便。

D.黄疸、胆结石、胆囊炎、胆囊息肉等使用利胆贴，贴于章门穴、期门等。

E.局部疼痛明显，予散结止痛膏局部贴敷，以软坚散结、解毒止痛。

③特色中药制剂直肠滴入治疗或配合结肠透析疗法：选用通腑泄下、活血解毒中药或随证加减，适用于黄疸明显，或有神识不清、呕血便血、腹胀便秘等症者，予通腑泻热灌肠液直肠点滴或结肠透析机辅助进行灌肠，每次1小时，隔日1次。

④耳穴埋豆疗法：针对患者的胁痛、胃痛、恶心、呕吐、呃逆、便秘、高血压、失眠、腹痛等，均可根据中医辨证选穴治疗。

⑤隔物灸疗法

A.兼有脾胃虚寒或脾胃虚弱的患者，可选用中脘、神阙穴。

B.气虚或脾肾阳虚患者，可选用足三里穴。

⑥中药熏洗疗法（双足）

A.虚证患者予Ⅰ号方：益气养阴，通阳活血。

B.实证患者予Ⅱ号方：活血通络，清热利湿。

（4）其他治疗

其他治疗主要包括病原学的治疗如抗病毒、杀虫、戒酒、解毒及相关病因的治疗等。

根据2015年中华医学会肝病学分会、中华医学会感染病学分会联合发布的《慢性乙型肝炎防治指南》《慢性丙型肝炎防治指南》《非酒精性脂肪性肝病诊疗指南》《酒精性肝病诊疗指南》《自身免疫性肝炎诊治专家共识》和《原发性胆汁性肝硬化的诊断和治疗共识》规范应用抗病毒药物（乙肝、丙肝），戒酒、解毒和营养支持（酒精性），或熊去氧胆酸（自身免疫性），以及吡喹酮杀虫等病因治疗。活动期可予以抗炎保肝治疗，同时积极控制危险因素和并发症，如门脉高压症等。

（5）护理调摄

①起居：起居有时，劳逸有节，适寒温，防外感。

②饮食：避免暴饮暴食，忌生冷、油腻、辛辣，禁醇酒，少食人工合成和含防腐剂的食物。肝硬化患者应少渣饮食。

③情志：调畅情志，避免诱发本病的病因。

④用药：合理，告诫患者不应该随意服药，以免服药不当而加重肝脏负担和肝功能损害。

⑤强身：散步、打太极拳、八段锦以增进体质，提高机体抗病能力。

【疗效评价】

（1）评价标准

①疗效评定标准：参考《中药新药治疗病毒性肝炎临床研究指导原则》。

显效：疗程结束，肝功能正常，肝纤维化指标检查正常或较治疗前下降≥50%；自觉症状消失或体征积分较治疗前下降≥60%。

有效：疗程结束，肝功能、肝纤维化指标较治疗前下降30%～50%；主要症状、体征积分值较治疗前下降30%～59%。

　　无效：疗程结束后，自觉症状改善不明显，肝功能、肝纤维化指标下降未达到有效标准者。

　　（2）评价方法

　　①中医症状体征治疗前后的变化情况采用《中医四诊资料分级量化表》（表3），观察主要症状（身困乏力、肝脾肿大）、次要症状（精神疲惫、食欲减退等）的变化，将其分为无、轻、中、重4级，分别予以0、2、4、6及0、1、2、3评分。临床症状积分即为上述指标计分值之和。以考察其症状改善情况。

表3　积聚常见症状分级量化表

| 主症 | 0分 | 2分 | 4分 | 6分 |
|---|---|---|---|---|
| 身困乏力 | 无 | 劳则即乏 | 动则即乏 | 不动亦乏 |
| 肝脾肿大 | 无 | 肋下 <1cm | 肋下 1～2cm | 肋下 >2cm |
| 精神疲惫 | 无 | 精神不振，劳则明显 | 精神疲惫，动则更甚 | 精神萎靡，不愿活动 |
| 食欲减退 | 无 | 食欲减退，食量尚未减少 | 食欲差，食量减少1/3 | 食欲极差，食量减少1/2以上 |
| 胁肋刺痛或胀痛 | 无 | 疼痛较轻，不影响正常工作 | 疼痛较重，影响生活 | 剧烈疼痛，难以忍受 |
| 面色晦暗无华 | 无 | 略晦暗而有光泽 | 略晦暗略有光泽 | 晦暗无光泽 |

　　②实验室指标、影像学指标评价标准：检测治疗前后肝功能（ALT、AST、TBil、Alb）及肝纤维化指标的变化的方法进行评价。

　　A. 显效：疗程结束时，肝脾肿大稳定不变，无叩痛及压痛；肝功能（ALT、胆红素、A/G）恢复正常；LSM ≥ 2.0kPa。

　　B. 好转：疗程结束时，肝脾肿大稳定不变，无明显叩痛及压痛；肝功能

（ALT、胆红素、A/G）下降幅度＞50%而未完全正常。

C. 无效：未达到好转标准或恶化者。

③影像学指标评价采用 B 超、CT 检查肝脾前后变化情况的方法进行评价。

3. 胁痛（慢性肝炎）中医诊疗方案（2018 年 1 月修订）

【诊断】

（1）疾病诊断

①中医诊断标准：参照"全国高等中医药院校规划教材"《中医内科学》（周仲瑛主编，中国中医药出版社，2007）。

胁痛是指以一侧或两侧胁肋部疼痛为主要表现的病证，是临床上比较多见的一种自觉症状。其主要病因为情志不遂、饮食不节、跌仆损伤、久病体虚等。

胁痛一证，最早见于《内经》。《素问·脏气法时论》说："肝病者，两胁下痛引少腹，令人善怒。"《灵枢·五邪》说："邪在肝，则两胁中痛。"孙思邈《千金要方》有"左手关上脉阴实者，足厥阴经也。病苦心下坚满，常两胁痛，息忿忿如怒状，名曰肝实热也"。说明对胁痛的辨证已有更多的实践经验。李东垣《脾胃论》说："肝木妄行，胸胁痛，口苦舌干，往来寒热而呕，多怒，四肢满闭，淋溲便难，转筋，腹中急痛，此所不胜乘之也。"朱丹溪《丹溪心法》说，"胁痛，肝火盛，木气实，有死血，有痰流注"，并提出了证治方药。李梴认为"胁痛本是肝家病，宜分左右审实虚""实者，肝气实也……虚者，肝血虚也""左为怒火与死血，右食痰饮七情居"。张景岳指出"胁痛之病，本属肝胆二经，以二经之脉皆循胁肋故也"，"胁痛有内伤外感之辨"，并指出辨在气在血，"但察其有形无形可知之也，盖血积有形而不移，或坚硬而拒按。气痛流行而无迹，或倏聚而倏散"。叶天士对胁痛之久病入络者，善于用辛香通络、甘缓理虚、辛泄宣瘀等法，对后世颇有影响。林珮琴《类证治裁》分胁痛为肝郁、肝瘀、痰饮、食积、肝虚诸类，对叶氏治法亦颇多发明。

临床上，胁痛并不一定都是肝病，而胁痛这一病名并不能完全反映慢性肝病的本质。因此，我们根据多年临床的研究，结合古代文献，提出"肝痹"这一病名。"痹"者，气血痹阻也。古有"肺痹""肝痹""痹证""肠痹""关节痹痛"等病名，《症因脉治·肝痹》说："肝痹之症，即筋痹也。夜卧则惊，多饮，数小便，腹大如怀物，左胁凝结作痛。"但其"肝痹"的内涵与现在慢性肝炎辨治中肝痹的内涵不完全相同。在此为湿热内蕴，肝郁气滞，横逆犯脾，致肝郁脾滞。其特点为胁肋疼痛或不适，或肝区叩痛，脘腹胀满，乏力身困，纳差，舌质红，苔白腻，脉弦或弦滑。

②西医诊断标准：参照中华医学会传染病与寄生虫病学会、肝病学分会修订的《病毒性肝炎防治方案》（2000）及中华医学会肝病学分会、中华医学会感染病学分会联合制定的《慢性乙型肝炎防治指南》中关于慢性肝炎的部分（2005）。

临床诊断：急性肝炎病程超过半年，或原有乙型、丙型、丁型肝炎或HBsAg携带史，本次又因同一病原再次出现肝炎症状、体征及肝功能异常者，可以诊断为慢性肝炎。发病日期不明或虽无肝炎病史，但肝组织病理学检查符合慢性肝炎，或根据症状、体征、化验及B超/CT检查综合分析，亦可做出相应诊断。

本病属慢性肝炎轻度或中度：临床症状、体征轻微或缺如，肝功能指标仅1或2项轻度异常。可有轻度的肝炎症状，如右胁疼痛或不适、乏力、纳差、腹胀、尿黄、便溏等，可伴有肝病面容、肝掌、蜘蛛痣、肝区叩击痛等，但无脾大、门静脉高压症者。实验室检查血清ALT和（或）AST反复或持续升高，白蛋白无明显降低，A/G比值基本正常、丙种球蛋白无明显升高。慢性肝炎的实验室检查异常程度参考指标见表4。B超/CT检查结果可供慢性肝炎诊断的参考：轻度：B超/CT检查肝脾无明显异常改变；中度：肝脏和/或脾脏轻度肿大，B超可见肝内回声增粗，肝内管道（主要指肝静脉）走行多清晰，门静脉和脾静脉内径无增宽。

表4　慢性肝炎的实验室检查异常程度参考指标

| 项　目 | 轻　度 | 中　度 | 重　度 |
|---|---|---|---|
| ALT 和 / 或 AST（U/L） | ≤正常 3 倍 | >正常 3 倍 | >正常 3 倍 |
| TBil（μmol/L） | ≤正常 2 倍 | >正常 2～5 倍 | >正常 5 倍 |
| 白蛋白（A）(g/L) | ≥ 35 | < 35，> 32 | ≤ 32 |
| A/G | ≥ 1.4 | < 1.4，> 1.0 | < 1.0 |
| γ 球蛋白（γEP）(%) | ≤ 21 | > 21，< 26 | ≥ 26 |
| 凝血酶原活动度（PTA）(%) | > 70 | < 70，> 60 | < 60，> 40 |
| 胆碱酯酶（CHE）(U/L) | > 5400 | ≤ 5400，> 4500 | ≤ 4500 |

A. 病原学诊断标准

慢性乙型肝炎：有以下任何一项阳性，可诊断为现症 HBV 感染：血清 HBsAg 阳性；血清 HBV–DNA 阳性；血清抗 –HBc IgM 阳性；肝内 HBcAg 和（或）HBsAg 阳性，或 HBV–DNA 阳性。

慢性丙型肝炎：临床符合慢性肝炎，除外其他型肝炎，血清抗 –HCV 阳性，或血清和（或）肝内 HCV–RNA 阳性。

慢性丁型肝炎：临床符合慢性肝炎，血清抗 –HDV IgG 持续高滴度，HDV–RNA 持续阳性，肝内 HDV–RNA 和（或）HDVAg 阳性。

B. 组织病理学诊断标准

基本病变：小叶内除有不同程度肝细胞变性和坏死外，汇管区及汇管区周围炎症常较明显，常伴不同程度的纤维化，主要病变为炎症坏死及纤维化。

慢性肝炎病变的分级、分期（表5）：将炎症活动度及纤维化程度分别分为1～4级（G）和1～4期（S）。炎症活动度按汇管区、汇管区周围炎症及小叶内炎症程度分级，当两者不一致时，总的炎症活动度（G）以高者为准。

表5 慢性肝炎分级、分期标准

| 炎症活动度（G） | | | 纤维化程度（S） | |
|---|---|---|---|---|
| 级 | 汇管区及周围 | 小叶内 | 期 | 纤维化程度 |
| 0 | 无炎症 | 无炎症 | 0 | 无 |
| 1 | 汇管区炎症 | 变性及少数点、灶状坏死灶 | 1 | 汇管区纤维化扩大，局限窦周及小叶内纤维化 |
| 2 | 轻度PN | 变性，点、灶状坏死或嗜酸小体 | 2 | 汇管区周围纤维化，纤维间隔形成，小叶结构保留 |
| 3 | 中度PN | 变性、融汇坏死或见BN | 3 | 纤维间隔伴小叶结构紊乱无肝硬化 |
| 4 | 重型PN | BN范围广，累及多个小叶（多小叶坏死） | 4 | 早期肝硬化 |

注：轻度慢性肝炎：$G_{1\sim2}$，$S_{0\sim2}$。肝细胞变性，点、灶状坏死或凋亡小体；汇管区有（无）炎症细胞浸润，扩大，有或无限局碎屑坏死（界面肝炎）；小叶结构完整。

中度慢性肝炎：$G_3$，$S_{1\sim3}$。汇管区炎症明显，伴中度碎屑坏死；小叶内炎症严重，融合坏死或伴少数桥接坏死；纤维间隔形成，小叶结构大部分保存。

重度慢性肝炎：$G_4$，$S_{2\sim4}$。汇管区炎症严重或伴重度碎屑坏死；桥接坏死累及多数小叶；大量纤维间隔，小叶结构紊乱，或形成早期肝硬化。

（2）证候诊断

①肝经血热证：胁下不适或疼痛（胀痛、刺痛、隐痛交替发作），情绪不安，咽干，尿黄，便秘，舌淡边尖部较红，苔薄白，脉弦稍紧。

②湿热中阻证：胁胀脘闷，纳食减少，身目发黄而色泽鲜明，尿黄，口苦口黏，舌苔黄腻，脉弦数或弦滑数。

③肝郁气滞证：两胁胀痛，善太息，得嗳气稍舒，舌质淡红，苔薄白或薄黄，脉弦。

④肝郁脾虚证：精神抑郁，性情急躁，纳食减少，脘痞腹胀，四肢倦怠，舌质淡有齿痕，苔白，脉沉弦。

⑤肝肾阴虚证：右胁隐痛，腰膝酸软，口燥咽干，失眠多梦，舌质红少津，花剥苔或少苔，脉细数无力。

⑥瘀血内阻证：面色晦暗，两胁刺痛，舌质暗或有瘀斑，脉沉细涩。

⑦脾肾阳虚证：畏寒喜暖，四肢不温，面色不华或萎黄，食少脘痞，腹胀便溏，舌淡胖，有齿痕，苔白，脉沉细弱或沉迟。

⑧肝气亏虚证：两胁胀闷，情绪低沉，疲乏气短，头晕眼花，舌淡脉弱。

【治疗方案】

（1）辨治思路

肝痹即病邪侵袭肝脏，肝脏的气血失常而致胁肋部疼痛、不适或叩痛的一类病证，故治疗上应以调和肝脾、清热解毒为主。气机不畅是本期的主要病机，故治疗需从调理气机入手，肝主疏泄，调畅气机，脾主运化，乃升降之枢，肝脾气机不畅，则全身之气机升降失常，且肝脾功能相互影响，故应重视肝脾气机的调畅。同时，湿热邪气是引起本病的根本原因，且其胶痼不解，黏滞难化，故应在用药时加以兼顾。同时应根据辨证灵活用药。

（2）辨证选择口服中药汤剂

①肝经血热证

治法：清肝凉血。

方药：茜兰汤加减。茜草、紫草、败酱草、佛手、白芍、板蓝根。若HBsAg（＋）者，用白苓茜兰汤即茜兰汤加白花蛇舌草15g，土茯苓15g，重楼10g，虎杖15g。若血分瘀毒较重的丙型肝炎患者，可予"红虎汤"（红花6g，虎杖15g，重楼10g，土茯苓15g，蜂房6g，山慈菇10g）加减以解毒活血。

②湿热中阻证

治法：清热利湿。

方药：桃红化浊汤。桃仁、红花、香薷、佩兰、藿香、茵陈、茯苓、炒苡仁、青皮、郁金、白茅根、板蓝根。

③肝郁气滞证

治法：疏肝理气。

方药：疏肝理气汤。柴胡、白芍、枳实、甘草、丹参、香橼、青皮、郁金、川芎、苍术、栀子、神曲。

④肝郁脾虚证

治法：疏肝健脾。

方药：四逆散合六君子汤。柴胡、白芍、枳实、甘草、党参、白术、茯苓、法半夏、陈皮、木香、砂仁。

⑤肝肾阴虚证

治法：滋补肝肾。

方药：柔肝补肾汤。生地黄、枸杞子、沙参、麦冬、当归、白芍、阿胶、制首乌、黄精、鸡内金、甘草。

⑥瘀血阻络证

治法：活血通络。

方药：疏肝化瘀汤。柴胡、白芍、枳实、甘草、丹参、香橼、青皮、郁金、鸡内金、炙鳖甲。

⑦脾肾阳虚证

治法：健脾益气，温肾扶阳。

方药：桂附二仙汤。制附子、桂枝、仙灵脾、巴戟天、仙茅、炒白术、干姜、甘草、当归、茯苓、石楠叶、砂仁。

⑧肝气亏虚证

治法：补肝益气。

方药：补肝颐气汤。柴胡、炒白芍、升麻、郁金、当归、生黄芪、茯苓、陈皮、远志、菖蒲、夜交藤、合欢皮。

（3）辨证选择院内中药制剂及中成药口服或静点

①调理肝脾类：和肝理脾丸、快胃舒肝片等。

②调补气血类：黄芪当归口服液、生脉制剂、黄芪制剂等。

③调补肝肾类：健肝口服液、肝毒清浓缩丸等。

④利胆退黄类：消石片、清开灵制剂、茵栀黄制剂、苦黄注射液等。

⑤活血软坚类：丹参（丹红）制剂、大黄䗪虫丸、血府逐瘀口服液、扶正化瘀胶囊、鳖甲煎丸等。

⑥清热解毒利湿类：复方抗病毒颗粒、清开灵制剂、茵栀黄制剂、苦参制剂等。

（4）其他中医特色治疗

①病证结合配穴中药定向透药疗法：根据病情选择肝俞、期门、关元、中脘、章门等穴位。

A. 肝气郁结、痰瘀阻络者，使用导液1号。

B. 湿热中阻、瘀血阻络者，使用导液2号。

②辨证选穴中药穴位贴敷治疗：选择肝俞穴、肝区等穴位。

A. 肝络瘀阻证的患者使用软肝贴，贴于肝俞穴、肝区。

B. 痰瘀阻络证的患者使用化肝贴，贴于肝俞穴、肝区。

C. 腑气不通、大便秘结者，予消鼓散神阙穴外敷以行气通便。

D. 黄疸、胆结石、胆囊炎、胆囊息肉等患者使用利胆贴，贴于章门穴、期门等穴。

E. 肝区疼痛明显，予散结止痛膏局部贴敷以软坚散结、解毒止痛。

③耳穴埋豆疗法：可根据中医辨证选穴治疗。

④特色中药制剂直肠滴入或配合结肠透析疗法：选用通腑泄下、活血解毒中药或随证加减，适用于黄疸明显，或有腹胀便秘等症者，予通腑泻热灌肠液直肠点滴或结肠透析机辅助进行灌肠，每次1小时，隔日1次。

⑤隔物灸疗法

A.兼有脾胃虚寒或脾胃虚弱的患者，可选用中脘、神阙穴。

B.气虚或脾肾阳虚患者，可选用足三里。

⑥中药熏洗疗法（双足）

A.虚证患者予Ⅰ号方：益气养阴，通阳活血。

B.实证患者予Ⅱ号方：活血通络，清热利湿。

⑦中药穴位注射

A.气虚症状明显者，黄芪注射液肝俞、足三里穴位注射。

B.气阴两虚者，生脉注射液肝俞、三阴交穴位注射。

C.湿热瘀毒盛者，清开灵注射液肝俞、阳陵泉穴位注射。

D.血瘀症状明显而无出血倾向者，丹参注射液肝俞、血海穴位注射。

（5）护理调摄

①起居有时，劳逸有节，适寒温，防外感：注意起居有时、寒温适度、劳逸得当、生活有节。急性期以卧床休息为主，待黄疸减轻，肝功能好转后，逐步开始轻度活动，但以不疲劳为原则。

②饮食：避免暴饮暴食，忌生冷、油腻、辛辣，禁醇酒，少食人工合成和含防腐剂的食物。忌饮酒，忌生冷、油腻、辛辣刺激性食物。饮食宜清淡，以营养丰富、易消化、易吸收的食物为主，多吃水果，少食多餐，食勿过饱，餐次餐量分配为早、午多食，晚饭少进。

情志：调畅情志，避免诱发本病的病因。针对患者存在的恐怖紧张、忧虑悲观、怀疑过敏和急躁不安的不良情志，因势利导，改善患者情绪，解除顾虑和烦恼，增强患者战胜病疾的信心。

用药：合理服药，以免服药不当而加重肝脏负担和肝功能损伤。

【疗效评价】

（1）评价标准

疗效评定标准主要是根据临床证候的改善情况、肝功能、B超/CT、病毒定量等相关检查结果，参照 1988 年制定的《抗肝炎药物疗效综合评价标准》及《中医病证诊断疗效标准》《中药新药临床研究指导原则》（中国医药科技出版社，2002）制定。

显效：症状消失，肝功能正常，B 超 /CT 肝、脾正常或回缩，肝区无叩击痛或压痛，病毒复制指标好转或正常。

有效：症状改善，肝功明显好转但未正常，B 超 /CT 肝、脾正常或回缩，肝区无明显叩击痛或压痛，病毒复制指标无变化。

无效：未达到上述标准者。

（2）评价方法

①中医症状体征治疗前后的变化情况采用《中医四诊资料分级量化表》，观察主要症状（胁肋疼痛）、次要症状（身困乏力、纳差等）的变化，将其分为无、轻、中、重 4 级，分别予以 0、2、4、6 及 0、1、2、3 评分。临床症状积分即为上述指标计分值之和，以考察其症状改善情况。

②实验室指标评价采用检测治疗前后肝功能各项指标（ALT、AST、TBil、Alb）的变化的方法进行评价。

### 4. 肝痞证（脂肪肝）中医诊疗方案

我国脂肪肝发病率为 25%～ 30%，已成为继病毒性肝炎后的第二大肝脏疾病。鉴于此，开设肝痞（脂肪肝）门诊，建立脂肪肝健康管理手册、脂肪肝个人报告，通过对患者进行症状、体征、血清生化指标、B 超 /CT 等专业而全面的诊查，客观评价病情。总结国内外治疗脂肪肝的经验，通过继承和创新，突出中医药特点和优势，初步规范了胁痛—肝痞证（脂肪肝）中医诊疗方案，取得较为满意的疗效。

胁痛的病名首见于《内经》，并明确指出胁痛的发生主要为肝胆病变，如《灵枢·五邪》说："邪在肝，则两胁中痛。"同时认为导致本病的病因有寒、热、瘀等几方面。胁痛可见于西医学的多种疾病之中，如急慢性肝炎、胆囊炎、胆系结石、肋间神经痛等。临床上脂肪肝患者常常出现胁痛这一症状，但我们认为胁痛的病因病机并不能完全阐述脂肪肝的疾病本质。根据自己多年的研究，结合古代文献，提出"肝痞"这一病名。肝痞，为五痞之一。病名出自《颅囟经》。《医学正传》论《内经》曰："数食肥，令人内热；数食甘，令人中满。盖其病因肥甘所致，故命名曰痞。"明代龚信《古今医鉴》云："夫诸痞者，谓肥甘饮食之所致也……大抵痞之为病，皆因过餐饮食，于脾家一脏，有积不治传之余脏，而成五痞之疾。"肝痞又名筋痞、风痞。多由恣食肥甘厚腻，致脾失健运，加之情志不畅，肝失疏泄，郁久化热，湿热内蕴，痰浊郁结，气血运行不畅，形成积滞，日久而成。其特点为胁肋疼痛或不适，或肝区叩痛，脘腹胀满，眼睛涩痒，面色青黄，多汗，下利颇多，舌质红，苔白腻或黄腻，脉弦数或弦滑。

【诊断】

（1）疾病诊断

①中医诊断标准：参照"全国高等中医药院校规划教材"《中医内科学》新世纪第二版（周仲英主编）中国中医药出版社，2007年。

胁痛是指以一侧或两侧胁肋部疼痛为主要表现的病证，是临床上比较多见的一种自觉症状。其主要病因有情志不遂、饮食不节、跌仆损伤、久病体虚等多种因素。

②西医诊断标准：参照中华医学会肝病学分会脂肪肝和酒精肝病学组修订的《非酒精性脂肪性肝病诊疗指南》（2006）。

A. 具备非酒精性脂肪性肝病临床诊断标准中：①无饮酒史或饮酒折合乙醇量男性每周＜140g，女性每周＜70g。②除外病毒性肝炎、药物性肝病、全胃肠外营养、肝豆状核变性等可导致脂肪肝的特定疾病。③除原发疾病临床表现外，可有乏力、消化不良、肝区隐痛、肝脾肿大等非特异性症状及体征。

B. 存在代谢综合征或不明原因性血清 ALT 水平升高持续 4 周以上。

C. 影像学表现符合弥漫性脂肪肝的诊断标准。

D. 肝脏组织学表现符合脂肪性肝病的诊断标准。

凡具备上列第 1-3 项或第 1 项和第 4 项者即可诊断。

（2）证候诊断

肝经郁热证：胁胀作痛，烦躁易怒，口干口苦，舌质红，苔黄，脉弦数。

脾虚湿盛证：食少腹胀，便溏，身体困重，疲乏嗜睡，舌淡胖，苔白润或腻，脉濡缓。

湿热中阻证：脘腹痞胀，呕恶纳呆，肢体困重，便溏不爽，面目油垢，渴不多饮，舌红，苔黄腻，脉滑数。

肝瘀痰结证：胁下痞块，胀痛或刺痛、拒按，舌质紫或有斑点，苔腻，脉弦涩。

【治疗方案】

（1）辨治思路

肝痹之为病多因饮食不节、劳逸适度，情志失调、久病体虚或禀赋不足等所致，病理基础多与痰、湿、瘀、热有关，病位在肝，涉及脾、胃、肾等。针对痰瘀阻络、肝郁血热这一病机关键，临床治疗注重清肝化瘀法贯穿疾病始终。但临床证型复杂，应根据辨证灵活加减用药。

（2）辨证选择口服中药汤剂

①肝经郁热证

治法：清肝化郁。

方药：化肝煎合桑明合剂加减。

| 丹皮 12g | 栀子 10g | 青皮 10g | 泽泻 15g |
| 浙贝 15g | 白芍 15g | 菊花 10g | 夏枯草 15g |
| 决明子 15g | 生山楂 15g | 桑叶 10g | |

②脾虚湿盛证

治法：健脾化湿，清肝化瘀。

方药：金砂散合桑明合剂加减。

| 茯苓 15g | 白蔻仁 15g | 炒苡仁 15g | 砂仁 8g<sup>（后下）</sup> |

| 鸡内金 15g | 桑叶 10g | 菊花 10g | 夏枯草 15g |
| 桃仁 15g | 决明子 15g | 生山楂 15g | |

③湿热中阻证

治法：芳香化湿，清肝化瘀。

方药：桃红化浊汤加减。

| 桃仁 10g | 佩兰 15g | 藿香 10g | 茵陈 15g |
| 茯苓 15g | 青皮 10g | 郁金 10g | 炒苡仁 15g |
| 白茅根 15g | 决明子 15g | 泽泻 15g | 鸡内金 15g |

④肝瘀痰结证

治法：清肝利湿，化瘀通络。

方药：柴芎二陈汤合桑明合剂加减。

| 柴胡 10g | 川芎 15g | 清半夏 10g | 陈皮 12g |
| 鸡内金 15g | 炙鳖甲 15g<sup>（先煎）</sup> | 桑叶 10g | 茯苓 15g |
| 夏枯草 15g | 决明子 15g | 生山楂 15g | 甘草 6g |

（3）辨证选择院内中药制剂及中成药

疏肝解郁健脾类：和肝理脾丸等。

健脾化痰通络类：疳脂平片等。

补益气血肝肾类：健肝口服液、黄芪当归口服液、黄芪制剂等。

活血化瘀化痰类：大黄䗪虫丸、消石片、丹参制剂等。

（4）饮食、运动疗法

①饮食疗法：主要适用于肥胖、糖尿病、高脂血症相关的非酒精性脂肪肝患者。原则应给予高蛋白、低脂肪、适当糖类的膳食。

适宜的热量摄取［标准体重×（20～25）kCal/d］；蛋白质占总热能的15%～20%，其中1/3以上为动物蛋白；脂肪占20%～25%以下（包括食物中所含脂肪及烹调油在内）；碳水化合物占50%～60%；适当补充维生素、矿物质及膳食纤维；戒酒和改变不良饮食习惯。

中药经验方叶子花茶：决明子 10g，生山楂 10g，菊花 10g 等，沸水冲泡 10 分钟后，频服，每日 1 剂。以茶代饮，疗程不超过 3 个月。主要用于单纯性脂肪肝。

②运动治疗方案：运动采用个体化原则、循序渐进、持之以恒原则。

运动类型以有氧运动项目为主：如慢跑与中速快步行走、骑自行车等。

运动强度用运动时的目标心率即靶心率表示。靶心率 =170– 年龄。

运动的时间 20 ～ 60 分钟，运动量渐增，运动后的疲劳感应在 10 ～ 20 分钟内消失为宜。

运动实施时间段应选择餐前或餐后 1 小时运动为宜。对合并有糖尿病患者应于餐后 1 小时左右进行。

运动实施频率为每周 3 ～ 5 次，逐步递增运动量，延长运动时间。

（5）其他疗法

根据病情选择病证结合配穴中药定向透药疗法、辨证选穴中药穴位贴敷治疗、特色中药直肠滴入配合结肠透析疗法、病证结合中药穴位注射等。

【疗效评价】

（1）评价标准

参考国家食品药品监督管理局《中药新药临床指导原则》及中华医学会肝脏病学分会脂肪肝和酒精性肝病学会《非酒精性脂肪性肝病疗效指南》（2006）。

①中医证候疗效评定标准

基本痊愈：中医临床症状、体征消失或基本基本消失，证候积分减少≥ 95%。

显效：中医临床症状、体征明显改善，证候积分减少≥ 70%。

有效：中医临床症状、体征均有好转，证候积分减少≥ 30%。

无效：中医临床症状、体征无明显改善，甚或加重，证候积分减少＜ 30%。

②肝脾 CT 值疗效评价标准

临床控制：肝脏与脾脏的 CT 值之比＞ 1。

显效：肝脏与脾脏的 CT 值之比恢复 2 个等级。

有效：肝脏与脾脏的 CT 值之比恢复 1 个等级。

无效：肝脏与脾脏的 CT 值之比无变化。

③ B 超疗效评价标准

临床控制：肝脏 B 超恢复正常。

显效：肝脏 B 超恢复 2 个等级。

有效：肝脏 B 超恢复 1 个等级。

无效：肝脏 B 超无变化。

④ ALT 疗效评价标准

临床控制：ALT 恢复正常，停药 3 个月 ALT 无反跳。

显效：ALT 降低 80%，停药 3 个月 ALT 反跳＜ 50%。

有效：ALT 降低 50%，停药 3 个月 ALT 反跳＜ 80%。

无效：ALT 无变化。

（2）评价方法

根据患者治疗前的临床症状和各项检查情况，选择相应的评价指标进行疗效评价。中医症状体征治疗前后的变化情况采用《中医四诊资料分级量化表》，实验室指标评价采用检测肝功能、血脂等指标变化的方法进行评价，影像学指标评价采用 CT 或 B 超检查肝脾前后变化情况的方法进行评价。

# 二、儿科疾病临证经验

在 20 世纪 60 年代，西安地区麻疹肺炎流行，我被调入西安市中医医院北大街门诊部儿科收治重症患儿。在儿科工作期间，曾师从陕西省儿科著名专家午雪峤主任医师，学习其治疗儿科疾病之要旨，后在多年的工作实践中也有所体会。

午老在对小儿疾病认识方面遵循钱乙之观念，认为小儿"脏腑娇嫩，形气未充，脏气清灵，易驱康复"，同时认为小儿脏腑皆为娇脏，治疗时切勿伐初生之气。再者，小儿虽阳常有余，但阴亦常不足；用常有余，但体亦常不足。故凡大辛大热、大苦大寒之药，小儿均宜慎用。小儿易感温热、瘟毒之邪，初起用药宜用寒凉及辛凉之品。小儿发病容易，且传变尤速，易于表邪郁闭，里热即起，毒火炽甚。治疗时可据《内经》之"魄门亦为五脏使""肺与大肠相表里"等原则，可采用宣肺通下及通下泻热之法，使邪毒去而正自安。此外，随着我对相火学说的深入研究，发现相火学说之内生火热理论与部分儿科疾病之病机极为符合，因而也可应用相火学说的治疗理念予以辨治。

## （一）性早熟

小儿性早熟指小儿的生长发育异常，第二性征提前出现的一类疾病。近年来，环境污染不断加重，在国内部分养殖业中大量应用各种激素以及多种食品添加剂，使得本病发病呈上升趋势。患儿出现性器官提前发育，可引起一些心理问题，还可导致最终身高较低，严重危害儿童的生理、心理健康。应用相火理论辨治本病，能减慢患儿的性器官发育，减缓骨骼成熟和过早融合，改善最终身高。

### 1. 阴虚相火为主要病机

在《内经》中已有关于性发育的叙述。在《素问·上古天真论》曰："女子七岁……二七而天癸至，任脉通，太冲脉盛，月事以时下，故有子""丈夫……二八，肾气盛，天癸至，精气溢泻，阴阳和，故能有子。"表明儿童性器官成熟有其规律性，与肾气充盛，气机顺畅等相关。在临床中发现，性早熟女孩大多体型偏胖或较为肥胖，日常热量摄入过多，先天禀赋好。机体热量积蓄较多，而自身禀赋较盛，故容易产生"壮火"。《素问·阴阳应象大论》述："壮火之气衰，少火之气壮；壮火食气，气食少火。"因为"壮火"旺，则导致肾阴被"壮火"耗损，出现肾之阴虚阳亢之象。如《冯氏锦囊秘录·女科精要》所述："凡女人禀赋旺，则十三岁即行；禀赋怯，则逾二七。"可认为天癸不至而至者，属肾纳未充，龙火易浮。肾主元阴元阳，乃先天之本，"壮火"耗伤肾阴，致肾阴亏虚而不能制阳，则相火偏亢。冲为血海，任主胞胎，冲任二脉皆属于肾，故冲任二脉亦为病，导致"天癸"早至。故而儿童性早熟的发生，最主要的病因病机为阴虚相火，肾阴虚而相火旺。

### 2. 肝郁脾虚也是病机所在

本病以阴虚相火为主要病机，但与肝脾也有很大关系。除阴虚火旺之外，常有肝气郁结之证。性早熟女孩多见乳房发育，8 岁之前乳房肿块、疼痛为最初表现。小儿肝用不全，易见肝阳旺盛之证，且肝肾同源，正常时肾水滋养肝木，肝气疏泄条达。若相火旺而肾水亏，水不涵木则肝失条达而肝气郁滞。足厥阴肝经循行经过两乳，而肝气郁滞可致两侧乳房脉络不通，则见瘀结，形成肿块，气滞不通则痛，故而乳房胀痛。因此，肝气郁结也为常见病机。再者，小儿肝常有余而脾常不足，营养摄入过多，则脾失健运，生湿成痰，痰湿凝滞结于乳房则乳房胀痛。如脾虚湿盛，湿热下注，引动相火，则月经提前而至，还可见带下黄浊。

### 3. 治疗以滋阴降火为主，兼顾肝脾

本病的病机为阴虚相火，治疗当补其不足而损其有余，故滋阴降火为基本治法。方选三才封髓丹（北沙参、天冬、生地黄、黄柏、砂仁、生甘草）滋阴补肾，清降相火。三才汤源于《温病条辨》，生地黄、天冬、人参可滋上、中、下三焦之阴，兼具补气之效。而封髓丹可固肾气，藏精血。《医宗金鉴》曰："封髓丹为固精之要药。"在此基础上加入三才，使滋阴降火，固精益气作用更甚。北沙参性微寒，具有益气养阴之效。应用三才汤，用北沙参易人参者，可避免人参过于温燥，还有益水之源之功。在一贯煎中，便取北沙参养阴补肺，资水之上源，使肺水满则肾水盈。天冬入肺、肾经，滋肾阴，清肺火，退虚热。生地黄长于生津止渴，清热泻火，凉血止血，其性凉而不滞，质润却不腻。黄柏其性阴沉下降，能退虚热，泻相火。《珍珠囊》云："黄柏之用有六……补肾不足，壮骨髓六也。"砂仁可理气化湿温脾。在用大量滋阴降火之药同时佐用此药，一来能防滋阴药碍于脾胃生发之气，二可免黄柏寒凉伤及胃气。甘草调和诸药，还具清热之功。伴乳房胀痛明显，有肝气郁结之证者，加浙贝母、香附、半夏、夏枯草、柴胡、陈皮、麦芽；伴白带增多有脾虚者，加芡实、椿根皮、薏苡仁；有子宫卵巢发育，阴道出血者，可加用旱莲草、女贞子、仙鹤草、丹皮；五心烦热者，加淡竹叶、莲子心。临证时根据伴随不同症状而加用健脾、疏肝、养阴、散结之药，以达到标本兼治的目的。

### 病例

李某，女，7岁，以"乳房肿胀疼痛3月"于2014年6月7日初诊。

患儿3月前无明显诱因出现乳房肿胀疼痛，尚可耐受，食纳好，睡眠佳，大便干结，小便正常。否认其他病史，否认有家族性疾病病史。体格检查：一般情况尚可，体型偏胖，体重45kg，皮下脂肪约2cm，双侧乳房肿大，可触及乳核，大小约3cm×3cm，触之稍硬，有疼痛感，余异常。舌质偏红，苔薄白，脉弦数。乳房B超：双乳可见乳核，大小3cm×3cm。

西医诊断：性早熟。

中医诊断：乳疬。

中医辨证：阴虚相火，肝气郁结。

治　　法：滋阴降火，疏肝散结。

处　　方：

| | | | |
|---|---|---|---|
| 北沙参 15g | 天冬 10g | 生地黄 12g | 黄柏 10g |
| 砂仁 6g | 陈皮 10g | 瓜蒌 10g | 清半夏 6g |
| 柴胡 10g | 夏枯草 8g | 郁金 6g | 生麦芽 10g |
| 香附 6g | | | |

10 剂，水煎服，每日 1 剂。

复诊：服药后乳房肿胀疼痛明显好转，乳核较前稍缩小，食纳睡眠尚可，大小便正常。舌淡红，苔薄白，脉弦数。处方如下：

| | | | |
|---|---|---|---|
| 北沙参 15g | 天冬 10g | 生地黄 12g | 黄柏 10g |
| 砂仁 6g | 陈皮 10g | 瓜蒌 10g | 清半夏 6g |
| 柴胡 10g | 夏枯草 8g | 郁金 6g | 生麦芽 10g |
| 香附 6g | 丹皮 10g | 知母 10g | |

28 剂，水煎服，每日 1 剂。

服后症状消失，随诊 3 个月未复发。

**按**：患儿以"乳房肿大胀痛"为主要表现，当属中医"乳疬"范畴。本病发生病机为肾阴亏虚，相火旺盛，考虑同时有肝气郁结，痰核凝滞之病机。治疗也当以滋阴泻火为主，方选三才封髓丹加味治疗。三才汤具有补气养阴生津的作用。封髓丹由黄柏、砂仁、甘草组成。蒲辅周先生称其有益阴增液，补土伏火之功，可治疗气阴两虚，虚火所致诸症。清代医家郑钦安《医理真传》认为，黄柏味苦入心，禀天冬寒水之气而入肾；甘草调和上下，又能伏火，真火伏藏，黄柏之苦和甘草之甘，苦甘能坚阴；砂仁之辛合甘草之甘，辛甘能化阳，阴阳化合，交会中宫，则水火既济，心肾相交。随证加用疏肝散结化痰之方药，取得较好疗效。

## （二）手足口病

手足口病是一种常见的儿童传染病，一年四季均可发生，以夏秋季节多见，发病多见于 5 岁以下的婴幼儿。临床以发热，手、足、肛周皮肤丘疹、疱疹，口腔溃疡为主要表现。本病传染性较强，易于流行，近年来便有多次暴发流行。且部分病例可出现重症及危重症表现，极大危害患儿的健康。本病原因为肠道病毒感染，由于特殊的嗜神经性，部分患儿可出现嗜睡、易惊、肢体抖动，甚至抽搐等神经系统受累，还有神经源性肺水肿、肺出血、循环衰竭等表现，可危及患儿生命。目前西医治疗多为对症治疗，部分患儿疗效欠佳。根据本病特点采用温病辨证方法，拟凉血解毒祛湿法治疗本病，取得较好疗效。

### 1. 辨治为温病"湿热病"

根据本病临床特点及传变过程，认为本病当属于温病"湿热病"范畴。本病发病原因为感受湿热疫毒，首先犯及肺卫，肺卫失宣，故见发热、咳嗽；疫毒外透肌肤，上熏口咽，皮疹发于手足，见斑丘疹、疱疹；疫毒发于口咽，则见口腔咽部疱疹。肺主皮毛、脾开窍于口，且"斑出阳明，疹出太阴"，故本病病位在肺、胃。病机为肺气失宣，湿热阻滞。

### 2. 治疗宜早

小儿为稚阴稚阳之体，脏腑娇嫩，发病容易，且传变迅速，当于感邪之初期积极治疗。治疗宜早，则可防止毒邪内陷，防止其传变发生。本病为瘟疫邪毒，发病容易而传变迅速，病初在于肺卫，若正虚邪实，可邪毒内陷，入营入血，甚至可出现气随血脱，危及生命。发病早期病机为疫毒犯肺，肺卫失宣。随着病情进展，出现湿毒炽盛，气营两燔。如正不胜邪，则可出现邪陷心肝，直至气随血脱。故治疗宜早宜速，在疾病早期立即治疗，以防止病邪深入，危及生命。

### 3. 轻症治以清热解毒、凉血祛湿法

本病病初邪在肺卫，病性属于邪实，治法以清热解毒为要。然温病传变迅

速，易于传至营血，故在清热解毒同时予以凉血祛湿之品，以先安易受邪之地。自拟连紫汤：连翘 6g，紫草 5g，金银花 6g，苦参 3g。连紫汤以连翘为君，具有清热解毒之效；金银花为臣，宣通气机，轻清透热；苦参清热燥湿为佐，紫草凉血透疹解毒为使。全方共奏清热解毒，凉血祛湿之功效。本法治疗之证属病之初期，邪在肺卫，当宣肺清热解毒。然小儿脏腑娇嫩，发病容易，传变迅速，且疫毒之邪峻猛，易于耗气动血，故加用紫草即可清热解毒，还可凉血泻热，防止湿热疫毒向里传变于血分。体现了未病先防，既病防变的整体论治思想。此方药味简单，用药轻灵，体现小儿"脏腑轻灵，随拨随应"的特点。

### 4. 重症治以通腑、泄热、息风法

本病重症患者，湿热邪气内踞气分，化燥成温，与手阳明大肠积滞相结，致阳明腑实。燥屎内结则闭塞气机，热结肠腑，胃中浊热，上熏神明，则见腹满、便秘、神昏谵语；气血壅塞于里，阳气不达四肢，则高热而四肢厥冷；气血内闭，不行于外，可见脉沉伏，血压升高；邪热逼肺，肺气上逆，则喘促气急；温热之邪无外泄之路而逼入营阴，热伤营阴则心烦躁扰、易激惹、脉细数；热邪深入营分，热伤心营，引动肝风则手足瘛疭。若营分邪热未能透热转气，则热扰心神，邪入心包，进一步可深入血分，瘀热互结，血脉瘀阻，脏器衰竭，内闭外脱，气随血脱而死亡。郁热是各种温病的共同本质，贯穿于温病的各个阶段。其关键在于气机郁滞，郁热外出之路不畅。手足口病重症病机为湿热之邪深入阳明，化燥成温，阻滞气机，进而热毒逼入营分，深入血分。治宜通腑、泄热、息风。具体方法为：仙方承气汤（大黄 15g，枳实、厚朴各 10g，僵蚕 6g，蝉蜕 3g）加水 100mL，煎取 20mL，20 分钟内直肠滴入，1 天 2 次，治疗 2 天。方用大黄为君药苦寒通降，泻热通便，涤荡胃肠实热积滞。臣以厚朴苦、温，下气除满；枳实苦、寒，行气消痞。三药合用，使热结得下，里热下趋而解，气机宣畅，阳气敷布外达。方中僵蚕轻浮而升，清热解郁，既能息风止痉，又能化痰定惊；蝉蜕味甘咸性寒，升浮宣透，宣毒透达，既能疏散肝经风热，又能凉肝息风止痉。两药共为佐药，可透达郁热。朱

丹溪云"人间治疫有仙方，一两僵蚕二大黄""治瘟疫宜补、宜散、宜降"，上方小承气汤使里热下趋以降浊，僵蚕、蝉蜕生浮宣透以升清，五药合用使邪有出路，故名仙方承气汤。药虽各异，但抓住了"热""毒""动风"的病机。本方体现了中医学"治病求本""审症求因"的思想，共奏泄热通腹、透热转气、凉肝息风止痉之效。

### 5.给药以灌肠为主

本病病位在于手足、臀部及口腔。患儿多见口腔、咽部多个疱疹、溃疡，小儿口内生疮，药食难下。考虑以上原因，故采用灌肠给药，且"肺与大肠相表里"，肠道给药更易于清解肺热。灌肠可使药物从肠道直接吸收，实在用心之良苦。药物无肝脏首过效应，也无消化液对药物的影响，起效更快，起到事半功倍的效果。目前已在临床采用此法治疗早期手足口病5年，患儿容易接受，临床疗效卓越，在一定程度上减少重症及危重症的出现，为本病的治疗提供了新的方案。

灌肠方法：

药量：肠道是肌性器官，小儿肠壁较薄，对压力反应更为敏感。当药液过多，则可引起排便反射，一般3岁以下小儿灌肠液量不超过20mL。

方式：可采用滴注式灌肠（调节滴速至30～50滴／分，灌肠完毕，可嘱患儿家长将患儿臀部及双下肢抬高，这样可确保药物在肠道吸收，提高疗效。

导管及插入深度：一般选用10号导管，肛管插入深度8～10cm。尽量避免对直肠肛门的刺激，延长药物在肠道内的保留。

### 病例一

豆某，女，1岁5个月，以"发热3天，手足皮疹1天"为主诉。患儿3天前无明显诱因而出现发热，体温最高39℃，口服退热剂可降至正常，无寒战，抽搐，1天前患儿出现手足红色皮疹，高出皮面，压之不褪色，皮疹渐增多，遂来我院求治。精神尚可，无易惊及肢体抖动，食纳欠佳，大小便正常。查：神志清，精神欠佳，手足可见多个红色丘疹，不伴痒感，咽峡部可见多个疱疹，周围红晕，舌质红，苔白，脉浮数。血常规：大致正常。

西医诊断：手足口病。

中医诊断：温病、湿热病。

中医辨证：湿热毒邪壅盛。

治　　法：清热利湿，凉血解毒。

处　　方：

| | | | |
|---|---|---|---|
| 紫草 6g | 苦参 3g | 金银花 6g | 连翘 6g |
| 蒲公英 6g | 紫花地丁 6g | 柴胡 6g | 黄芩 6g |

加水 100mL，浓煎至 20mL，放置 38～41℃，保留灌肠，每日 2 次，3 剂热退，5 剂后痊愈。

病例二

张某，男，4 岁，陕西省西安市人，以"手足皮疹伴口腔疱疹 2 天"于 2013 年 5 月 22 日初诊。患儿 2 天前无明显诱因出现手足皮疹，呈红色丘疹，口腔出现疱疹，伴流涎，家长未予重视。皮疹渐增多，自述口痛，遂来求治。无发热，精神尚可，食纳欠佳，大便稍干，小便正常。查体：手足及肛周可见多个红色丘疹，不伴痒感，口腔黏膜及咽峡部可见多个疱疹，舌质红，苔白，脉浮数。查血常规：大致正常。

西医诊断：手足口病。

中医诊断：温病、湿热病。

中医辨证：湿热毒邪壅盛。

治　　法：清热利湿，凉血解毒。

处　　方：

| | | | |
|---|---|---|---|
| 连翘 10g | 金银花 12g | 苦参 6g | 紫草 6g |
| 炒苡仁 15g | 土茯苓 15g | 莪术 8g | 蒲公英 15g |
| 紫花地丁 15g | 砂仁 6g<sup>(后下)</sup> | | |

加水 100mL，浓煎至 20mL，放置 38～41℃，保留灌肠，5 剂后痊愈。

　　**按**：此两例均属于中医"温病"范畴，湿热疫毒经口鼻而入，上熏口咽，发于手足，外透肌肤，发为疱疹。婴幼儿系稚阴稚阳之体，感受湿热疫毒后，病情变化迅速，宜早发现、早治疗，防变证。基于"肺与大肠相表里"之理论，应用清热利湿、凉血解毒法，均以自拟"连紫汤"直肠滴入治疗。方中连翘清热解毒为君；金银花轻清透热，宣通气机为臣；苦参清热燥湿为佐；紫草凉血、透疹、解毒、利尿滑肠为使，使邪从二便排出，防止热毒传于血分。本方既治其本，又"既病防变"，体现了中医学"治未病"的思想，共奏清热透疹、解毒化湿之效。据病情加用清热解毒利湿之品增加疗效，用灌肠法治疗小儿手足口病，充分体现了中医基础理论"肺与大肠相表里"的实用价值。

　　病例三：周某，男，4岁，因发热3天，出疹2天于2014年7月15日2时50分入院。入院前3天发热，测体温最高39.6℃，多次予"美林"退热，效果不佳。2天前手足心出现皮疹，口腔出现疱疹，诉头痛，精神、食纳差，睡眠不佳，咳嗽有痰，当天无大便，舌质红、苔黄干，脉沉数。入院查体：体温39.8℃，脉搏112次/分，血压92/60mmHg，精神差，双手足心可见丘疹、疱疹，口腔见多处疱疹，咽部充血，颈软。双肺呼吸音粗，未闻及干湿性啰音。心率112次/分，律齐；腹部饱满，肠鸣音2次/分。门诊血常规：$WBC6.21 \times 10^9/L$，予利巴韦林、喜炎平、美洛西林、氢化可的松及物理降温等治疗，体温下降至38.0℃。9时体温再度上升，患儿诉头痛，出现抖动。查体：体温39.8℃，脉搏140次/分，血压100/60mmHg，精神差，颈部有抵抗。双肺呼吸音粗。心率140次/分，肠鸣音4次，四肢凉。查血、尿常规及肝、肾功正常，血糖7.3mmol/L，EV71抗体阳性。心肌酶谱：轻度异常；胸片：两肺纹理增重。诊断：重症手足口病、脑炎，予头枕冰袋物理降温、吸氧、呋塞米、氢化可的松等治疗。白天抖动减少，但仍头痛，持续高热，体温最低39.4℃，18时30分腹透：肠胀气。予中药仙方承气汤直肠滴入，19时解黄色坚硬大便10余枚后，热渐退，头痛缓解，夜间睡眠好，血压渐降，偶有易惊，无抖动。7月16日8时查房，病情好转，无易惊，无抖动。查体：体温37.0℃，脉搏100次/

分，血压 90/60mmHg，神志清，精神可，颈部无抵抗。心率 100 次 / 分，律齐；肠鸣音 5 次 / 分。四肢温暖，巩固治疗，于 7 月 22 日症状消失，复查正常出院。

**按：** 手足口病虽为自限性疾病，但少数可发生重症危及生命，近年由于 EV71 感染增加，重症病例增多，死亡病例上升，存活病例可有严重后遗症，预后差。因此，重症手足口病的防治是本病的研究重点。但其治疗尚无特效方法，西医仅予静脉用丙种球蛋白、糖皮质激素、脱水等对症治疗，费用高，医疗风险大，效果不理想。因此，如何从大量的普通病例中发现重症病例，及早治疗以阻断病情进展，是降低病死率的关键。治疗重症手足口病要注意以下几点：①给邪以出路，认清温病郁热本质，给郁热外出之路。不可简单以"治热以寒，以重为要"，否则寒则塞而不流，气机不通。应针对病因，宣畅气机，透热转气，逆转病情。②要"治病求本""审症求因"。手足口病重症表现为动风，但动风原因有虚实之分，以及在卫、在气、在营、在血之别。本病为气分实热，引动肝风；或心营热盛，肝风内动所致。如仅以凉肝息风之剂，无异于"扬汤止沸"，治以仙方小承气汤攻下热结，宣畅气机，透热转气，方有"釜底抽薪"之妙。若一见动风就认为在血、在肝，仅予凉肝、息风是不全面的。③辨证论治，药证相宜：薛生白《湿热病篇》曰："湿热证，发痉撮空，神昏笑妄，舌苔干黄起刺或转黑色，大便不通者，热邪闭结胃腑，宜承气汤下之。"本病为温邪入里，湿热化燥，与手阳明大肠积滞相结，致阳明腑实，已成可下之证。虽有热结，但以痞满为甚，病情尚轻，且小儿为稚嫩之体，故用小承气汤通和胃肠之气，而不予大承气汤。本病阳明燥结与郁热互为因果，恶性循环，但阳明燥结为元凶，何秀山说："胃之支脉，上络心脑，一有邪火壅闭，即堵神明出入之窍，故昏不识人。"阳明燥结，常壅神明，治疗以清阳明燥热为重，此为伏其所主，先其所因。④直肠给药，可使药物直达病所，且吸收好，易于接受，也避免了胃肠道刺激，同时可减少肝、胃对药物的降解。

总之，手足口病的治疗关键在于重症的早期发现和治疗。阳明热结可作为重症手足口病的早期预警症状，早期用仙方承气汤可阻断和逆转病情，缩短疗程，改善预后。

## （三）病毒性心肌炎

小儿病毒性心肌炎由多种病毒感染引起，以心肌的变性、坏死、炎性细胞浸润和纤维渗出为病理改变的心肌急慢性炎性疾病。西医学对于本病尚无较好的方法，多采用对症治疗。依据相火学说理论辨治本病，可取得较好疗效。

### 1. 毒邪袭心是发病的主要原因

根据临床表现属"心悸""怔忡""胸痹"等范畴。病因为风热邪毒或湿热温毒从肌表侵袭，或由口鼻而入，引起肺卫不和，故早期可见恶寒发热、咳嗽等肺卫失宣之证。若正不胜邪，则邪毒内传入心。或为温毒、湿毒之邪侵犯胃肠，引起脾胃运化传导失司，可见呕吐、腹泻发生。毒邪沿脾经之支脉，自胃入膈而注入心中，导致发病。这一病机正如叶天士在《温热论》中所述："温邪上受，首先犯肺，逆传心包。"《伤寒论·辨太阳脉证并治》曰："伤寒脉结代，心动悸，炙甘草汤主之。"这些论述均指出本病发生乃由外感温热或外感寒邪导致毒邪袭心，这些认识与西医学病毒学说发病机制极为相似。

### 2. 正气虚弱为发病的基础

除了外感邪毒之外，正气不足也是疾病发生的基础。《内经》曰："邪之所凑，其气必虚。"小儿脏腑娇嫩，元气未充。如小儿先天禀赋不足，加之感受湿热或温热之邪，易于侵及心肺，导致本病发生，故而病毒性心肌炎多见于青少年及儿童。在《素问·痹论》有"脉痹不已，复感于邪，内舍于心"的论述，也说明了小儿正气虚弱是发病的主要原因。《小儿药证直诀·脉证治法》："心主惊……虚则卧而悸动不安。"指出本病正气虚弱，且症状为心中悸动不安。

### 3. 血热相火为本病的病机所在

邪毒由肺卫之表入于血脉，导致心经血热，引起血热相火，故发病初期的症状多以热毒炽盛为主。随着病情进展，血热相火妄动，耗伤心气心阴，导致气阴两虚之证。若病邪深入日久，则可出现久病多瘀，心脉瘀阻之象。故临床出现面色㿠白，心悸，气短，胸闷，乏力，多汗，手心灼热，纳少，舌红或淡红，苔薄或花剥，脉细数或无力或结代。《素问玄机原病式·热类》曰："惊，心卒动而不宁也。火主于动，故心热甚也。"说明由于心热导致心惊不宁的病机所在。根据疾病不同阶段的特征，以毒热伤心、气阴两虚、血热毒盛为主要病因病机。"毒、虚、瘀"是最主要的病理因素，本虚标实为病证特点。总之，病毒性心肌炎的发病是在正气虚弱的基础上，感受温热邪毒，内舍血脉，导致血热相火，相火妄动则耗气伤阴，故而血热相火为本病发生的病机所在。

### 4. 治以益气养阴、凉血解毒

依据本病病机，益气养阴、凉血解毒为本病的主要治法。在治疗肝病时，根据其病机"毒、瘀、阴虚"并见的特点，常常合用古方"五参饮"化裁，治疗肝病阴虚相火之证。而五参饮具滋阴、化瘀、解毒之效，正切合肝病病机。病毒性心肌炎与病毒性肝炎均有"病毒"感染，虽然二者的病毒是不一样的，但感染的病机却有一致之处。故治疗本病也以五参饮为主，结合本病之病机加用生脉散加味。方药五参饮加味：西洋参 10g，苦参 10g，玄参 10g，沙参 10g，丹参 10g，麦冬 6g，五味子 8g，茜草 10g，板蓝根 10g，重楼 10g。本方以生脉饮益气养阴为君，沙参、玄参养阴助君药为臣，板蓝根、重楼、茜草、苦参凉血解毒为佐，丹参活血化瘀，引药入心经为使。本方以五参饮加味而成，纵观古今之名方，具有益气养阴之功，兼有化瘀、解毒作用较为罕见。五参饮慎选药物，组方精当，以"参"为名，发挥各药功效，可达益气养阴、解毒化瘀之效。方药中以西洋参易人参者，乃由人参性苦温，易于化燥伤阴。五参各取所长，共用可达益心气、养心阴、清心热、除心烦、解心毒之功效。同时，加用板蓝根、茜草、重楼以凉血解毒。

### 病例

李某，女，8 岁，以"胸闷气短 7 天"求诊。患儿 20 天前受凉后出现发热，体温 38.5°C 左右，口服退热药及感冒药后体温正常。7 天前患儿出现胸闷气短，自觉有心慌不适，长叹气，遂来我院求治，疲乏明显，食纳尚可，二便正常。查：精神欠佳，心律齐，约 90 次 / 分，心音有力，无杂音。咽稍红，舌边尖红，有小红点，苔薄白，脉细弱。心肌酶：CK256 U/L，$\alpha$-HBDH242 U/L，CK-MB72U/L。血常规：WBC11.3×10$^9$/L。心电图示：Q-T 间期延长，T 波改变。心脏彩超：心内结构未见明显异常。

西医诊断：病毒性心肌炎。

中医诊断：胸痹。

中医辨证：气阴两虚，血热相火。

治　　法：益气养阴，凉血解毒。

处　　方：

| 西洋参 10g | 苦参 10g | 丹参 10g | 麦冬 6g |
| 五味子 8g | 茜草 10g | 板蓝根 10g | 重楼 10g |
| 蒲公英 15g | 连翘 10g | | |

14 剂，水煎服，每日 1 剂。

二诊：胸闷气短较前减轻，稍感疲乏，咽不红，舌尖红，苔薄白，脉细弱。

处方：

| 西洋参 10g | 苦参 10g | 丹参 10g | 麦冬 6g |
| 五味子 8g | 茜草 10g | 板蓝根 10g | 重楼 10g |
| 蒲公英 15g | 连翘 10g | 瓜蒌 10g | 黄芪 15g |

14 剂，水煎服，每日 1 剂。

三诊：患儿胸闷气短消失，偶感心慌，咽不红，舌尖红，苔薄白，脉细弱。

处方：

| 西洋参 10g | 苦参 10g | 丹参 10g | 麦冬 6g |
| 五味子 8g | 茜草 10g | 板蓝根 10g | 重楼 10g |
| 瓜蒌 10g | 黄芪 15g | 酸枣仁 15g | 太子参 10g |

14 剂，水煎服，每日 1 剂。

此后以上方加减治疗 1 月余，患儿胸闷气短消失，无心慌等不适，复查心肌酶正常，心电图恢复正常。

按：患儿感冒2周后，出现胸闷气短伴有心慌，当属中医"胸痹"范畴。患儿查心肌酶增高，心电图示异常。西医诊断为病毒性心肌炎。本病病因为外感风热之邪，客于肺卫，继及心脉，"热毒"之邪损伤心之气血阴阳。心之气阴受损，运血无力，心脉瘀阻，故出现胸部满闷不适等症状。初诊儿咽稍红，考虑热毒未清，而气阴两虚。治疗以益气养阴，凉血清热解毒为主。后期热毒已尽，故祛解毒之品，加用益气之黄芪、宽胸理气豁痰之瓜蒌等以期标本兼治，取得满意效果。从此不难看出，治疗本病急性期以清热凉血解毒为主，益气养阴为辅；恢复期以益养阴为主，佐以凉血活血。

## （四）小儿药物性肝损害

药物性肝损害指由药物或其代谢产物引起的肝脏功能异常。儿童肝脏尚处于发育过程中，所以对药物代谢能力较差，更为容易发生药物性肝损害。近年来，本病的发生呈逐年增多趋势，也越来越引起国内儿科医生的关注。目前西医学缺乏有效的治疗手段，仅在停用可疑药物后给予对症治疗，部分患儿预后不良，严重危害患儿身体健康。采用相火学说理论辨治小儿药物性肝损害取得较好疗效，现将其经验介绍如下：

### 1. 药毒伤肝是发病的主要原因

中医学对药物性肝损害的认识较为模糊，依据其临床表现及发病机理，当属于中医学"黄疸""药物毒"等范畴。在古代对服药过量或服用毒药所引起的反应早有记载。"毒"的本义指毒草，《说文解字》载："毒，厚也，害人之草。"在古代，毒被引申为危害或毒物等，多指药物的毒性、偏性和峻烈之性。如《素问·脏气法时论》述："毒药攻邪，五谷为养，五果为助。"《诸病源候论·解诸药毒候》中："凡药物云有毒及有大毒者，皆能变乱于人为害，亦能杀人。"指出了药物毒的后果可以致人死亡。《类证治裁》曰："大抵肝为刚脏，职司疏泄，用药不宜刚而宜柔，不宜伐而宜和，正仿《内经》治肝之旨也。"指出了药物功效过于刚烈或过用征伐之药可能导致肝脏受损。而小儿肝气未实，气血经筋刚柔未济，更易于受到药物毒所伤而导致本病发生。

### 2. 脏腑娇嫩为易感药毒之因

小儿脏腑娇嫩，生理上具有虚的特点。正如《灵枢·逆顺肥瘦》："婴儿者，其肉脆血少气弱。"《景岳全书·小儿则·药饵之误》："小儿气血未充，而一生盛衰之基，全在幼时，此饮食之宜调，而药饵尤当慎也。"更加明确了小儿气血不盛，不耐药毒，用药当慎重。故小儿之脏腑娇嫩，肝用未全，是引起本病发生的原因。

### 3. 气阴两虚，肝经血热为主要病机

肝体阴而用阳，肝内寄相火。小儿肝脏娇嫩，药毒直中肝脏，戕伐肝体，药毒蛰伏于肝，导致肝体受伤，体阴受损，导致肝经血热，相火妄动，火旺则耗气伤津，耗气伤阴。津液亏耗，血行不畅，瘀血内生。肝体受伤，肝用失常，疏化之机，受到损伤，木不疏土，脾胃运化失常。肝脏体用失常，导致功能受到严重影响，故而出现发热，皮疹，恶心、呕吐，神疲倦怠，胃脘痞满，腹胀，黄疸，胁下痞块，小便淡黄，大便干燥，脉细数等气阴两虚之症。本病发生由于药毒伤及肝体，营阴不足，致肝用失常，故气阴两虚，肝经血热为本病最为重要的病机，也是最为常见的证候类型。本病病位在肝，同时涉及胆、脾、胃。本病病性以体虚为本，药毒伤肝为标，病性属本虚标实。病理因素有：虚、毒、热、瘀。

### 4. 治以养阴解毒之法

小儿药物性肝损害的病机为气阴两虚、肝经血热，故治法为益气养阴，凉血解毒。临床多见乏力，厌食，呕吐，胁痛。转氨酶明显升高，而黄疸不著者。治法为益气养阴，凉血解毒。自拟参灵颐肝汤（西洋参、灵芝、麦冬、五味子、白芍、茜草、紫草、生地黄、百合、白茅根、鸡内金、佛手、虎杖、甘草）。方选生脉饮以益气养阴，用西洋参易人参者，加强养阴之功，而无温燥伤津之弊。本方以西洋参、灵芝共为君药，以益气养阴，补益肝气；麦冬、五味子、白芍，助君药养阴柔肝保肝；茜草、紫草，凉血解毒，共为臣药；生地黄、百合佐助

臣药养肝体，百合还可润肺防"木旺侮金"；白茅根清热凉血解毒；鸡内金和中消积化瘀；佛手疏肝气以助肝用，防止大量养阴药阻碍肝气条达；共为佐药，以虎杖清热解毒利胆，凉血化瘀，引药入肝经；甘草清热解毒，调和诸药，二者共为使药。若出现大便秘结，可加用瓜蒌、火麻仁以通便邪热，若出现皮肤黄染，则为肝体受损，肝用失常，疏泄失施。治疗以益气养阴，疏肝利胆为主。方药以参灵颐肝汤去百合、生地黄，加用茵陈、金钱草清热利湿退黄。

**病例**

郑某，女，6岁。以"间断腹泻13天，皮肤黄染4天"为主诉入院。患儿13天前出现腹泻，自服药物治疗（不详）腹泻好转，9天前再次出现腹泻，继服药物5天。4天前出现皮肤巩膜黄染，自诉腹部不适，小便色黄，遂来我院求治。诊治经过：入院之后已治疗17天，诊断药物性肝损害，急性重型肝炎，予以果糖、能量、多稀胆碱酯酶等多种保肝药物，并予以血浆置换2次，血液灌流2次，皮肤黄染及肝酶升高时有反复，血液灌流及血浆置换后有所下降，之后进一步升高。现症见：皮肤巩膜重度黄染，小便黄，腹胀，乏力，纳少，大便干，为黄色，日一行。查：皮肤巩膜重度黄染，肝肋下5cm，质中，脾肋下未及，舌质稍红、边有齿痕，苔白厚，脉数。辅助检查：腹部B超：肝脏肿大，腹腔少量积液，胆囊壁水肿。肝功能：TBIL 250.6μmoL/L，DBIL 85.6μmoL/L，IBIL 165μmoL/L，ALT 1670U/L，AST 1545 U/L，GGT 302 U/L。凝血全套：APPT 46.6s，FIB 1.34g/L。

西医诊断：①药物性肝损害；②急性重型肝炎。

中医诊断：黄疸。

中医辨证：血热相火，肝失疏泄，胆汁外溢。

治　　法：凉血解毒，益气养阴，疏肝利胆。

处　　方：

| | | | |
|---|---|---|---|
| 西洋参 8g | 灵芝 8g | 茵陈 10g | 五味子 10g |
| 生地黄 10g | 茜草 10g | 白芍 10g | 大黄 5g |

板蓝根 6g　　　　佛手 8g　　　　鸡内金 8g　　　　虎杖 8g

7 剂，水煎服，每日 1 剂。

复诊：皮肤巩膜黄染较前明显好转，食纳尚可，肝肋下 3cm、质软，小便黄，大便黄，舌质淡红，苔薄白，脉数。复查肝功能：TBIL 137.1μmoL/L，DBIL 43.7μmoL/L，IBIL 93.4μmoL/L，ALT 488U/L，AST 780U/L，GGT 59U/L。

西洋参 8g　　　　灵芝 8g　　　　茵陈 10g　　　　五味子 10g

生地黄 10g　　　茜草 10g　　　白芍 10g　　　大黄 5g

板蓝根 6g　　　　佛手 8g　　　　鸡内金 8g　　　　虎杖 8g

麦冬 6g

14 剂，水煎服，每日 1 剂。

三诊：皮肤巩膜黄染消失，食纳可，肝肋下未及，舌质红，苔薄白，脉稍数。复查肝功能：TBIL 44.9μmoL/L，DBIL 26.1μmoL/L，IBIL 22.1μmoL/L，ALT 257U/L，AST 385U/L，GGT 45U/L。

西洋参 8g　　　　灵芝 8g　　　　五味子 10g　　　生地黄 10g

茜草 10g　　　　白芍 10g　　　大黄 5g　　　　板蓝根 6g

佛手 8g　　　　鸡内金 8g　　　麦冬 6g　　　　女贞子 6g

百合 15g

14 剂，水煎服，每日 1 剂。

复查肝功能完全正常。

**按**：本病当属中医"药物毒"范畴。本例患儿泄泻之后，本已阴液不足，加之药毒所伤，既伤肝体，导致肝阴不足，又伤肝用，导致肝失疏泄，胆汁外溢，发为黄疸。辨治时采用血热相火，予以凉血解毒、益气养阴、疏肝利胆，应用自拟之参灵颐肝汤加味治疗。在西医西药多种治疗方案均无效之时，大显奇效，治疗仅 1 周就使症状明显改善，黄疸及肝酶迅速下降，再无反弹，治疗 1 月余便完全治愈。

## （五）儿童抽动症

抽动症是指于儿童和青少年时期起病，以运动抽动和（或）发声抽动为特征的神经精神疾病。主要表现为快速的、突然的、反复的、不自主的一个或多个部位肌肉运动性抽动或发声性抽动。西医学研究对其病因及发病机制未明，具有病情反复、病程长等特点，对患者身心健康影响极大，给患者家庭带来了沉重的心理压力和较重的经济负担；近年该病的发病率呈明显增加趋势，药物和心理行为干预是目前治疗抽动障碍的主要手段，但疗效欠稳定，复发率高。中医治疗本病从整体调节阴阳平衡、脏腑功能及患儿体质等方面入手，疗效满意。统计文献发现，中医治疗本病的临床疗效达到90%以上，说明中医治疗本病具有巨大的优势。

### 1. 病因病机

在古代中医典籍中没有此病名的记载，根据临床表现应归属于"肝风证""慢惊风""筋惕肉瞤""抽搐""风痰证"等范畴。我认为以"肝风证""慢惊风"命名较合适。正如《素问·至真要大论》曰："风盛则动。""诸风掉眩，皆属于肝……诸暴强直，皆属于风。"《小儿药证直诀》曰："凡病或新或久，皆引肝风，风动而止于头目。目属肝，风入于目，上下左右如风吹，不轻不重，儿不能任……"《证治准绳·幼科》曰："水生肝木，木为风化，木克脾土……故胃中有风，瘛疭渐生，其瘛疭症状，两肩微耸，两手下垂，时复动摇不已，名曰慢惊。"

本病病程一般较长，病因多与先天禀赋不足、产伤，外感六淫、饮食失节，情志失调及其他疾病的影响等有关；因小儿肝常有余，肝为刚脏，体阴而用阳，喜条达而主疏泄，为风木之脏，主藏血，藏魂，主筋，主风，其声为呼，其变动为握，开窍于目，故肝风妄动之不由自主动作，如频繁挤眉眨眼、皱鼻、扭颈摇头、耸肩缩背，以及怪声秽语等，均与肝脏有关。病位主要责之于肝，但病变涉及五脏。病性属本虚标实，即以脾气虚、肝肾阴虚为本，以阳亢风动、风痰鼓动为标。《素问·至真要大论》曰："诸热瞀瘛……禁鼓慄,如丧神守……疼酸惊骇……皆属于火。"肝风内动,脾虚生痰,风动痰扰,风、火、痰、虚交互影响,阻滞经络,阴阳失调,动静失衡是本病的基本病机。

### 2. 治则治法

治疗本病常遵佐金平木、健脾化痰、调肝息风为大法。脾虚肝亢者,治以扶土抑木、平肝息风;肝风内动者,或疏肝理气、清火息风,或滋水涵木、育阴潜阳、柔肝息风,或重镇潜阳、平肝息风。另风痰上扰者、脾虚痰滞者、气郁化火者等,需随其证而治之。

### 病例

患者杨某,男,14 岁,学生。以抽动症病史 8 年余于 2017 年 4 月 7 日初诊。

患者 8 年前因情志刺激(作业未完成被父母批评)后出现频繁点头症状,曾在多处检查未见明显异常,症状逐渐加重。在兰州某医院诊断为"抽动症",服用西药治疗无效,现已休学 3 个月。现为求中医治疗,遂来我院门诊。症见:情绪急躁易怒,肢体抽动频繁,3 ~ 4 次/日,不能自主;在家中心情压抑,欲外出空旷之地,喉中有异声,声音高亢,情绪紧张,入睡困难,失眠多梦,时有发热汗出;伴头晕气短,眼干视物模糊,口干喜冷饮,纳少,大便干结(有排不净感),三日一解,小便量少色黄。舌质红、边尖红绛,苔薄黄,舌下络脉粗紫,脉弦数、寸脉偏浮。

西医诊断:多发性抽动症、习惯性便秘。

中医诊断:肝风症、便秘。

中医辨证:肝郁阳亢,肠道失润。

治　　法:解郁平肝,润肠通便。

处　　方:解郁合欢汤加减。

| | | | |
|---|---|---|---|
| 合欢皮 15g | 天冬 15g | 麦冬 15g | 炒白芍 15g |
| 郁金 12g | 香橼 15g | 茜草 15g | 代赭石 30g (先煎) |
| 佛手 10g | 大青叶 15g | 白茅根 15g | 龟甲 20g (先煎) |

生龙骨 30g<sup>（先煎）</sup>　生牡蛎 30g<sup>（先煎）</sup>　桂枝 8g　　　　大枣 18g

丹皮 12g　　　　石决明 20g<sup>（先煎）</sup>　火麻仁 20g　　瓜蒌仁 15g

7 剂，水煎服，每日 1 剂。

二诊（2017 年 6 月 9 日）：服用上方后，症状未见明显好转。本次症见：心情烦躁易怒，坐立不安，身体抽动明显不能自主，失眠多梦严重，晨起咽干咽痛（无痰），时有发热汗出、面部潮热，头部昏沉不适，纳食尚可，大便干结、排解不畅、每日 1 次，小便量少色黄。舌质红、边尖甚，苔薄黄，舌下络脉粗紫，脉弦细数、两关大。

中医辨证：阴虚肝郁，肝阳上亢。

治　　法：滋阴疏肝，平肝潜阳。

处　　方：柴胡加龙骨牡蛎汤加减。

醋柴胡 10g　　　黄芩 10g　　　生牡蛎 20g<sup>（先煎）</sup>桂枝 10g

生龙骨 20g<sup>（先煎）</sup>　茯神 15g　　　党参 10g　　　姜半夏 10g

肉苁蓉 20g　　　郁李仁 20g　　川大黄 8g<sup>（后下）</sup>桂圆肉 20g

磁石 20g<sup>（先煎）</sup>　炒枣仁 20g　　百合 20g　　　北沙参 15g

7 剂，水煎服，每日 1 剂。

三诊（2017 年 6 月 16 日）：患者诉头晕较前缓解，肢体抽动次数程度有所缓解，大便较之前好转，仍急躁易怒，言语时喉间有异声，时有发热汗出，失眠多梦，纳食差，小便尚可。舌质红，苔薄黄，舌下络脉较前淡，脉弦细数。效不改方，上方加降香 12g，石菖蒲 12g。

复诊（2017 年 6 月 20 日）：肢体抽动好转，写字多时仍有抖动，但情绪仍急躁易怒，时有发热出汗，失眠多梦，纳食差，大便偏干、每日 1 次，小便尚可。舌质红，苔薄白，舌下络脉粗紫，脉沉弦略细。

中医辨证：肝郁阳亢，情志失畅。

治　　法：疏肝解郁，调畅情志。

处　　方：解郁合欢汤加减。

| 合欢皮 15g | 天冬 15g | 麦冬 15g | 炒白芍 15g |
| 郁金 12g | 香橼 15g | 茜草 15g | 大青叶 15g |
| 佛手 10g | 丹皮 12g | 白茅根 15g | 生牡蛎 20g<sup>(先煎)</sup> |
| 生龙骨 20g<sup>(先煎)</sup> | 桂圆肉 20g | 百合 20g | 大枣 18g |
| 郁李仁 20g | 火麻仁 20g | 北沙参 15g | 磁石 20g<sup>(先煎)</sup> |

患者治疗后心情明显好转，在门诊中药调理（心情抑郁时，解郁合欢汤加减；肢体抽动较重时，柴胡加龙骨牡蛎汤加减），至今症状控制较佳，抽动次数极少、程度轻，基本不影响学习，现已返校。

**按**：本病属于肝阳化风证，起初因情志不遂，后肝郁化火，耗伤阴液，筋脉失阴液濡养而抽动不宁、不能自主。治法当疏肝解郁，镇肝息风，佐以滋阴。解郁合欢汤为自拟经验方，方中合欢花在《本草经》中诉"安五脏、和心志、悦颜色"，可疏肝解郁畅情志为君药；肝体阴而用阳，且肝郁化火易耗肝阴，故以天冬、麦冬、白芍补肝阴以解肝郁为臣；肝疏泄失常易生痰、生瘀、化火，故佐以香橼、佛手疏肝化痰，佐以茜草、丹皮、郁金活血化瘀，佐以大青叶、白茅根清热生津；大枣缓肝之急且调和诸药为使。全方共奏解郁畅情志之功。

柴胡加龙骨牡蛎汤出于《伤寒论》："伤寒八九日，下之胸满烦惊，小便不利，谵语，一身尽重，不可转侧者，属柴胡加龙骨牡蛎汤。"现多用于神经官能症、小儿舞蹈病，具有和解清热、镇惊安神之功。方中柴胡、桂枝、黄芩和解表里，以治寒热往来、身重。龙骨、牡蛎、铅丹重镇安神，治烦躁惊狂，半夏、生姜和胃降逆；大黄泻里热、和胃气，茯苓安神、利小便，人参、大枣益气养营，扶正驱邪，共成和解清里、重镇安神之功。

两方换用，但各有侧重，解郁合欢汤主在调畅情志，情志舒畅则肝郁自解，多数患者服后诉心情明显好转；柴胡加龙骨牡蛎汤主在重镇肝阳而治抽动，故两方换用，症状可明显好转。

## （六）梦游症

梦游症，又称夜游症、神游症、梦行症、睡行症等，即睡眠中不由自主地起床活动，不易被别人唤醒，醒后对自己睡中的行为一无所知。梦游的表现轻重不一，多种多样。轻者不由自主地坐起，做刻板动作，然后继续睡眠，或起床在室内活动行走，重者跑步、穿衣、扫地等。醒后的精神、行为并无异常的临床表现。西医认为，本病属睡眠障碍的一种，有家族倾向，且多发生于儿童，也可见于成年。发病原因尚不清楚，以致临床治疗效果不佳。

梦游症，因本病发病率不高，中医学中尚未看到专著论述。根据其临床表现可见于"不寐""郁证""怔忡""百合病""痫症"等各篇。临证中遇此类病患常从心肝论治，疗效满意。

### 1. 病因病机

梦游症就中医理论而言实为不寐的一种特殊形式，心主血而藏神，肝藏血舍魂，气血调则神静魂安，夜寐自宁。如果素禀不足，或劳倦思虑耗损导致血虚，心血不足则神不守舍，肝血不足则魂无所附，神魂不宁而梦行。或情志失调，郁怒愤懑，所愿不遂，则肝失疏泄，气血失调，使神魂失守；若郁久化火，火迫神魂则致梦行。或情志过极，化火伤阴；或热病、久病耗损真阴，使阴精亏少，不足以潜涵阳气则神魂不安则梦幻游行。此外，小儿白天贪玩，阳气亢盛，则夜间也易致阳不潜阴，魂随神驰而梦游。《柳宝诒医话医案》曰："人身魂藏于肝，肝有伏热，则魂气不得安其舍，而浮越于上……凡惊魇不寐，惊悸诸病，由于此者诚。"说明魂不归肝，则夜寐难安；夜寐不酣，魂出于肝，而循经上入于目，故动眼而多梦、睡不安稳。如神魂俱出则梦游。梦游症的病机为阴阳失调，阳不交阴，神不守舍，魂不附体，神魂不安，梦幻游行。

小儿为稚阴稚阳之体，形气未充，心神肝魂不健壮，心常有余，心火易炽；或任性、情志失调，郁怒愤懑，所愿不遂，肝失疏泄，气滞化火，上扰心神，神不守舍，魂无所附而成梦行。其病位主要责之于心、肝二脏。

## 2. 治则治法

唐容川《血证论·卧寐》指出："不寐之证有二：一是心病，一是肝病……肝病不寐者，肝藏魂，人寤则魂游于目，寐则魂返于肝。若阳浮于外，魂不入肝则不寐，其证并不烦躁，清睡而不得寐。宜敛其阳魂，使入于肝，二加龙骨汤加五味子、枣仁、阿胶治之。又或肝经有痰，扰其魂而不得寐者，温胆汤加枣仁治之。肝经有火，多梦难寐者，酸枣仁汤治之，或滑氏补肝散去独活加巴戟，四物汤加法夏、枣仁、虫草、龙骨、夜合皮亦佳。"验之临床，调和阴阳，安神敛魂是梦游症的治疗大法。如血虚而神不守舍，魂不安宁者，补血宁心，安神敛魂；阴虚而阳不能潜藏者，滋阴潜阳，镇肝安魂；肝郁气滞，郁而化火致魂神失守者，疏肝解郁，清火养阴，安神定魂；痰浊阻蔽，或痰火内扰，神魂难归者，醒脑化痰，泻火宁魂。

**病例**

李某，男，13岁，学生，以"夜卧惊叫、游走1月余"于2013年5月15日初诊。

患者家长诉1个月前无明显诱因，夜间2～3点钟突然惊呼坐起，下床在屋内走动，数分钟后又回房入睡。每3～4天发作1次。第二日醒后，对夜间情况全然不知，伴心烦，多梦易惊，头昏沉，易汗出，时有手不自主抖动。平素大便干燥，三日一解，舌红，苔薄白，脉弦细稍数。既往无类似病症发作史，否认有精神病家族史。查血、尿常规无异常；血糖、血脂、肝功能、肾功能、电解质正常；脑电图正常；头颅"CT""核磁共振"检查无病理性改变。

西医诊断：梦游症。

中医诊断：梦游症。

中医辨证：阴虚阳动，神魂不安。

治　　法：滋阴潜阳，镇肝安魂。

处　　方：建瓴汤加减。

代赭石 20g<sup>(先煎)</sup>　　麦冬 10g　　　　　天冬 10g　　　　　炙甘草 3g

生牡蛎 20g<sup>(先煎)</sup>　栀子 10g　　　郁李仁 10g　　　白芍 10g

磁石 20g<sup>(先煎)</sup>　生地黄 10g　　柏子仁 10g　　天竺黄 10g

生龙骨 20g<sup>(先煎)</sup>

7 剂，水煎服，每日 1 剂。

服 7 剂后，患者未再有夜游现象，大便日一解、不干，心烦、多梦易惊、头昏沉等明显减轻，仍汗多，时有手抖，舌红，苔薄白，脉弦细仍稍数。后继予上方加百合 20g，28 剂，水煎服，每日 1 剂。

随访一年未再发作。

**按：**阴主柔静，阳主刚躁，阴阳互根，守使相依。若阴阳失调，则可出现动静变化失常。肝藏血舍魂，体阴而用阳，小儿为纯阳之体，稚阴未长，生机蓬勃，肝常有余，对阴津物质所需甚多，而小儿肾精未充，肾水不足，水不涵木，肝阳易亢，使魂不能藏而梦游。

建瓴汤出张锡纯《医学衷中参西录》中册，"论脑充血证可预防及其证误名中风之由"。张氏本以之预防脑充血证，在建瓴汤治症中有："心中常觉烦躁不宁，或心中时发热，或睡梦中神魂飘荡。"我将其用于阴虚阳动、神魂不安的梦游症的治疗甚是合拍。本方由生山药、怀牛膝、生赭石、生龙骨、生牡蛎、生地黄、生杭芍、柏子仁诸药组成。用于肝阳上亢之头目眩晕、耳鸣目胀、心悸健忘、梦多失眠、脉弦硬而长等症，有镇肝息风之功。"建"，音寋，通瀽，倒水、泼水之意；"瓴"，一指盛水之瓶，一指瓦沟。"建瓴"为"高屋建瓴"成语的省句。本方中重用滋养阴液，柔肝息风之品，辅以重镇潜阳、养血安神之药，既能平肝潜阳，又能宁心安神，使肝阳得平，内风息除，心神安守，诸症自解。比喻服用本方后，其镇肝息风之效，好像瓶水从高屋脊上向下倾倒，言其居高临下，不可阻挡之势。张锡纯认为"服后能使脑中之血如建瓴之水下行，脑充血之症自愈"，故名"建瓴汤"。我以此方镇潜清热以治其标，滋阴安神以固其本，标本兼顾，相辅相成，达到消除梦游症状之目的。

现代药理学研究认为，代赭石、龙骨、磁石、白芍、麦冬、栀子、郁李仁、柏子仁、天竺黄皆具有中枢神经的镇静作用，代赭石、牡蛎、龙骨、磁石、白芍、天竺黄还具有抗惊厥作用。诸药合用所起的镇潜安神之功，能明显改善梦游症状，提高睡眠质量，且无西药治疗梦游的副作用。

## （七）流行性感冒

流行性感冒（简称流感）是由流感病毒引起的一种急性呼吸道传染病，曾在世界范围内多次引起暴发和流行，发病率高，重症流感的病死率亦高，是人类面临的主要公共健康问题之一。儿童作为流感的高发人群及重症病例的高危人群，流感季节感染率和发病率通常最高，患儿病情复杂，进展迅速，出现并发症和死亡的风险较高，治疗尤为棘手，可造成沉重的社会经济负担。因此，小儿流行性感冒的治疗多年来一直是临床研究的重点之一。

流感属于中医"疫病""时行感冒"范畴。中医药对流感的防治有着悠久的历史和独特的疗效。古代医家，特别是温病学派医家，在疫病的治疗中积累了丰富的临床经验。中医药在多次面对流感疫情的肆虐中，充分发挥其自身特色和优势，取得了举世公认的成效，国家也多次制定中医药诊疗方案，但针对小儿流感者并不多。此外，随着流感致病诱因的变化，公认的以清热解毒、宣肺疏邪为主的治疗原则，已不能满足临床需求。

### 1. 病因病机

流感多为"风温"，病因多为风热毒邪，或夹湿或蕴毒，传变符合卫、气、营（血）传变规律。正如叶天士所言"温邪上受，首先犯肺，逆传心包"，肺主气属卫，外合皮毛。病初风热外袭，肺卫失宣，继之入肺，造成肺经热盛，临床表现多以发热、咳嗽、咽痛、身困。因此，病位在肺，肺与大肠相表里，风热之邪迅速顺传中焦阳明，致邪郁阳明，肺热腑实或热结肠腑，也可肺热移肠，大肠传导失司而恶心、呕吐、腹胀、或腹泻、或便秘，肠道功能障碍加重病情，毒邪深入，成气营两燔之证；重症可出现毒热内陷，内闭外脱。小儿五脏具有"三不足，两有余"之特点，即肺不足、脾不足、肾不足、心有余、肝有余。因脾气养肺气，后天养先天，因此，"儿科医圣"钱乙有"脾胃为五脏之本"的学术思想，认为脾胃失调是导致小儿多种疾病的重要因素；两有余则表现为小儿易烦躁、哭闹、易惊、抖动。小儿脾胃多虚弱，更易感染风热毒邪，且传变迅速，短期内传入阳明气分，病情较重，临床除呼吸系统症状外，消化系统症状明显，同时易出现心脏、神经系统并发症。病机为"外感风热，内传阳明，郁热不解，则毒热内陷"，治疗关键为阳明郁热。

### 2. 治则治法

基于肺与大肠相表里理论，治以清热解毒、通腹泻浊，肺肠同治，因势利导，给邪出路。下法作为温病最主要的逐邪之法，不拘结粪与否，热胜即可下。小儿流感亦宜下，且宜早下。

治疗予"银翘承气汤"（金银花、连翘、桑叶、菊花、枳实、厚朴、大黄）直肠给药。方中银花、连翘为君，既能疏散风热，又可清热解毒、辟秽化浊；桑叶、菊花轻宣上为臣，桑叶善入肺络、清宣肺热而止咳嗽，菊花疏散风热、清利头目；大黄苦寒通降、泄热通便，涤荡胃肠实热积滞；厚朴苦、温，下气除满；枳实苦寒，行气消痞；考虑儿童口服药物多不依从，哭闹拒药，故用直肠给药，既减轻了肝胃的刺激，又减少了肝胃对药物的降解，吸收好，易于接受。

### 病例

张某，男，3岁10个月，因"发热1天"于2017年12月14日入院。患儿1天前出现发热，体温最高39.2℃，自行口服"美林"等对症治疗，体温降而复升，已口服三次退热药，体温控制不理想，遂来我院门诊就诊，化验甲流抗原阳性，故按"甲型流行性感冒"收住。发病以来未解大便，小便正常，既往"消化不良"。查体：体温39.8℃，脉搏116次/分，呼吸23次/分，血压80/50mmHg。神志清，精神不佳，查体合作。咽充血，双侧扁桃体Ⅰ度肿大，充血，表面未见脓性分泌物。双肺呼吸音粗。腹部饱满、质软，全腹无压痛、反跳痛及肌紧张，未触及包块，肠鸣音3次/分。辅助检查：2017-12-14本院胸片（影像号：48362）：两肺纹理增多，左侧肺门影增浓；甲型流感病毒检测（NO.423）：阳性；血常规（标本号 204）：WBC7.68×10⁹/L、NEUT4.77×10⁹/L、RBC3.91×10¹²/L、HGB115g/L、PLT312×10⁹/L、NEUT%62.04%；肺炎支原体抗体（NO.137）：阴性。入院后予以奥司他韦抗病毒、退热等对症治疗。入院 2 小时后，患儿诉腹痛不适，喘促，哭闹。查体：T39.6℃，可见腹部胀满，未见肠型蠕动波，压痛（＋），肠鸣音 2 次 / 分，腹部平片提示不完全性肠梗阻，故予以银翘承气汤（桑叶、菊花、连翘、金银花、枳实、厚朴、大黄）100mL 灌肠，灌后解出少量干燥粪便，腹痛明显缓解。夜间再次予以中药灌肠 1 次，解干燥粪便，量较前一次增多，后患儿未诉腹痛，体温渐降，安静卧床休息。次日继续予中药直肠滴入、调节肠道微生态等治疗，病情缓解，24 小时后体温正常，亦无腹痛，复查腹部立位片未见明显异常，5 日后病情痊愈出院。

按:《内经》云："正气存内，邪不可干；邪之所凑，其气必虚。"小儿脏腑娇嫩，"三不足、两有余"。三不足："肺常不足"，则卫外不固，易为外邪所侵；"肾常虚"使小儿免疫功能低下；而肺之气赖脾散发之精微充养；"先天生后天，后天养先天"；脾为后天之本，脾胃功能尤为重要，而小儿"脾常不足"，脾胃薄弱，运化未健。因此，流感季节，儿童发病率高。因"肝常有余""心常有余"，小儿易出现高热、动风、神昏等重症表现，重症风险高。脾胃虚弱患儿更易感染且病情较重；流感病位主要在肺，肺与大肠相表里，大肠的传导功能与胃的通降、脾的运化、肺的肃降关系密切。因此，"阳明郁热"为小儿流感关键病机。针对病因及加重因素，予疏散风热、清热解毒、通腹泻浊，肺肠同治，精准治疗，能阻断病情，疗效明显。

# 三、皮肤科及外科疾病临证经验

## （一）痤疮

痤疮是皮肤科常见的毛囊、皮脂腺的慢性疾病，多见于青春发育期的男女。以颜面、背及胸部多见。丘疹如刺，可挤出白色粉汁，又名粉刺。由于反复发作，往往形成较大的硬块，化脓形成脓肿，最终形成多种多样的瘢痕，给患者带来较大的心理负担和痛苦。对痤疮的治疗，除了一般从肺、脾胃论治外，还应从相火论治、从肝论治、从腠理论治，从而取得较好疗效。

### 1. 从相火论治

本病病因病机早在《素问·生气通天论》描述："劳汗当风，寒薄为皶，郁乃痤。"《诸病源候论》曰："夫内热外虚，为风湿所乘……湿热相搏，故头面身体皆生疮。"指出本病由肺经风热熏蒸，蕴阻肌肤，或为过食辛辣油腻，生湿生热，阻于肌肤。通过观察发现，患者的皮疹多为丘疹、脓疱，且色鲜红，面部多油腻、舌质红苔黄。若饮食不节，恣食辛辣油腻之品，助热生湿，均可诱发或加重痤疮。李时珍认为，本病病机为"湿热之邪积蓄，发为毒疮。其证属厥阴、阳明二经。盖相火蓄于厥阴，肌肉属于阳明故也。"病位在厥阴、阳明经。我根据诸多湿热之象，认为本病病机为"湿热相火"炽盛，湿热瘀毒，由经入络，由气入血，气分湿热导致血分湿热瘀毒，阻于脉络。治疗之时可应用自拟之桃红化浊汤合乌紫解毒汤以清热泻火，化湿解毒。

### 2. 从肝论治

痤疮乃腠理疾病，按面部五脏分布，面颊两侧为肝所主，青春时期情绪不稳，易为物所感，郁则气滞，怒则伤肝，气郁则化火，出现肝郁内热之象，故而痤疮发病部位以面颊两侧最为多见，基于肝主腠理、肝主疏泄理论，治疗之时可从肝论治，开达腠理、疏肝理气。常常从肝郁内热论治，可用四逆散或化肝煎合自拟乌紫解毒汤等以疏肝理气、清热解毒、活血散结。"见肝之病，知肝传脾，当先实脾"，如病程较长，肝木乘脾，也可出现舌淡胖边有齿痕、大便溏薄等脾虚之象，可加自拟之金砂散以健脾助运；如便秘者，加大黄、火麻仁、郁李仁以通下泻热、给邪以出路。

3. 临证验方

基于湿热相火之病机及肝主腠理、肝主疏泄理论，自拟乌紫解毒汤（乌梅10g，紫草10g，蒲公英15g，紫花地丁15g，土茯苓15g，炒苡仁15g，莪术10g，栀子10g，大黄6g）清泻相火，解毒清热，疏肝理气，活血祛瘀。方中乌梅、紫草为君，以消胬肉，清热凉血，且乌梅入肝经为使，配合莪术疏肝理气促肝用；紫花地丁、蒲公英清热解毒；土茯苓、薏苡仁为佐，以利湿解毒，祛血分湿毒；栀子、大黄泻三焦相火，给邪出路，共为使药。全方可奏泻相火，解热毒，祛瘀血，补肝体，促肝用之效。

加减：红肿赤痛明显者，加生石膏；皮疹暗红，肿势不显，连结成片，较为坚硬，如可加桃仁、红花、茜草、丹参；伴咽痛、发热者，加银花、连翘、防风。

病例一

严某，女，24岁，陕西省西安市人，学生，以"颜面部丘疹2年"于2013年9月10日初诊。

患者2年前从大连到西安上学后，出现面部丘疹，以额头、口唇周围、颈部多见，曾在西医医院皮肤科求治，口服及外用药物均无显效。夏季较多，秋冬季稍有好转，局部不痒。伴见：食纳好，眠可，小便尚可，大便不干，有黏滞感，平素性格急躁。查体：前额、口唇周围及颈部可见多个暗红色米粒大丘疹，局部皮肤红，部分上附黄白色脓点。舌质红，体瘦尖红，苔薄白，脉弦。

西医诊断：痤疮。

中医诊断：粉刺。

中医辨证：肝郁气滞，湿热相火。

治　　法：疏肝达郁，清热利湿，凉血解毒。

处　　方：

| | | | |
|---|---|---|---|
| 乌梅 6g | 紫草 10g | 炒苡仁 10g | 土茯苓 10g |
| 莪术 6g | 柴胡 12g | 枳壳 15g | 炒白芍 15g |
| 甘草 6g | 生石膏 30g | 蒲公英 20g | 紫花地丁 20g |
| 郁李仁 15g | | | |

14 剂，水煎服，每日 1 剂。

二诊（2013 年 9 月 24 日）：面部丘疹较前明显好转，食纳精神好，大便成形，黏滞感消失，日一行，舌质稍红，苔薄白，脉弦。

| | | | |
|---|---|---|---|
| 乌梅 6g | 紫草 10g | 炒苡仁 10g | 土茯苓 10g |
| 莪术 6g | 柴胡 12g | 枳壳 15g | 炒白芍 15g |
| 甘草 6g | 生石膏 30g | 蒲公英 20g | 紫花地丁 20g |
| 郁李仁 15g | 败酱草 20g | | |

14 剂，水煎服，每日 1 剂。

服完痊愈。

**按**：年青人皮肤痤疮、湿疹等多因饮食不节、情绪不安等原因，引起湿热邪毒携少阳相火循经上乘，发于头面及肌表。正如丹溪所云："疮发嫩肿于外者，属少阳三焦相火也。""乌紫汤"为自拟方，由乌梅、紫草、炒苡仁、土茯苓、莪术等组成。功能清热祛湿解毒，凉血化瘀散结，既清少阳三焦相火，又清阳明湿毒。本患者性格急躁，肝郁气滞，日久化热蕴湿，湿热之毒蕴结面部，湿性黏滞，日久难愈，属湿热相火。治疗应疏理肌腠，清化湿热相火，用因势利导法。用四逆散疏肝达郁以治其本，乌紫汤清热利湿、凉血解毒以治其标，可谓标本兼治。并加用石膏、紫花地丁、蒲公英、败酱草以加强清热解毒活血之功；郁李仁润肠下气以清泻三焦相火，给邪以出路，因而收效。

病例二

王某，男，23 岁，陕西省西安市人，学生。以"面部长痘疮，口臭 2 个月"于 2015 年 8 月 6 日初诊。

2 个月前因考试压力大而出现面部长痘疮，口臭，腹胀明显，曾口服中药无好转。现症见：腹胀，食后尤甚，口臭，口赤，口干，面部长痘疮，食纳一般，大便日一行、稍干而黏。一般情况可，舌质淡，边有齿痕，苔白厚腻，脉沉弦、双关大。

西医诊断：痤疮。

中医诊断：粉刺、口臭。

中医辨证：肝胃郁热，脾虚夹湿热。

治　　法：疏肝解郁，健脾祛湿，清热解毒。

处　　方：

| 青皮 10g | 陈皮 15g | 白芍 15g | 丹皮 15g |
| 栀子 10g | 泽泻 15g | 贝母 10g | 瓜蒌皮 15g |
| 桔梗 10g | 郁金 12g | 香豉 6g | 降香 3g |
| 乌梅 15g | 紫草 15g | 土茯苓 15g | 莪术 10g |
| 炒苡仁 15g | 郁李仁 20g | | |

14 剂，水煎服，每日 1 剂。

服完 14 剂痊愈。

**按**：患者以"口臭、腹胀"为主诉，面部痤疮明显，当属中医"痤疮、口臭"范畴。患者口臭、口苦、口干，大便干结，舌质淡边齿痕，苔白厚腻。辨证当属中医肝胃郁热，脾虚夹湿热之证。治以化肝煎疏肝泻热，三香汤宣肺化湿，再加乌紫汤解毒清泻相火，郁李仁清热润肠，给湿热以出路。

## （二）复发性口腔溃疡

口腔溃疡，是发生在口腔黏膜上的表浅溃疡，大小不一，常伴疼痛。西医学认为，其发生考虑可能与局部创伤、精神紧张、食物、药物、激素水平改变、维生素、微量元素缺乏、系统性疾病、遗传、免疫等因素有关。是口腔常见病，多发病，易反复发作。复发性口腔溃疡反复发作，缠绵难愈，给患者带来严重的心身痛苦，可见于复发性阿弗他溃疡、疱疹性口炎、扁平苔藓、白塞病等多种疾病。西医学没有特效的治疗药物，部分疾病甚至无法根治。

口腔溃疡相当于中医学"口疮""口糜""口疳"等。"口疮"之名始见于《内经》，《素问·气交变大论》曰："岁金不及，炎火乃行……民病口疮，甚则心痛。"指出口疮以火热为邪，心脾有热、气冲上焦而致。正如《圣济总录》言："口疮者，由心脾有热，气冲上焦，熏发口舌，故作疮也。"

### 1.病变部位在口腔，与心、脾、胃直接相关

反复性口疮是口腔黏膜的局部病损与人体脏腑功能失调的反应，是全身疾病的局部表现。"脾开窍于口，其华在唇；舌为心之苗，心开窍于舌。"上唇属脾，下唇属胃，舌尖属心肺，舌背中央属脾胃，边缘属肝胆，舌根属肾，腭、颊、齿龈属胃。所以口舌生疮与多脏腑相关，病变部位在口腔，主病之脏在于心、脾、胃。此病发生多与心脾蕴热、外感六淫、内伤七情、饮食失节、嗜食肥甘、醇酒厚味、思虑过度、心阴暗耗或热性病后期积热上熏、劳倦久病、脾胃气虚、阴火内生等因素有关。常因烦躁、失眠、疲劳等加剧或反复发作。

### 2.复发性口疮的基本病机为湿热相火

明代《外科正宗》已指出如何根据口疮的局部望诊分清虚实寒热，所以望诊对口疮的诊断十分重要，仔细观察其发生部位的创面大小、凹陷之深浅、渗出物的多少和颜色、周围的色泽和肿胀程度等，对于中医辨证都有重要意义。一般说来，口疮初起，溃点较多，呈圆形或椭圆形、黄豆大小、边缘红晕鲜明，局部灼热、疼痛明显、红肿溃烂甚或中央凹陷呈黄白色或黄白色分泌物，或有

发热，口渴，舌红，苔黄，脉数，属实证（脾胃积热、心经火热）；病程较长，反复发作，周围色淡红，中央凹陷呈灰白色、轻微肿胀、疼痛不剧烈、饮食时疼痛，疮面较小者，多属虚证（心血不足、肾阴亏虚）；口疮日久，疼痛轻微，溃面难愈合，此起彼落，口淡涎多，食而无味，大便溏薄，四肢不温。舌淡白，脉迟无力为中气不足型。口腔溃疡的发生与心、脾、胃直接相关，反复发作的口疮多与湿邪留滞有关，湿邪黏滞，与热相结，如油入面，难解难分，形成湿热相火，湿热之邪不去，导致病情反复，迁延难愈，并易导致坏病。湿热相火是复发性口疮的基本病机所在。

### 3. 清除湿热贯穿治疗始终

《景岳全书》："口舌生疮，固多由上焦之热，治宜清火，然有酒色劳倦过度，脉虚而中气不足者，又非寒凉可治，故虽久用清凉，终不见效。此当察其所由，或补心脾，或滋肾水。"针对口疮的病因，历代医家多从火热立论，或曰心火，或曰阴虚火旺。常将其分为脾胃积热型、阴虚火旺型、中气不足型。分别采用清热泻火法、滋阴降火法、补中益气法进行治疗，其中不效的主要原因是忽视了湿热相火的存在，因此应该将清除湿热贯穿治疗始终。采用自拟经验方"桃红化浊汤"加减治疗本病，疗效显著。

**病例一**

患者张某，男，42岁，陕西省西安市人，工人。以"发现乙肝10年，反复口腔溃疡3年"于2014年11月7日初诊。

10年前查体发现乙肝1、4、5均为阳性，乙肝病毒定量高（具体不详），未曾治疗。平素时有胁痛，急躁易生气，纳食尚可，大小便正常，睡眠可。近3年来，口腔反复出现溃疡，甚时疼痛难忍，屡治无效，今特来诊。体格检查：一般情况可，皮肤巩膜无黄染，无肝掌、蜘蛛痣，口腔黏膜可见散在米粒大呈黄白色溃疡面，心肺无异常，腹平软，无压痛，肝脾未触及，双下肢不肿，神经系统无异常。舌暗红，苔薄白腻，脉沉弦细关大。

西医诊断：慢性乙型肝炎、复发性口腔溃疡。

中医诊断：肝痹、口疮。

中医辨证：肝郁兼湿热相火。

治　　法：疏肝解郁，清热利湿。

处　　方：疏化汤加金砂散加减。

| | | | |
|---|---|---|---|
| 柴胡 10g | 炒白芍 15g | 枳实 15g | 甘草 6g |
| 丹参 15g | 香橼 15g | 青皮 12g | 郁金 12g |
| 鸡内金 15g | 鳖甲 15g<sup>（先煎）</sup> | 茯苓 15g | 豆蔻 15g |
| 薏苡仁 15g | 砂仁 8g<sup>（后下）</sup> | 黄连 6g | 干姜 6g |
| 火麻仁 15g | | | |

14 剂，水煎服，每日 1 剂。

二诊（2014 年 11 月 21 日）：口腔溃疡已愈，继予疏化汤加金砂散治疗肝痹。

**按**：对于复发性口腔溃疡常遵甘草泻心汤意，取黄连、干姜辛开苦降，在主病方中伍用。《孙真人海上方》："满口生疮痛可怜，干姜急取共黄连，口中细嚼流涎出，从此疮灾永不缠。"复发性口腔溃疡多因脾胃湿热所致，故用辛开苦降之法祛湿清热，验之临床，疗效肯定。

**病例二**

患者王某，女，65 岁，陕西省西安市人，退休。以"反复口腔溃疡 10 余年"于 2016 年 5 月 13 日初诊。

患者 10 余年前出现口腔溃疡，经多年求治无果，症状时轻时重，后确诊为扁平苔藓，曾口服中药若干，均无好转。现症见：口腔内舌面两侧现大片溃疡面，牙龈可见小溃疡，平素怕冷，面色暗，舌质淡暗、边有齿痕，苔白厚腻，舌下络脉迂曲，脉沉细弦。

西医诊断：扁平苔藓。

中医诊断：口疮。

中医辨证：湿热相火夹瘀。

治　　法：清热利湿化瘀。

处　　方：桃红化浊汤合金砂散加减。

| 桃仁 10g | 红花 6g | 香薷 10g | 佩兰 15g |
| 藿香 10g | 茵陈 15g | 茯苓 15g | 薏苡仁 15g |
| 青皮 12g | 郁金 12g | 白茅根 15g | 板蓝根 15g |
| 鸡内金 15g | 豆蔻 15g | 砂仁 6g<sup>（后下）</sup> | 川连 6g |
| 吴茱萸 6g | 川贝 6g | 桂枝 8g | |

7剂，水煎服，分早晚温服，每日1剂。

二诊（2016年5月20日）：服药后自觉口内溃疡症状明显好转，继服14剂痊愈。

**按**：反复发作的口疮多与湿邪留滞有关，湿邪黏滞与热相结，如油入面，难解难分，湿热之邪不去，导致病情反复，迁延难愈。本例患者患口腔扁平苔藓10余年，屡治不愈，备受折磨。结合四诊，认为属湿热相火夹有瘀阻，湿热在血分，应用自拟桃红化浊汤以清化血分湿热之毒、活血化瘀，10余年之疾竟应手而痊愈，再次说明湿热蕴结是复发性口疮的基本病机所在。

## （三）腹股沟斜疝

腹股沟斜疝是从腹壁下动脉外侧的腹股沟管内环处突出，通过腹股沟管向内下前方斜行，再穿过腹股沟管外环，形成的疝块，并可下降至阴囊。西医多采取手术治疗，疗效可靠。但身体极度衰弱或患有严重心血管及肝、肾等重要脏器疾病，不能耐受麻醉及手术者；手术部位有皮肤病患者；有明显的疝发诱因而未能得到控制者，如前列腺肥大、肝硬化腹水、慢性支气管炎、肺气肿等；多种疾病活动期的患者，如糖尿病、结核病等（发生疝嵌顿或绞窄性疝时，必须手术治疗者除外）；腹股沟区软组织存有感染病灶者均不适宜手术，可采取中医中药治疗。

腹股沟斜疝相当于中医的狐疝，狐疝之名首见于《灵枢·经脉》："肝足厥阴之脉……循股阴，入毛中，环阴器，抵小腹，夹胃，属肝络胆……是主肝所生病者，胸满，呕逆，飧泄，狐疝，遗溺，闭癃。为此诸病，盛则泻之，虚则补之……"又名阴狐疝，俗称小肠气。因小肠坠入阴囊，时上时下，平卧或用手推时，肿物可缩入腹腔，站立时又坠入阴囊，如狐之出入无常，故名。本病可见于任何年龄，但以 5 岁以下小儿及 20 岁以上男性多见。若早期治疗，一般预后良好，从肝论治本病多可取得较好疗效。

### 1. 病因病机

肝气虚是发病的基础，肝郁、寒凝是发病的主要原因，筋膜弛缓是本病的病机所在。本病的病因病机主要有三方面：一为肝郁气滞，二为中气下陷，三为寒湿凝滞。若情志不畅，气郁囊中或经脉失和，则可阴囊胀痛；若中气不足，甚则下陷不举，固摄失司，可见阴囊肿物出入腹类狐状；若寒湿凝于厥阴，经脉失和则阴囊肿痛。我在长期的临床实践中发现，本病肝气虚是发病的基础，"肝者，罢极之本，魂之居也，其华在爪，其充在筋，以生血气……"肝为罢极之本主要表现在：其一，木曰曲直，筋主屈伸，同气相求，人体关节的屈伸、肢体的运动，由乎筋之弛张，筋之运动而形成的屈伸，类同"木曰曲直"之性，故筋之功能与肝有关。其二，肝藏血，血养筋。筋，即筋膜，其附于骨而聚于关节，是连接关节、肌肉，主司运动的组织，包括西医学的肌腱、韧带等。故《素问·五脏生成》曰："诸筋者，皆属于节。"筋之功能，依赖肝血之濡养，"食气入胃，散精于肝，淫气于筋"，肝血充足，筋膜得养，关节运动灵活有力。故曰"肝主筋""肝生筋""肝藏筋膜之气也"。《医门法律·脏腑赋》说："人身运动，由乎筋力所为，肝养筋，故曰罢极之本。"肝气虚则筋膜之气不足，筋膜弛缓，失于升举，不能固摄而成狐疝。在肝气虚的基础上肝郁气滞，肝本受邪，或情志伤肝，或土壅木郁，而肝气郁，失于疏泄，经脉失和而致狐疝；或感受寒湿久坐湿地，或冒雨雪，或寒冬涉水，感受寒湿之邪，以致寒湿凝滞，阻于厥阴，经脉失和，气滞不行，加之肝气虚、筋膜弛缓，不能固摄，发为狐疝。

### 2. 治则治法

本病在临床上以肝气虚常见，而且贯穿于疾病的始终，但也常兼有外邪侵犯足厥阴肝，或肝郁致病者亦有之，临证不可不察，辨明寒热虚实。寒者，以寒邪滞于肝脉，而致阴囊、睾丸疼痛，畏寒为特征。虚者，因肝气虚，升举无力下陷而致倦怠、畏寒、面色萎黄为主症。实者，可见阴囊皮色青紫、触压痛等症。所以本虚标实是诊断本病的主要环节。治疗以补肝益气、升阳举陷为法，方选自拟"补肝颐气汤"。兼肝郁气滞者，合柴胡疏肝散疏肝理气止痛；兼寒湿凝滞者，合暖肝煎温经散寒、止痛祛湿之品。

**病例**

张某，男，70岁，退休，陕西省西安市人，以"间断右少腹坠胀1年"于2014年2月18日初诊。

1年前因用力太过，觉一包块坠入阴囊，右少腹胀，每遇久行、负重或久蹲后明显，平卧时消失，西医诊断为右腹股沟斜疝，要求手术治疗，但患者不愿手术，遂转请中医诊治。现症：右少腹坠胀，连及腹股沟、阴囊，站立更甚，怕冷，纳可，二便尚调。体格检查：一般情况可，心肺无异常，腹部稍隆，无压痛，肝脾未触及，肾区无叩击痛，双下肢不肿。站位查右侧阴囊膨大，可触及包块，平卧时消失，无红肿触痛。舌淡暗，苔白腻，脉沉细。

西医诊断：右腹股沟斜疝。

中医诊断：狐疝。

中医辨证：肝气虚。

治　　法：补肝益气，升阳举陷，佐以行气散寒止痛。

处　　方：自拟补肝颐气汤加减。

| | | | |
|---|---|---|---|
| 当归 12g | 生黄芪 15g | 合欢皮 15g | 夜交藤 15g |
| 炒白芍 10g | 柴胡 10g | 升麻 10g | 郁金 10g |
| 茯苓 10g | 陈皮 10g | 远志 10g | 山萸肉 15g |
| 荔枝核 15g | 小茴香 3g | 乌药 6g | |

7剂，水煎服，每日1剂。

二诊（2014年2月25日）：精神好转，怕冷，小腹坠胀减轻。随证加减治疗1月余，患者上症渐消，疝自行回纳，久站或负重后未见反复。后续服2个月巩固疗效，未再复发。

**按**：《金匮悬解》曰："阴狐疝气者，疝结阴囊，出没不测，状似妖狐也。左右二丸，偏有大小，时时上下，出入无常。此少阴、厥阴两经之病，由水寒木陷，肝气下郁而发。"《金匮要略·跌蹶手指臂肿转筋阴狐疝蛔虫病脉证》中说："阴狐疝气者，偏有小大，时时上下，蜘蛛散主之。"由于本病因肝气虚失于敷和，疏泄而发。肝主筋，肝气虚则筋膜松弛，出现脏器下陷。结合中医肝之生理病理及经络学说，故予自拟补肝颐气汤以补肝益气，升阳举陷，加荔枝核、小茴香、乌药行气散寒止痛，获效显著。

## （四）急性坏死性淋巴结炎

急性坏死性淋巴结炎是一种非肿瘤性淋巴结增大性疾病，属淋巴结反应性增生病变。主要累及青壮年，女性略多于男性。临床上呈亚急性经过，主要症状为持续高热，淋巴结肿大伴白细胞计数不升高或轻度下降，抗生素治疗无效。急性坏死性淋巴结炎临床多按发病情况分为急性、慢性2类，属中医学颈痈（急性期）、瘰疬（慢性期）范畴。

### 1. 病因病机

颈痈出自《素问·病能论》，多因感受风温、风热，肝胃火毒上攻，热痰壅结于少阳、阳明之络而成。急性坏死性淋巴结炎虽多生于颈旁两侧，但颌下、耳后、颏下亦可发生。症见颈项部渐之肿赤，灼热疼痛加剧，渐至溃脓，且伴有寒热往来、头项强痛等全身症状。治以疏风、清热、消肿为主。可用牛蒡解肌汤或奇命丹加减，亦可用仙方活命饮加玄参、桔梗、升麻等，外用金黄散围箍。

瘰疬之名始见于《灵枢·寒热病》："寒热瘰疬，在于颈腋者……"是生于颈部的一种感染性外科疾病。在颈部皮肉间可扪及大小不等的核块，互相串连，其中小者称瘰，大者称疬，连贯如串者为瘰疬。《疮疡经验全书》中对瘰疬的发病部位、临床发展过程及治疗方法都做了详细的描述："此症手少阳三焦主之。大抵此经多气少血，因惊忧思虑故生此疾。"阐明了瘰疬的病因大多由情志不调所致。"初起生于耳下及项间并顺颌下至缺盆，在锁子骨陷隐隐皮肤之内"，明确了瘰疬的发病部位。书中又指出：此症原不系膏粱之变，因虑劳气郁所致，宜以益气养荣之药治之，其疮自消。

根据颈痈及瘰疬发病部位及经络循行路线、临床表现，其基本病机应为郁热相火循经上扰，气机阻滞，络脉瘀阻，痰核流注瘀结而成。

## 2. 治则治法

本病总的治法应为清热解毒、凉血泻火、化痰软坚、理气散结。常用柴胡清肝散、五味消毒饮、化肝煎等合消瘰丸、海藻玉壶汤等加减治疗。

### 病例

郑某，女，40 岁，陕西省西安市人，公务员。以"颈部不适、疼痛 20 天，发热 15 天"于 2009 年 11 月 20 日初诊。

有长期贫血病史。20 天前两侧颈部不适，未在意。15 天前因过度劳累出现恶寒、发热，体温 38.5℃；伴全身乏力，纳差，无喷嚏、咳嗽等感冒症状。自感两侧颈部、颌下出现肿胀、疼痛，以右侧为甚，按之有多个大小不等的结节，无红肿。查体：神志清，急性病容，皮肤巩膜无黄染，两侧颈部胸锁乳突肌前后缘均可触及数个淋巴结肿大，较大的约 22mm×9mm，较小的约 6 mm×4 mm，活动可，有触痛，咽部无充血，双侧扁桃体无肿大。余查体未见异常。查血常规：白细胞计数 $2.5×10^9$/L，红细胞计数 $3.48×10^{12}$/L，血红蛋白 85g/L，淋巴细胞计数 $0.7×10^9$/L，单核细胞计数 $0.1×10^9$/L，中性细胞计数 $1.7×10^9$/L。红细胞沉降率 40 mm/h。肝功能、肾功能正常，C– 反应蛋白：0.286mg/dL。抗核抗体系列（－）。颈部 B 超：双侧颈根部多发肿大淋巴结。上腹部 B 超：肝、胆、脾、胰声像图未见异常。当地医院诊断为淋巴结炎，予青霉素抗感染、输液支持等治疗 15 天，颈部肿胀减轻，但淋巴结大小未见改变，后在某医院行活检，病理报告提示颈部淋巴结增生，伴局部坏死性肉芽肿，考虑坏死性淋巴结炎。为求中医治疗，遂来我院。刻诊：仍有不规则发热，右侧颌下淋巴结肿痛，纳差，稍感恶心，口苦，小便黄，大便干，情绪差，舌质红，苔黄厚腻，脉弦滑数。双侧颈部可触及数个肿大淋巴结，以右侧为甚，活动可，无粘连，有触痛，较大的有蚕豆大小，较小者有黄豆大小。

西医诊断：急性坏死性淋巴结炎。

中医诊断：颈痈。

中医辨证：湿热蕴结。

治　　法：清热解毒，凉血泻火，佐以软坚散结。

处　　方：清瘟败毒饮合消瘰丸加减。

| 生地黄 20g | 栀子 10g | 桔梗 10g | 黄芩 10g |
| 赤芍药 20g | 玄参 15g | 连翘 20g | 甘草 6g |
| 牡丹皮 10g | 板蓝根 30g | 升麻 15g | 柴胡 15g |
| 金银花 20g | 蒲公英 20g | 生大黄 10g<sup>(后下)</sup> | 黄连 6g |
| 吴茱萸 6g | | | |

7 剂，水煎服，日 1 剂。

二诊（2009 年 11 月 28 日）：服 7 剂后，热退，两侧颈部肿痛略有减轻，继服上方。

三诊（2009 年 12 月 4 日）：再未发热，颈部肿痛继续减轻，继服上方 7 剂后在上方基础上减少清热解毒药物，适量加浙贝母、生牡蛎等软坚药物，共服 28 剂。

四诊（2009 年 12 月 28 日）：无发热，颈部肿胀消退，结节略有减小，舌红苔黄，脉弦细滑。急性症状消退，治以化痰软坚、理气散结为法。方以化肝煎、海藻玉壶汤合消瘰丸加减。处方如下：

| 青皮 10g | 陈皮 12g | 牡丹皮 12g | 泽泻 15g |

炒白芍 10g　　　浙贝母 15g　　　栀子 10g　　　玄参 15g

生牡蛎 20g$^{(先煎)}$　　夏枯草 15g　　　桃仁 10g　　　皂角刺 6g

海藻 15g　　　　昆布 15g　　　　生黄芪 20g　　　当归 20g

吴茱萸 6g

30 剂，水煎服，日 1 剂。

五诊（2010 年 2 月 5 日）：颈部结节基本消退，但仍感乏力，面色无华，舌质淡胖边有齿痕，脉沉弦细。复查血常规：白细胞计数 $3.8×10^9$/L，红细胞计数 $3.5×10^{12}$/L，血红蛋白 90g/L，淋巴细胞计数 $1.5×10^9$/L，单核细胞计数 $0.5×10^9$/L，中性细胞计数 $3.8×10^9$/L。考虑患者气血亏虚，治以疏肝化瘀、益气健脾为主。方以四逆散、四物汤及自拟金砂散加减。处方如下：

柴胡 10g　　　　炒白芍药 15g　　枳实 15g　　　甘草 6g

鸡内金 15g　　　白豆蔻仁 12g　　薏苡仁 15g　　　茯苓 15g

佛手 10g　　　　党参 15g　　　　熟地黄 20g　　　当归 30g

川芎 15g　　　　百合 20g　　　　大枣 3 枚

共服 45 剂，痊愈。随访 1 年未复发。

**按：**抓病因，明病机，掌握规律，方能把握全局，做到及时诊断。精准辨治，进一步指导理法方药，做到药到病除。本例患者因平素情绪不畅致肝气郁结，脏腑积热，致使气血郁滞；加之外感时令毒邪侵犯肌表，客于经脉，初期发病急，存在高热、局部肿痛明显等情况。结合舌脉，考虑为肝火湿热蕴结，湿热为标，肝火为本，夹外感毒邪搏结肌腠为患，为颈痈范畴。急则治其标，治疗早期以清热解毒、凉血泻火为主。同时注意理法方药适当。为防止寒凉败胃，予黄连、吴茱萸（左金丸）以反佐。待其急性期过后，缓则治其本，再以化痰软坚、理气散结，佐以清热泻火为法。根据患者情况，适当予当归、黄芪以扶正养血以达到托毒外出之效。用药如用兵，应步步为营。根据该患者发病情况，分为 3 个阶段分部治疗。第 1 阶段，因患者外感邪毒明显，方以清瘟败毒饮合消瘰丸加减治疗 1 个月，使外感湿热毒邪及脏腑积热得除。随着患者热毒逐渐消退，方剂逐渐过渡，适当予疏肝理气、软坚散结之品。急性期过后为第2阶段，方以化肝煎、海藻玉壶汤合消瘰丸加减治疗1个月，使瘰疬得消。第3阶段，患者颈部淋巴结逐渐消退，但因长期贫血，气血亏虚，再予全身调理，以调补气血、活血通络为法扶助正气，防病复发。通过分阶段治疗，最终收到良好效果。

## （五）皮下脂肪瘤

皮下脂肪瘤，属于皮肤科常见的良性肿瘤，临床常表现为皮下结节，质稍韧，多不被患者重视，当瘤体逐渐长大压迫周围组织时，就会出现各种不适症状，好发于青中年形体较肥胖的患者，尤其是生活不规律并且有酗酒习惯的人群。其发病原因尚不明确。有报道称，可能与内分泌、代谢等因素相关。目前，西医常采用手术切除单发瘤体的方法，但术后容易留下瘢痕，且临床上有不少患者常常在其他部位又产生瘤体，难以彻底治疗。

目前，西医尚无明确药物治疗皮下脂肪瘤，且存在着手术瘢痕及易复发等诸多的问题，而中医药在此方面常有独特的优势。因此，运用中医理论对本病进行辨证论治就显得非常重要。

**病因病机的认识**

皮下脂肪瘤，中医学将其归属于"气瘤""肉瘤""痰核流注"的范畴。关于其病因病机，《外科正宗》："夫人生瘿瘤之症，非阴阳正气结肿，乃五脏瘀血，浊气痰滞而成。"指出人体脏腑气血阴阳失调，导致津液运行失畅，气机阻滞，进而产生痰、瘀，痰瘀互结于皮下层，于是产生了瘿瘤疾患。

结合自身多年临证经验，从"郁热相火"角度出发，论治该病如下：

（1）治病求本，异病同治

在诊治本病时，强调从疾病本质入手，把握疾病的根本病机。皮下脂肪瘤，虽属外科之疾患，然从中医辨证论治观出发，结合"郁热相火"理论，其总病机应为"肝经郁热，痰瘀互结"，即脾运不健，土虚而木郁，脾虚生痰化湿，肝郁化热生瘀，日久痰瘀热互结，相互为害。患者常喜食肥甘之品，过食肥甘，损脾伤胃，致脾胃运化功能失常，湿邪内生，土虚木郁，肝气横逆，克伐脾土，疾病日久，形成痰、瘀、热互结的局面，于内可见胁痛、乏力、口干，于外则见皮下肿块结于皮下、难于消散。

（2）分清主次，统筹兼顾

本病由过食肥甘致脾胃运化失常所引起，脾胃受损，土虚而木贼，此时肝气不得正常疏泄，反而横逆犯脾，故脾气虚而肝气郁。在此基础上，脾虚生痰化湿，肝郁血瘀生热，逐渐形成郁热、痰阻、血瘀的局面。此三者互为因果，加重了病情，但本在脾虚，标在郁热、血瘀、痰结。在确立治法上，既要考虑健脾，又要兼顾清肝、活血、化痰。

（3）临证之时，注重望诊，尤重舌脉

在临证之时，尤其重视舌脉以及舌下络脉的征象及其所反映的病理情况。赞同张仲景"证不足凭脉，脉不足凭舌"之言，认为精研舌脉有助于准确地把握疾病的病机，而且能够发现一些细微的隐藏病机，而这些隐藏的病机，常能提示疾病的进展情况，指导用药。本病患者多出现舌质暗红，苔腻，舌下络脉郁滞、迂曲的情况，表明存在气血运行不畅，瘀血内生，而且此类患者常形体偏胖，实为内蕴痰湿之象。

（4）分清君臣，药量适宜，随症加减

治疗该病常以自拟桑明汤合金砂散加减：鸡内金 15g，茯苓 15g，炒苡仁 15g，霜桑叶 10g，菊花 10g，决明子 15g，夏枯草 15g，生山楂 12g，怀牛膝 15g，砂仁 6g，醋柴胡 10g，浙贝母 15g，玄参 10g，生牡蛎 10g，炙甘草 8g。脾虚甚者，可酌加白术 10g；湿较甚者，可加生薏苡仁 10g，草果 6g；痰盛则可酌加鳖甲；瘀血较甚，可加当归 12g，川芎 8g。形体不甚壮实者，上方可酌情减量。由于本病根源在于脾虚，故在组方时，当以健脾为其本，故方以鸡内金、茯苓、炒苡仁为君，健脾祛湿，使运化得复；桑叶、菊花、决明子、夏枯草均性凉入肝经，清肝解热；醋柴胡直入肝经以疏肝郁，桑叶、菊花尚能略养肝阴，颇合肝体阴用阳之性。生山楂、怀牛膝化瘀通经，与鸡内金、砂仁相合，于化瘀之中，使胃气不伤；浙贝母、玄参、生牡蛎，性凉，既能清解瘀热，又能化痰散结；佐以炙甘草调和诸药之性。

**病例**

王某，男，46岁，陕西省西安市人，公务员。以"间断乏力、腹部可触摸到多个肿块3年余"于2012年9月8日初诊。

患者3年前在当地医院检查，彩超提示轻度脂肪肝，未行任何治疗。同时腹部皮下可摸到数个圆形肿块，如绿豆大，因生长缓慢且无任何不适感而未在意，近来因感到困乏明显、腹部肿块有增大而来院就医。查体：形体胖（体重90kg，身高170cm），在患者腹部可触摸到多个圆形肿块如拇指指甲大小、质地柔软、活动、无压痛。患者自诉既往体健，间断抽烟、饮酒，但量不多，喜欢吃肉食，睡眠一般，小便稍黄，大便稍溏。彩超检查：①多发性皮下脂肪瘤；②脂肪肝（中度）。Fibroscan+CAP：263 db/m（＞34%，＜67%）。舌质暗红，苔厚腻稍黄，舌下络脉迂曲，脉沉弦滑。曾于当地医院就诊，建议控制饮食、多运动、皮下脂肪瘤可择期选择手术切除。患者不愿意进行手术治疗，希望保守治疗。

西医诊断：皮下脂肪瘤、脂肪肝（中度）。

中医诊断：瘤病、肝痞。

中医辨证：肝经郁热，痰瘀互结。

治　　法：健脾清肝，活血消瘀，化痰散结。

处　　方：桑明汤合金砂散加减。

| | | | |
|---|---|---|---|
| 鸡内金15g | 茯苓15g | 炒苡仁15g | 霜桑叶10g |
| 菊花10g | 决明子15g | 夏枯草15g | 生山楂12g |
| 怀牛膝15g | 砂仁6g（后下） | 醋柴胡10g | 浙贝母15g |
| 玄参10g | 生牡蛎10（先煎） | 炙甘草8g | 生苡仁10g |

14剂，水煎服，日1剂。

嘱患者清淡饮食，注意休息。

二诊（2012年9月30日）：诉乏力感明显好转，腹部肿块减小，舌质稍暗，苔白稍腻，舌下络脉迂曲较前略减轻，脉沉弦，稍涩。处方如下：

鸡内金15g　　　茯苓15g　　　炒苡仁15g　　　霜桑叶10g

菊花10g　　　决明子15g　　　夏枯草15g　　　玄参10g

怀牛膝15g　　　砂仁6g^(后下)　　　醋柴胡10g　　　浙贝母15g

生牡蛎10g^(先煎)　　　炙甘草8g

14剂，水煎服，日1剂。

经上方治疗1个月后，即2012年10月20日患者复来诊：诉腹部肿块明显减小，且无其他不适感，舌质稍暗，苔薄白腻，舌下络脉稍见紫象。以上方去生牡蛎、浙贝母继服。

2个月后，复查B超：脂肪肝（轻度）；Fibroscan+CAP：218 dB/m（＜11%），腹部脂肪瘤未见。随访6个月，均未见复发。

**按：** 脾为中土，灌溉四旁，脾虚则运化不及，痰湿内生，土虚木乘，则肝气郁滞，日久化热生瘀，进而形成痰、热、瘀互结之局面。脂肪瘤合并非酒精性脂肪性肝病，二者虽分属不同类型疾病，但遵从中医学治病求本和异病同治的角度出发，把握其根本病机，从脾虚为本，痰、热、瘀互结为标的角度，运用辨证论治的思维，取得了较好的临床疗效。方以金砂散合桑明汤，方中以鸡内金、茯苓、炒苡仁、砂仁等健脾祛湿以治其本，醋柴胡以疏肝郁，同时结合该病痰、热、瘀互结之病机特点，采用桑叶、菊花、决明子、夏枯草清肝解热，怀牛膝、生山楂化瘀通经，浙贝母、玄参、生牡蛎化痰散结。全方配伍紧密，以健脾祛湿、疏肝郁为基础，通过清解肝热、活血通经、化痰散结，使气机畅达，血行不滞，湿无所聚，痰无所生。

## （六）瑞尔黑变病

瑞尔黑变病是一种皮肤的色素性病变，受损皮肤主要表现为褐色或者是蓝灰色色素沉着。目前对于瑞尔黑变病的确切发病机制仍然不清楚。1940 年以后普遍认为，瑞尔黑变病是继发于接触性皮炎的。目前该病没有特效的治疗方法。

该病应属中医"黑疸"范畴，"黑疸"名出张仲景《金匮要略·黄疸病脉证并治》："黄家日晡所发热，而反恶寒，此为女劳得之。膀胱急，少腹满，身尽黄，额上黑，足下热，因作黑疸。其腹胀如水状，大便必黑，时溏，此女劳之病，非水也。腹满者难治。"仲景认为，黑疸是因房事不节或慢性疾病，以致脏器亏损、肾气衰败、血脉瘀阻，进而出现疲乏、消瘦、皮肤黧黑等气血不足为主要表现。根据中医五色辨五病，青色为肝所主，黑色为肾所主，黄色为脾所主，色隐于皮肤之内，主病在里；色浊暗，青黑色中略带微黄而见于面部者，主病为木乘土位，木不疏土，故本病定位在肝，涉及脾、肾。根据临床所见本病当分实证、虚证：实证为气滞血瘀，治疗以疏肝理气、活血化瘀为法，以自拟"疏肝化瘀汤"治疗；虚证为相火虚衰，针对肝气虚，治疗以补益肝气为大法，以自拟"补肝颐气汤"加减；对于肝阳虚型者，治疗以温生肝肾阳气为法，自拟"桂附二仙汤"加减，取得极好的疗效。

**病例一**

姚某，男，65 岁，陕西省西安市人，退休干部。以"颜面色青 2 周"于 2003 年 1 月 17 日初诊。

患者 2003 年元旦后无明显诱因突然出现颜面色青，逐渐加重，伴小便色灰绿，大便稀 1 > 2 次 / 日，无发热，痰多色白，睡眠差，纳可，舌质暗红，苔黄厚，脉沉细弦。查：乙肝两对半：HBsAg（＋）、HBeAb（＋）、HBcAb（＋）；HBV-DNA < $10^3$ copy/mL；肝功能：A/G39.7/23.8；肾功、血脂、血糖、尿常规无异常；血清肝纤维化：HA305ng/mL、CG12.3ng/mL；AFP16 mg/mL；B 超示：肝、胆、胰、脾未见异常，双肾上腺区未见明显包块；甲状腺功能无异常；面部皮肤送检，光镜显示角层薄；表皮薄，基底层完整；真皮浅层可见大量嗜黑素细胞，真皮内可见较多；毛囊、皮脂腺及汗腺、胶原较疏松。

西医诊断：瑞尔黑变病、乙型病毒性肝炎。

中医诊断：黑疸。

中医辨证：肝气虚夹脾虚湿盛。

治　　法：补肝益气，佐以健脾除湿。

处　　方：补肝颐气汤加减。

| 柴胡 10g | 升麻 10g | 当归 12g | 生黄芪 15g |
| 郁金 10g | 炒白芍 10g | 茯苓 15g | 远志 10g |
| 夜交藤 15g | 合欢皮 15g | 炒白术 15g | 炒苡仁 15g |
| 虎杖 15g | 丹参 15g | | |

14 剂，水煎服，每日 1 剂。

二诊（2003 年 1 月 31 日）：经治肤色逐渐好转，咯痰减少，效不更方，继续中药治疗，未再用其他治疗方法。

半年后患者颜面肤色如常。复查乙肝：HBeAb（＋）、HBcAb（＋）；肝功能：A/G42/24；肝纤维化：HA237.8ng/mL。均较前好转。随访半年，病情无反复。

**按**：瑞尔黑变病是 Riehl 于 1917 年首先报道，当时在奥地利常见的一种面部色素沉着情况，并推测是由于在战争环境下低劣的食品供应所造成。研究表明，可能与维生素缺乏、营养不良或其他因素有关，而使体内产生某些毒性物质，使皮肤对于光线及机械性刺激发生敏感而产生的。本病目前尚无特效疗法。据中医五色辨五病，青色为肝所主，定位在肝。色隐于皮肤之内，主病在里；色浊暗，青黑色中略带微黄而见于面部者，主病为木乘土位，木不疏土；结合脉象沉细弦及本病特点，辨为肝气虚。肝气虚则疏泄功能减退，气血失于调和出现肤色异常；木不疏土，脾胃运化功能减退，则生湿聚痰，出现痰多、大便稀。治疗补肝益气，健脾化湿为主，方中柴胡、升麻益气升提以升发肝气为君药；当归、黄芪益气养血以养肝之体，郁金、白芍理气养阴以柔肝之体，共为臣药；茯苓、陈皮健脾化痰，远志、夜交藤宁心安神共为佐药；合欢皮疏肝解郁为使药引药入肝经。共奏补肝气、养肝体、柔肝阴之功，使气血健运，濡荣于色，疾病得愈。

　　临床上肝的实证较多，大家重视，所以辨证治疗并不困难；但对肝的虚证，只注意到肝阴虚和肝血虚，而对肝气虚和肝阳虚重视不够。实际上，肝气虚在门诊中并不少见，如因"肝为罢极之本"，肝气虚导致的筋脉失养，"七八肝气虚，筋不能动"；木失条达而产生抑郁、胆怯，肝气虚而致恐；肝木升发不足而致头晕、目眩等，肝气虚甚可导致肝阳虚。

　　**病例二**

　　闫某，女，70 岁，陕西省西安市人，退休工人。以"面色晦暗伴身目尿黄 1 年，加重伴面色黧黑 1 个月"于 2012 年 10 月 25 日初诊。

　　患者 2 年来时感右胁不适，劳累后加重，未予重视。1 年前逐渐出现面色晦暗，身目尿黄，经检查确诊为"原发性胆汁性肝硬化"，口服"熊去氧胆酸胶囊"治疗。之后在我院口服汤药，连续治疗半年，辨证以益气通络、健脾益肾为大法。患者黄疸逐渐减轻，病情好转，遂自行停药。近 1 个月症状加重，出现面色黧黑，目周为甚，尿色黄，偶呈灰青色，遂再次来诊。伴见：畏寒背凉，无汗，面部烘热，困乏明显，右胁时有不适，纳差；偶有食后腹胀，午后为甚，大便色黄通畅，双下肢浮肿，睡眠可。查体：精神差，形体消瘦，面色晦暗，目周发青，皮肤巩膜轻度黄染。腹部平坦，可见腹壁静脉隐现，全腹无明显压痛；肝上界位于右侧锁骨第 5 肋间，肝肋下 2cm，剑突下约 7cm，质 II 度，无触痛；脾肋下刚及；移动性浊音（–），双下肢轻度水肿。舌质淡暗，苔薄腻，舌下络脉迂曲，脉弦革。自身免疫系列：AMA-M2 抗体（＋）；乙肝五项：HBsAb（＋）；抗 HCVIgG 阴性；上腹 CT：胆囊结石，胆囊炎，肝表面呈结节样改变，右叶比例欠佳，考虑早期肝硬化；胃镜示：胃底静脉曲张；肝功能：TBIL60.1μmol/L、DBIL16.0μmol/L、IBIL44.1μmol/L、AST55U/L、CHE3198U/L、TBA59.2μmol/L、A/G 37.5/34.2；血清肝纤维化系列：HA ＞ 800ng/mL、LN149.33ng/mL、甘胆酸 9.09μg/mL；AFP4.46ng/mL。面部皮肤活检送检，光镜显示：角层薄；表皮薄，基底层完整；真皮浅层可见大量嗜黑素细胞，真皮内可见、较多；毛囊、皮脂腺及汗腺、胶原较疏松。

西医诊断：瑞尔黑变病、原发性胆汁性肝硬化、胆囊结石并慢性胆囊炎、慢性乙型肝炎。

中医诊断：黑疸、积聚。

中医辨证：肝肾阳虚，痰瘀阻络。

治　　法：温补肝肾，化痰通络。

处　　方：自拟桂附二仙汤加减。

| 桂枝 8g | 黑附片 8g<sup>(先煎)</sup> | 青黛 1g<sup>(包煎)</sup> | 白矾 1g |

桂枝 8g　　　　黑附片 8g（先煎）　　青黛 1g（包煎）　　白矾 1g

仙茅 15g　　　　仙灵脾 15g　　　　巴戟天 10g　　　当归 15g

鸡内金 15g　　　醋鳖甲 15g（先煎）　石楠叶 15g　　　郁金 15g

金钱草 15g　　　炒白芍 15g

7 剂，水煎服，每日 1 剂。

二诊（2012 年 11 月 2 日）：患者面部烘热症状有所缓解，畏寒怕冷程度减轻。但出现咽干、鼻中疖肿"上火"症状，上方加黄柏、知母以清虚火，引火归元；大便干，加郁李仁润肠通便，金钱草加量至 30g 以清利肝胆。7 剂，水煎服，每日 1 剂。

三诊（2012 年 11 月 9 日）：患者上症消失，且颜面烘热、畏寒怕冷及腿肿进一步改善，精神好转，食纳增加，大便通畅，尿色变淡，面色暗黑减轻。效不更方，继续服用 2 月。

四诊（2013 年 1 月 11 日）：患者感背凉腰困，晚间胃脘胀满，考虑青黛、白矾、知母、黄柏长期服用会过于苦寒，故去之，加干姜、茯苓、炒白术温胃健脾。14 剂，水煎服。

五诊（2013 年 1 月 25 日）：上方服用 2 周后，患者精神好转，面色黯滞明显减轻，且有光泽，畏寒怕冷消失，胃胀缓解，纳食增加，二便调。复查肝功：TBIL21.5μmol/L、DBIL6.2μmol/L、AST51U/L、A/G39.1/31.7。上方继续随证加减治疗 4 个月，患者精神饱满，面色如常，各项指标进一步改善。

按：黑疸之名，出自《金匮要略·黄疸病脉证并治第十五》，系各种黄疸日久不愈，或失治误治所致，是各种黄疸发展到血分的严重阶段，以目青面黑、虽黑微黄为主症。肝内寄相火，寓一阳生化之气，寄居肾中真阳，肝气肝阳虚证，是导致疏泄不及的一个重要病理环节。肝主疏泄，其色青；肾主封藏，其色黑。肝肾受损则青黑之色外现而发为黑疸。黑疸病证虚实夹杂，以虚为主；主要病机特点为相火虚衰，即肝气肝阳虚、夹痰瘀阻络。治疗上以攻补兼施为原则，临床以温补肝肾、化痰通络为基本治法。临床自拟桂附二仙汤治疗，其中桂芍取桂枝加桂汤之意，乃仲景用以治"气从少腹上冲心"的阳虚阴乘证；桂枝配附子，温补肝阳，佐以酸甘温养之品，如仙灵脾、巴戟天、仙茅、石楠叶等温肾补肝；配伍醋鳖甲、鸡内金畅气通络；用青黛、白矾取硝石矾石散之意，以燥湿化痰消积；并以青黛为引经，咸软直入肝血。配郁金、金钱草以清利肝胆。随证加减治疗7个月，患者面色好转，黄疸消退，疗效显著。

## （七）霰粒肿并感染

霰粒肿是因睑板腺排出管道阻塞和分泌物潴留的基础上而形成的睑板腺慢性炎性肉芽肿，又称"睑板腺囊肿"。这是一种常见病，儿童和成人均可患此病。该病进展缓慢，可反复发生。在眼睑上可触及坚硬肿块，但无疼痛，表面皮肤隆起。

中医将该病称为"胞生痰核"，胞生痰核，始见于《眼科易知》。《证治准绳·七窍门》称睥生痰核，又名胞睑痰核、眼胞痰核、目疣、胞睑肿核等。《目经大成·痰核》中对该病症状有较为详细的记载，书中说："此症艮廓内生一核，大如芡实，按之坚而不痛，只外观不雅。问亦有生于下睑者……翻转眼胞，必有行迹，一圆一点，色紫色黄。"此症结于上下眼胞，皮里肉内，其形大者如枣，小者如豆，皮色如常，硬肿不疼。明代傅仁宇在《审视瑶函·睥生痰核症》中记载："凡是睥生痰核，痰火结滞所成，皮外觉肿如豆，睥内坚实有形，或有不治自愈，或有壅结为瘿……"阐明本病的发病机理为脾虚失运，湿痰内聚，或脾胃蕴结湿热，灼湿生痰，痰热相结阻滞脉络，塞于胞睑之间而成。或因睑内针眼，酿脓不成，结聚日久，变生而来。我认为胞生痰核除了痰湿、痰热搏结证外，肝火内郁、郁热相火循经上冲也是一个重要病机。临证时，清肝热、泻郁火、散痰结、解郁毒当为胞生痰核治疗大法，拟用"柴胡清肝散"清肝解郁泻火、化痰散结消核治疗本病。

### 病例

陈某，女，54岁，陕西省西安市人，农民，以"左上胞睑内包块半月"于2013年9月6日初诊。

半月前无明显诱因见左眼上胞睑内出现包块，直径约0.5cm，后逐渐长至直径约3cm，质硬，边界清楚；包块局部皮肤发红，严重影响左眼闭合，不疼。在眼科诊为"左眼上睑霰粒肿并感染"，经抗感染等治疗效果不明显，建议手术治疗，患者因惧怕手术，遂求中医治疗。伴口咽干，饮水不多，鼻干，眠差，烦躁，纳食尚可，二便调；舌质红，苔薄黄，脉沉弦细。患者有"慢乙肝"病史，平素喜食肥甘厚腻之品。

西医诊断：左眼上睑霰粒肿并感染。

中医诊断：胞生痰核。

中医辨证：肝火上炎，痰热蕴结。

治　　法：清肝解毒散结。

处　　方：柴胡清肝散合升降散加减。

| | | | |
|---|---|---|---|
| 银柴胡10g | 胡黄连6g | 生地黄10g | 赤芍10g |
| 焦山栀10g | 连翘15g | 龙胆草8g | 青皮10g |
| 甘草5g | 僵蚕10g | 蝉蜕6g | 生大黄8g<sup>(后下)</sup> |
| 片姜黄10g | 升麻10g | 生石膏20g<sup>(先煎)</sup> | 蒲公英15g |
| 紫花地丁15g | 决明子15g | 密蒙花6g | |

7剂，水煎服，每日1剂。

二诊（2013年9月13日）：眼部包块较前明显缩小，受热则口咽干、鼻腔干，食纳精神好，大便成形，日一行，月经正常，经期烦躁，腰痛，舌质稍红，苔薄黄稍腻，脉沉弦。处方如下：

| | | | |
|---|---|---|---|
| 银柴胡 10g | 胡黄连 6g | 焦山栀 10g | 连翘 15g |
| 生地黄 10g | 赤芍 10g | 甘草 5g | 丹皮 10g |
| 龙胆草 8g | 青皮 10g | 蒲公英 15g | 凌霄花 10g |
| 青葙子 10g | 茜草 15g | 泽兰叶 15g | |

14 剂，水煎服，每日 1 剂。

三诊（2013 年 9 月 27 日）：眼部包块基本消失，但局部皮肤仍稍红，口鼻干，偶有腰疼，余无明显不适，舌淡红，苔薄白稍腻，脉沉弦。柴胡清肝散加桃仁 10g，茜草 15g，丹参 15g，合欢皮 10g。7 剂而愈。

**按**：西医学治疗胞生痰核的方法有热疗、局部滴眼药水、物理治疗、囊内注射激素、手术等。特别是手术治疗能迅速减轻患者眼部症状及体征，疗效确切，是目前治疗霰粒肿最有效的方法。但胞生痰核尤以小儿好发，但小儿患者经常复发，行手术治疗不易配合，反复手术易导致患儿心理恐惧，增加家长心理负担。同时，手术治疗会增加一定危险性和医疗费用负担。中医中药治疗，疗效肯定，治疗方法简便，对症组合下药，共奏化痰散结之功，可使胞生痰核逐渐消退，并且可改善患者体质，治愈后不易复发，是一种较为理想的治疗方法，值得临床推广应用。

柴胡清肝散出自《医宗金鉴》卷五十二，由银柴胡、栀子（微炒）、连翘（去心）、生地黄、胡黄连、赤芍、龙胆草、青皮（炒）、甘草（生）组成。功能：清肝泻火。主治小儿肝疳。症见面目爪甲皆青，眼生眵泪，隐涩难睁，摇头揉目，合面睡卧，耳疮流脓，腹大青筋，身体羸瘦，燥渴烦急，粪青如苔。该患素有肝病，肝火内郁，加之恣食肥甘，蕴湿酿痰，痰热郁结，循经上乘，发为眼睑肿核。故用柴胡清肝散清肝热，泻郁火，散痰结，解郁毒。临床应用本方治疗小儿或成人杂病中，因郁热相火循经上乘而致头面部疮疖疹毒等均有疗效。

# 四、杂病临证经验

## （一）慢性疲劳综合征

慢性疲劳综合征是 1988 年由美国疾病控制中心正式命名的一组综合征，是以疲劳持续 6 个月以上，伴低热或自觉发热、咽喉痛、肌痛、关节痛、头痛、神经精神症状、睡眠障碍等非特异表现为主的综合征。美国疾病控制中心预测，慢性疲劳综合征已成为 21 世纪影响人类健康的一个主要问题，发病率日益攀升。目前西医对本病的病因及病理机制尚不明确，亦无有效的治疗办法。故发挥中医整体观念，探求疾病本质，指导临床治疗具有重要的意义。中医古籍无"慢性疲劳综合征"这一病名，根据其病因、病机及临床表现，一般多归属于"虚劳""虚损"范畴。

### 1. 病名的认识

对于虚劳，《素问·通评虚实论》明确定义"虚"即"精气夺则虚"；汉代张仲景《金匮要略·血痹虚劳病脉证并治》首次将虚劳作为病名提出，并对其脉象、证候及治疗论述详尽，成为虚劳病的辨证纲领。其后《中藏经》将虚劳称为"劳伤"，晋代葛洪《肘后备急方》中称为"虚损"；至隋代巢元方《诸病源候论·虚劳病诸候》中较详细地论述了虚劳的病因及各类症状，对五劳（肺劳、肝劳、心劳、脾劳、肾劳）、六极（气极、血极、筋极、骨极、肌极、精极）、七伤（大饱伤脾；大怒气逆伤肝；强力举重，久坐湿地伤肾；形寒寒饮伤肺；忧愁思虑伤心；风雨寒暑伤形；大恐惧不节伤志）的具体内容做了说明，扩大了虚劳的范围；唐代孙思邈《备急千金要方》中出现了虚损和劳的名称。

明代对虚劳有了进一步认识，张景岳认为虚劳是一个渐进的过程，包括虚损和劳病。《景岳全书》指出，"凡虚损不愈，则日甚成劳矣"；到清代《临证指南医案》中说"久虚不复谓之损，损极不复谓之劳"，认为虚损是较为轻浅阶段，劳病较深；林珮琴《类证治裁·虚损篇》认为《金匮》论五劳，谓：肺劳损气，心劳损神，脾劳损食，肝劳损血，肾劳损精。吴谦所著《医宗金鉴》对虚劳做了详细的阐述"虚者，阴阳、气血、营卫、精神、骨髓、津液不足是也。损者，外而皮、脉、肉、筋、骨，内而肺、心、脾、肝、肾消损是也。"

概括以上内容，虚损的本质含义，即如《风痨鼓膈四大证治·虚劳》所言"虚"是气血之虚；"损"是五脏之损。

我认为本病应归属中医学"解㑊""懈惰""怠惰"等病范畴。解㑊病，始载于《素问·平人气象论》："尺缓脉涩，谓之解㑊安卧。"即尺脉涩，寸口脉缓弱，是气虚血少的疾病。"解㑊，懈怠也"，是身体困倦、四肢懈怠之意。

**2. 病因病机的认识**

致虚之因，极为复杂。《理虚元鉴·虚症有六因》：有先天之因，有后天之因（为酒色、劳倦、七情、饮食所伤），有痘疹及病后之因，有外感之因，有境遇之因，有医药之因。结合临床所见，与虚损最为相关的是劳倦、七情、饮食和外感。

（1）烦劳过度，损伤五脏

《素问·宣明五气》在关于"五劳"中记载指出："久视伤血，久卧伤气，久坐伤肉，久立伤骨，久行伤筋。"劳则气耗，劳则气伤，活动过度均可引起疲劳。烦劳过度主要是指劳力、劳神和房劳太过三方面。

劳力过度：《内经》云："四肢懈惰，此脾精之不行也。"《东垣十书·四肢不收》曰："脾胃虚则怠惰嗜卧，四肢不收。"劳力过度伤及肌肉，而脾主肌肉四肢，故出现脾气虚损而发病。

劳神过度：《诊家四要》指出："曲运神机则劳心，尽心谋虑则劳肝，意外过思则劳脾，色欲过度则劳肾。"若劳心太过，情志内伤则耗伤阴血，出现心肝血虚;《难经·二十二难》云"血主濡之",具有滋润、荣养功用。心主血脉而藏神,血虚心失所养则神不守舍,可见惊惕、心悸、不寐。肝藏血,主筋,主疏泄。《素问·六节藏象论》云:"肝者,罢极之本。"《素问·五脏生成》曰:"故人卧血归于肝,肝受血而能视,足受血而能步,掌受血而能握,指受血而能摄。"明确指出肝藏血,主疏泄的正常功能是人体活动功能的重要保证。肝血不足,筋脉失养,则易出现肢体疲劳。肝血不足不能濡养脏腑经络,则视物昏花、头晕耳鸣、失眠多梦、健忘、爪甲枯脆、肌肤不仁或疼痛等。再者思虑太过,则损伤心脾。脾主思,《灵枢·本神》"脾愁忧而不解则伤意,意伤则闷乱,四肢不举",故亦发本病。

房劳太过:《灵枢·邪气脏腑病形》曰:"若入房过度,汗出浴水,则伤肾。"劳倦淫欲过度,损伤肾精。肾为先天之本,藏精,主骨,生髓,充脑,开窍于耳。《灵枢·海论》云:"肾虚髓海不足,则脑转耳鸣,胫酸眩冒,目无所见,懈怠安卧。"肾虚可表现为腰膝酸软无力、头晕健忘等,故发为本病。

（2）饮食不节,损伤脾胃

饮食不当导致脾胃受损,多由于长期饮食不规律、饥饱失常所致,《素问·痹论》曰:"饮食自倍,肠胃乃伤。"《诸病源候论》曰:"大饱伤脾,脾伤,善噫,欲卧,面黄。"《素问·太阴阳明论》曰:"四肢皆禀气于胃而不得至经,必因脾,乃得禀也……今脾病不能为胃行其津液,四肢不得禀水谷气,气日以衰,脉道不利,筋骨肌肉皆无气以生,故不用焉。"脾胃功能失调,脾不能为胃行其津液,气血化源不足,脏腑四肢肌肉失养,发为本病。

（3）正气虚损,复感外邪

明代汪绮石《理虚元鉴》认为:"肺主皮毛,外行卫气,气薄而无以卫外,则六气所感,怯弱难御,动辄受损。"《诸病源候论·虚劳病诸候上》言"风雨寒暑伤形",故六气皆可损伤人体元气而致损。其中论风虚劳候:"劳伤之人,血气虚弱,其肤腠虚疏,风邪易侵。或游易皮肤,或沉滞脏腑,随其所感,而众病生焉。"明确指出了正虚之人,气血虚弱,肺气不足,卫外功能低下;津血营行脉中，卫气运行脉外，机体出现营卫不和，易被外邪侵袭，缠绵难愈而发本病。

综上所述，由于五脏相关，存在生克制化，相互影响，气血同源，阴阳互根。因此，虚损常由一脏累及他脏，气虚不能生血，血虚不能生气。故对于本病的病因病机多从气、血虚损论述，病位多伤及五脏。本病病机关键是气虚血少。"肝为罢极之本"，病位以肝为主、波及五脏。

### 3. 治疗原则

五脏之虚治疗原则应以补肝为主、兼顾其他四脏，因为肝主敷和。正如王冰言："敷布和气于万物，木之德也。"周学海《读医随笔》曰："凡脏腑十二经之气化，皆必藉肝胆之气化以鼓舞之，始能调畅而不病。"基于肝主敷和之论，五脏之中其他四脏之虚，各补所虚之脏气，如心气虚补心气、脾气虚补脾气等。肝气虚则涉及面广，横向则木不疏土，脾失健运；纵向则因肝向上，为心提供相火少，木不生火，致心气不足；向下则易子盗母气，肾气亏虚。故补肝除直补肝气外，要补上下左右之气，即横向要防止木不疏土、照顾到土，纵向上要补心气心火，下要补肾，此正是自拟经验方补肝颐气汤组方思想：木曰敷和。组成：柴胡、当归、白芍、升麻、生黄芪、郁金、合欢皮、首乌藤、远志、茯苓、陈皮、酒萸肉等。本方重在补肝气，颐肝血。其中柴胡、升麻为君，二者同用以升举阳气、疏肝解郁；黄芪、当归、白芍、山萸肉、郁金为臣，黄芪补气升阳，辅助升、柴升阳举陷，当归补血活血，山萸肉、白芍养血敛阴、柔肝止痛，郁金活血止痛、行气解郁，共助君药柔肝之体，养肝之用；陈皮、茯苓、远志、首乌藤为佐，远志、首乌藤养心安神，茯苓健脾安神，陈皮理气调中、燥湿化痰以防木不疏土、脾胃壅滞；使药合欢皮既安神解郁，又作为引经药。诸药合用，共奏养肝气、颐肝血之功，随肝主敷和之德。

### 病例

张某，男，39岁，陕西省西安市人，工人，以"精神疲惫8月余"于2013年10月8日初诊。

　　患者从 2013 年 2 月以来，由于工作紧张繁忙，压力大，起居失常，劳倦过度，谋虑过甚，以致悒郁不乐、失眠健忘、时欲叹息、少气懒言、食欲不振、肌肉松弛无力、肌肉关节酸痛。经数家医院检查，均无异常发现。给予能量合剂、果糖、维生素、消炎镇痛、抗抑郁等药治疗，效果不显，遂来诊。舌质淡红体胖，苔薄白，脉弦细无力。辅助检查：血常规、尿常规、肝功能、肾功能、心电图、腹部 B 超及理化检查均未见异常。

西医诊断：慢性疲劳综合征。

中医诊断：解㑊。

中医辨证：肝气虚。

治　　法：补肝益气。

处　　方：自拟补肝颐气汤加减。

| | | | |
|---|---|---|---|
| 当归 12g | 生黄芪 15g | 合欢皮 15g | 夜交藤 15g |
| 白芍 10g | 柴胡 10g | 升麻 10g | 郁金 10g |
| 茯苓 10g | 陈皮 10g | 远志 10g | 山萸肉 15g |

14 剂，水煎服，每日 1 剂。

二诊（2013 年 10 月 22 日）：症状、体征均减轻，舌质淡红，苔薄白，脉弦细无力。续服上方 14 剂而愈。

　　**按：**慢性疲劳综合征是亚健康状态中常见表现之一，在人群中发病率可达 16% 以上。西医治疗主要是免疫调节和抗抑郁剂，但疗效不佳。我们认为，此病应归属中医学 "解㑊" "懈惰" "怠惰" "虚劳" 等病范畴。解㑊病，始载于《素问·平人气象论》："尺缓脉涩，谓之解㑊安卧。" 即尺脉涩，寸口脉缓弱，是气虚血少的疾病。"解㑊，懈怠也"，是身体困倦、四肢懈怠之意。

　　中医药治疗本证多以补中益气和养血安神为主。我们治此用自拟补肝颐气汤，因 "肝为罢极之本"，应用补肝气、颐肝血方为治本之道。诸药合用，共奏补肝气、养肝体、益肝用之功，使气血充养，懈怠自除。

## （二）嗜睡症

嗜睡症是指白天睡眠过多，或睡眠发作，或清醒时达到完全觉醒状态的过渡时间延长，无法以睡眠时间不足来解释，或者酒精、药物、躯体疾病所致，也不是某种精神障碍（如抑郁症）所致。这种症状至少 1 个月几乎每天发作，或在更短的时间内反复发作，引起明显的苦恼或影响患者日常生活；缺乏发作性睡病附加症状（猝倒、睡眠麻痹、入睡前幻觉）或睡眠呼吸暂停的临床证据（夜间呼吸暂停、典型的间歇性鼾音等）；不存在可造成这种状况的器质性因素，如神经科或其他内科疾病，精神活性物质使用障碍，或服用某种药物。

目前病因不清，但常与心理因素有关。西医学对本病的治疗主要从生活规律方面进行调节：严格作息时间，多运动，心理调节。药物治疗主要目标是控制患者的症状，改善患者的生活质量，可采用小剂量精神振奋药如哌甲酯、苯丙胺等治疗。我们采用中医中药治疗本病，常常获得满意疗效。

### 1. 病因病机

嗜睡症属中医脑系疾病范畴，《内经》中称"多卧""好卧""安卧""嗜卧"，后世医家又称之为"嗜睡""善眠""多眠""多寐""喜眠""嗜眠"。

嗜睡是一个症状，可出现于多种病变中，任何原因导致阴阳的升降出入失常，即阳不出阴，均可造成多寐。

肝能疏调气机，疏导卫气，舒调睡眠。人的睡眠和肝与卫气都有很大关系，《内经》认为卫气白天行于阳经则清醒，夜晚行于阴经则睡眠，如《灵枢·大惑论》曰："夫卫气者，昼日常行于阳，夜行于阴，故阳气尽则卧，阴气尽则寤。"《灵枢·卫气行》曰："是故平旦阴尽，阳气出入目，目张则气上行于头……阳尽于阴，阴受气矣。其始入于阴，常从足少阴注于肾，肾注于心，心注于肺，肺注于肝，肝注于脾，脾复注于肾，为一周。"说明卫气在肝的升发舒调下，白天从目出，行手足三阳经；晚上则因卫气行于阳完毕，便入阴分，而五脏则开始接受卫气。正常的寐寤取决于阴阳二气的升降出入，阳入于阴则寐，阳出于阴则寤。肝主生升之气，主气机的升降出入运动。因此，嗜睡病机关键在肝之阳郁，涉及心、肺、脾、肾等。

### 2. 治则治法

治疗应谨守病机，时刻不忘疏肝达郁。

针对阴、阳、表、里、寒、热、虚、实等证情，或祛邪，或扶正，寒者温之，热者清之，虚者补之，实者泻之，务使邪去正安，阴阳调和，以平为期。

### 病例

刘某，男，40 岁，陕西咸阳人，农民。以"嗜睡 1 年，加重 1 个月"于 2012 年 12 月 11 日初诊。

患者 1 年前无明显诱因出现嗜睡，伴头目困胀，一直未予重视。1 个月来症状加重，时时困顿欲睡，开车时经常想睡觉，头目困胀，胃内反酸，困乏，眼酸，性格急躁，饮食一般，大便溏，1～2 次/日，小便正常。舌质暗，苔白，脉弦。经颅多普勒超声（TCD）：大致正常。

西医诊断：睡眠障碍。

中医诊断：嗜睡症。

中医辨证：肝郁脾湿。

治 法：疏肝泄热，健脾化湿。

处 方：化肝煎合金砂散加减。

| 陈皮 15g | 青皮 10g | 炒白芍 20g | 白豆蔻 15g $^{(后下)}$ |
| 焦栀子 10g | 泽泻 15g | 鸡内金 15g | 砂仁 8g $^{(后下)}$ |
| 茯苓 15g | 炒苡仁 15g | 丹皮 12g | 决明子 15g |

7 剂，水煎服，每日 1 剂。

二诊（2012 年 12 月 18 日）：嗜睡较前明显好转，头目困胀有所减轻，胃内反酸减少，胃脘有胀满，性格急躁，饮食一般，大便成形，1 次/日，小便正常。舌质暗，苔白，脉弦。上方加厚朴、菊花、川芎。14 剂痊愈。

按：《灵枢·寒热病》中述"阳气盛则瞋目，阴气盛则瞑目"，世人多认为嗜睡为阴盛阳虚所致。而此患者性情急躁，脉弦，便溏，为肝木克脾土所致。脾主四肢，脾虚则四肢功能减弱，清阳不升，浊阴不降，故易困嗜睡。此脾虚为肝木克土而致，故治疗以疏肝、健脾、化湿，四肢困倦、嗜睡好转。采用化肝煎疏肝泄热和胃，金砂散健脾化湿以醒脾困，佐加清肝散结之品，取得较好疗效。临证时，不要一遇到睡眠问题就单从心神考虑，人的睡眠和肝与卫气都有很大关系，因此时刻不忘疏肝达郁、疏导卫气。

## （三）抑郁症

近年来，随着社会发展速度逐步加快，人们生活节奏的速度也日益增速，随之带来的精神疾病日渐增多。近年来，抑郁症的发生呈逐年上升趋势，西医治疗副作用大，易产生依赖，长期应用可出现肝损害、过敏等毒副作用。本病以情绪郁闷为表现，当属中医"郁病"范畴。丹溪创立了"气、血、痰、火、湿、食"的六郁学说，认为气郁为诸郁之本源，为后世医家治疗郁病提供依据。本病的病因病机多源于肝。肝主疏泄，可使全身气机疏通畅达。当肝出现疾病时，可引起多个脏器之气机疏通不利，所谓"肝为万病之贼"。根据本病不同的临床特点辨证论治，取得较好疗效。

### 1. 从肝郁气滞论治

《素问·脏气法时论》中说："肝病者，两胁下痛引少腹，令人善怒。"并论："忧愁者，气闭塞而不行。"此证多由于患者素体易生忧郁，或七情五志过及均可导致肝气郁结，气郁气滞。临床症状可见：情绪抑郁或烦躁易怒，对精神刺激适应能力差，失眠多梦，易惊，食欲不振，或咽中异物感，胁胀窜痛，月经量多，有血块，舌质暗，苔薄白，脉弦。治则治法：据"木郁达之"的原则，以疏肝解郁为治法，自拟疏肝解郁汤。方用四逆散为君调和肝脾，行气解郁；加用青皮、郁金、丹参、香橼为臣，以加强行气疏肝作用；再合越鞠丸为佐，以行气解郁，使肝气得疏，气郁得解，诸郁随之而解。肝郁本易化热伤阴，且本方行气疏肝之药性较强，多服易致耗气伤阴，故而不宜久服。

### 2. 从郁热化火（郁热相火）论治

此型为郁病进一步发展。若情志失调，所欲不遂，郁怒不解，忧愁所伤，肝郁气滞，郁久化热，郁热相火内生，灼伤阴津。以"内郁"为主，且有火郁伤阴之象。在《丹溪心法》中述："肝气郁结不疏则气郁……气郁久而化火，以致火郁。"此证与丹溪所述之火郁有相似之处，除有气郁化火之象外，还有伤阴之表现。临床症状可见：情绪抑郁严重或烦躁易怒，不易入眠，胁肋胀痛，月经量少，舌质暗少津，或舌质红，苔薄白或薄黄或少苔，脉弦数。郁病的病变基础是郁火伤阴，调治本证应本"见微知著"的原则。应用"相火学说"之郁热相火进行辨治，临床疗效显著。自拟解郁合欢汤（见乙肝之"郁热相火"）以疏肝邪热，解郁生津。伴湿热者，加佩兰、藿香、茵陈等芳香化湿以清相火；血热甚者，加紫草凉血；阴虚甚者，加生地黄滋阴凉血。

### 3. 从疏肝宁心安魂论治

肝藏血，血舍魂。对于魂魄不安等精神系统疾病常从疏肝安魂、宁心定魄治疗。肝主谋略，与胆相表里，肝气郁结，郁而化热，肝胆郁热，热扰心神，心神不宁，则魂魄不安。许叔微《普济本事方》中论述："平人肝不受邪，故卧则魂归于肝，神静而得寐。今肝有邪，魂不得归，是以卧则魂扬若离体也。"指出肝有邪，魂不得归，调肝疏肝，神静而得寐。临床症见胸胁胀满，全身困重，烦躁惊恐，肢体抖动，心烦失眠，夜寐不安，甚则梦游，舌质红，苔薄白，脉弦紧。此类疾病病机为肝气郁结，肝胆郁热，心虚胆怯，魂魄不安。治以疏泄肝胆，镇惊宁心，安魂定魄。方取柴胡加龙骨牡蛎汤加味：生龙骨 15g，生牡蛎 15g，茯苓 15g，大黄 6g，醋柴胡 10g，清半夏 8g，党参 15g，黄芩 15g，桂枝 6g，大枣 18g，炒枣仁 20g，生姜 3 片。以疏肝宁神，安魂定魄。方中重用柴胡，透泄少阳之邪从外而解，并能疏泄气机郁滞；黄芩清泄少阳郁热；柴胡配黄芩，邪郁能透，火郁能发。柴胡升散得黄芩降泄，则无升阳劫阴之弊。《施今墨对药》中曾描述："柴胡升清阳，黄芩降浊火。柴胡又长于开郁，黄芩又善于泻热，两药相配伍，既可疏调肝胆之气机，又能清泄内蕴之邪热。"龙骨生品，功专平肝潜阳，镇静安神；牡蛎质体重坠，功擅平肝潜阳，又能化痰软坚散结。二药伍用，益阴潜阳，镇静安神。张锡纯认为，"人身阳之精为魂，阴之精为魄，龙骨能安魂，牡蛎能强魄，精神自足，虚弱自愈也，故龙骨、牡蛎为补魂魄精神之妙药也"。半夏、茯苓化痰宣窍安神；桂枝入血分通心阳，可破瘀血，温通经脉；大黄一者可为破血逐瘀，再者可通利大便，给邪热以出路；党参、茯苓、大枣、炒枣仁健脾养营，补养心脾。

### 4. 从心理疏导治疗

治疗抑郁症时，注重心理疏导。中医学认为，人的七情和脏腑生理、病理关系密切。如《灵枢·本脏》述："志意和则精神专直，魂魄不散……五脏不受邪矣。"说明精神安静调和，能使人体正气充足、脏腑安宁。抑郁症患者病情反复发作，多外来情绪刺激；再者，这类患者多为气郁体质，性格内向，忧郁脆弱，敏感多疑，容易情志不畅而气机郁滞。故在诊治之余，要不忘心理关怀疏导。对患者热情、耐心，有针对性地对疑虑、悲观、顾忌、恐惧等情绪的疏导，鼓励患者树立战胜疾病的信心，使患者得到精神上的安慰，保持乐观情绪，从而促进疾病的康复。正如《灵枢·师传》所述："告之以其败，语之以其善，导之以其所便，开之以其所苦。"皆是其意。

### 病例一

沈某，女，16岁，陕西省西安市人，学生。以"右手抖动1年"于2012年10月9日初诊。

患者平素性格内向，情绪易于激惹。1年前右手抖动，写字时明显，无法正常书写，伴情绪抑郁。在西医院求治，考虑为抑郁症。给予抗抑郁治疗，情绪有所好转，但仍书写困难，针灸治疗2个月后有所好转。1个月前上学后又出现右手抖动明显，慕名来我院。症见：情绪差，易激动，记忆力差，乏力明显，出汗多，嗜睡，不易醒，体质差，易感冒。舌淡暗，边有齿痕尖红，有裂纹；左脉沉细弦，右脉弱。血糖、血脂、甲状腺功能等均正常。

西医诊断：抑郁症。

中医诊断：郁证。

中医辨证：肝郁化风。

治　　法：清热镇惊，理气解郁。

处　　方：柴胡加龙骨牡蛎汤合自拟解郁汤加减。

| 柴胡 12g | 清半夏 12g | 党参 10g | 生牡蛎 20g<sup>（先煎）</sup> |

柴胡 12g　　　　清半夏 12g　　　　党参 10g　　　　生牡蛎 20g<sup>（先煎）</sup>

白芍 12g　　　　枳实 15g　　　　　生龙骨 20g<sup>（先煎）</sup> 炒黄芩 12g

合欢皮 15g　　　夜交藤 15g　　　　茜草 12g　　　　麦冬 15g

佛手 15g　　　　炙甘草 6g　　　　百合 20g　　　　郁李仁 20g

7 剂，水煎服，每日 1 剂。

二诊（2012 年 10 月 16 日）：右手抖动较前明显好转，情绪亦好转，可写字，食纳尚可，仍嗜睡，大便稍干，小便调，舌脉同前。原方继服 14 剂痊愈。

　　按：抑郁症的临床表现多样。该患者因家长管教过严导致情绪易于激动，烦躁不安，右手抖动无法写字，已休学。加之西医院抗抑郁治疗的疗效不佳，加重了患者和家长的惊恐心情。本病的病因有脏气不足、邪热内伏等，加之情志不畅，肝气郁结，郁而化风，致右手抖动。《伤寒论》用柴胡加龙牡汤治疗"胸满烦惊……一身尽重，不可转侧者"。其病机是肝胆之气不宁，怫郁经络。用其和解肝胆，镇惊安神，配合解郁汤理气解郁。同时，在药物治疗同时，不忘与患者进行语言沟通，进行心理疏导，取得良好效果。

　　病例二

　　丁某，女，32 岁，陕西省西安市人，农民。以"间断恶心、失眠 3 年"于2013 年 6 月 25 日初诊。

　　3 年前因工作不顺利出现恶心，呕吐后症状有所缓解，伴有失眠。曾查胃镜：提示慢性浅表性胃炎。口服西药及中药治疗，症状未改善，转请中医治疗。现症：情绪不佳时出现恶心，易悲伤，夜间睡眠差，恶梦多，说梦话，食纳欠佳，二便尚调，月经推后量少，痛经。舌质淡体胖，苔薄白，脉弦细涩。有焦虑病史，平素工作压力大。

西医诊断：抑郁症、慢性浅表性胃炎。

中医诊断：郁证。

中医辨证：少阳郁热。

治　　法：和解清热，镇惊安神。

处　　方：柴胡加龙骨牡蛎汤合枕中丹加减。

| | | | |
|---|---|---|---|
| 柴胡 12g | 黄芩 10g | 生龙骨 15g（先煎） | 清半夏 6g |
| 桂枝 6g | 茯苓 10g | 党参 15g | 生牡蛎 15g（先煎） |
| 远志 10g | 石菖蒲 10g | 生大黄 5g（后下） | 大枣 3 枚 |
| 生姜 6g | 生龟板 10g（先煎） | | |

7 剂，水煎服，每日 1 剂。

二诊（2013 年 7 月 2 日）：症状有所好转，恶心次数较前减少，睡眠改善，仍易悲伤，发脾气，痛经，血块少，夜间梦多，口干，大便干，二日一行，小便可，舌淡红，苔白稍厚，脉弦细涩。方选柴胡加龙骨牡蛎汤（去铅丹）加火麻仁 20g，泽兰叶 20g，玫瑰花 15g，百合 20g，佛手 15g，元胡 12g。理气活血，润肠通便。7 剂，水煎服，每日 1 剂。

三诊（2013 年 7 月 9 日）：纳食较前增加，情绪较前稳定、开朗，偶有恶心，易流汗，易醒，嗜睡，乏力，舌淡红有瘀点，苔白腻，脉沉弦细涩。上方加郁李仁 20g，合欢皮 20g。14 剂痊愈。

**按**：本证长期肝气郁结，近三年加重，恶心，失眠，说梦话，可认为是少阳证"心烦喜呕"的加重，已近似"胸满烦惊……谵语"证，故用柴胡加龙骨牡蛎汤加味治疗。方合千金枕中丹，因心主神明而脑为元神之府，故用龙骨、龟板补心肾精血以潜镇虚阳，用远志、菖蒲泄化痰浊，健脑安神。同时加用理气活血解郁之品，切中病机，故取得神效。

**病例三**

患者康某，39 岁，男，陕西省西安市人，商人。以"情绪低落 2 年，加重 1 个月"于 2014 年 8 月 19 日初诊。

患者 2 年前生气后出现情绪低落，易怒，一直未予重视。1 月来症状加重，易生闷气，易怒，做事没兴趣，睡眠差，不易入睡，梦多，自服补中益气丸、健脾丸、逍遥丸等无好转。发病以来小便黄，尿频，大便溏，日 3 次，头昏蒙，食纳尚可。既往无其他疾病史。体格检查：一般情况可，双侧巩膜未见黄染，甲状腺无肿大，腹软，肝脾肋下未及，双下肢不肿，神经系统无异常。舌质红边有齿痕，苔白厚腻，舌下静脉迂曲，左脉沉细涩、右脉沉弦。

西医诊断：抑郁症。

中医诊断：郁证。

证候诊断：湿热相火，脾虚湿盛。

治　　法：健脾清热，利湿通络。

处　　方：桃红化浊汤合金砂散加减。

| 桃仁 10g | 红花 6g | 香薷 10g | 佩兰 15g |
| 藿香 10g | 茵陈 15g | 炒苡仁 15g | 白茅根 15g |
| 青皮 10g | 郁金 10g | 茯苓 15g | 板蓝根 15g |
| 大枣 18g | 鸡内金 15g | 砂仁 8g (后下) | 浙贝 10g |
| 白僵蚕 6g | 蝉蜕 3g | 姜黄 9g | 豆蔻 15g (后下) |

7 剂，水煎服，每日 1 剂。

复诊（2014 年 8 月 26 日）：情绪、精神均较前明显好转，心情舒畅，仍觉疲乏，入睡困难，尿黄，大便 3～4 次/日，头晕。舌质红边有齿痕，苔白厚腻，舌下脉络迂曲，左脉沉细涩、右脉沉弦。

| 桃仁 10g | 红花 6g | 香薷 10g | 佩兰 15g |
| 藿香 10g | 茵陈 15g | 炒苡仁 15g | 白茅根 15g |
| 青皮 10g | 郁金 10g | 茯苓 15g | 板蓝根 15g |
| 大枣 18g | 鸡内金 15g | 砂仁 8g (后下) | 浙贝 10g |
| 白僵蚕 6g | 蝉蜕 3g | 姜黄 9g | 白豆蔻 15g (后下) |

14 剂，水煎服，每日 1 剂。

服完愈。

**按**：本病属中医"郁证"范畴，然郁证病机多样，一般郁证为肝气自郁，疏肝即有较好疗效。本例患者困乏明显，舌苔厚腻，舌边有齿痕。病机当为土湿木郁，木郁土中所致。木郁日久，郁而化热，脾虚湿盛，湿热相火内生，缠绵难愈。治疗应用自拟方剂桃红化浊汤。以藿香、佩兰、香薷芳香化浊以醒脾困，茵陈、白茅根、板蓝根清热利湿以清相火，苡仁、茯苓健脾化湿以健脾运，桃仁、红花疏通脉络以防瘀结。全方芳香化浊，辛开苦降。联合自拟金砂散健脾化湿以实脾，同时应用升降散升清降浊，实为切中病机之正治。